園部式《そのべしき》

歩行改善メソッド

理学療法士／コンディション・ラボ
園部 俊晴

目次

『園部式歩行』を体験した方々の声

ひざを痛めてから毎日が辛く、そのうち姿勢や歩き方までおかしくなってしまい、途方にくれていたところ友人から園部先生を紹介してもらいました。そこでひざの負担を減らすインソールと『園部式歩行』を教わってから、**歩くのが楽しくなるくらい改善してきました。**皆さんにも是非、試してほしいと思います。（60代女性）

30年間ずっと腰痛に悩んでいました。整体でマッサージを受けながらだましだまし生活していました。ある時、友人の勧めで園部先生の治療院へ伺いました。『園部式歩行』を教わったその日から今まであった**腰痛がウソのようになくなり、整体に行くことも無くなりました。**『園部式歩行』は生涯行い続けていきたいと思います。

（50代男性）

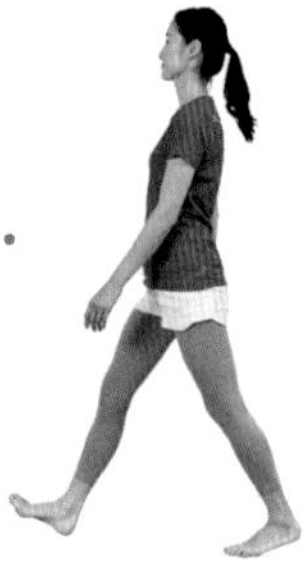

足の長さが左右で違う感覚がずっとありました。腰から下（両足）がずっと重だるく何をしても改善しないため歳のせいだと諦めていました。園部先生が原因を突き止め、私に最適な『園部式歩行』を指導してくれました。今では足の左右の感覚が揃い**足がとても軽くなりました。**趣味のゴルフも行けるようになり大満足です。（80代男性）

座っていても歩いていても、ずっとお尻の痛みに悩んでいました。負担のかからない座り方を教えてもらい、姿勢が悪いとお尻の**痛みが出る理由を分かりやすく教えてもらいました。**園部先生に教えてもらった私に合った姿勢をこれからも意識して生活していきます。（70代男性）

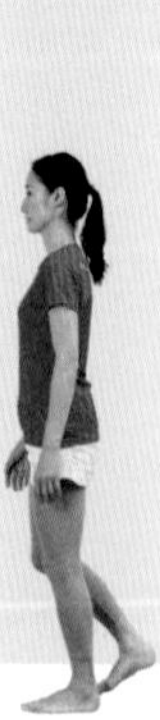

捻挫を繰り返して足首がグラグラで、歩くとすぐつまずいたり転んだりしていました。園部先生に施術を行ってもらい、さらに『園部式歩行』を教わってからはつまずくことが無くなり、今では**何年も出来なかった大好きなテニスを痛みなく出来るようになりました。**家族や友達から「歩き方も姿勢もキレイになった」と言われ、毎日楽しく生活できるようになりました。（60代女性）

若い時からひざの痛みにずっと悩んできました。つらくて毎日うつうつとしていました。歩き方もどんどんおかしくなりどうすれば良いか分からず悩んでいました。**『園部式歩行』を教わってから歩き方がみるみる良くなっていく**のが分かり、歩くのがとても楽しみになりました。（40代女性）

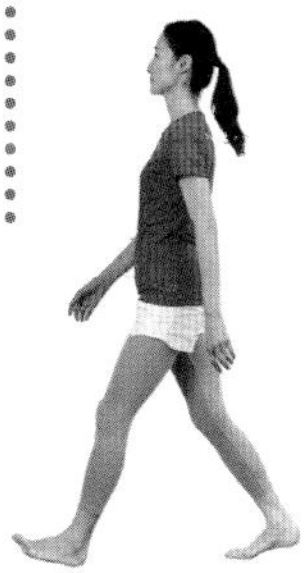

股関節が痛くて外出するのが憂鬱でした。友人に旅行に誘われても股関節の痛みを理由に断ってきました。園部先生に股関節の痛みの原因と改善方法を教わり、さらに『園部式歩行』を教わってから、今までの股関節の痛みがウソのように無くなり、今ではたくさん旅行に出かけています。『園部式歩行』は**私の人生を大きく変えてくれました。**園部先生に出会えてよかったです。（40代女性）

外反母趾と扁平足がずっと気になっていました。歩くとすぐに疲れてしまい、市販のインソールなど試しましたが私の体には合わず諦めていました。しかし園部先生のインソールと『園部式歩行』に出会ってから、歩くのがすごく楽になり今までの倍以上の距離を楽に歩けるようになりました。気づいたら**外反母趾も扁平足も良くなっていました。**（30代女性）

QRコードからトレーニング動画をチェック!

本書内にあるQRコードを読み取ると、本書で紹介しているトレーニング動画が視聴できます。

1 右のQRコードを読み取る

https://vimeo.com/showcase/10179444

2 パスワードを入力

パスワード
sonobesikihokou
（ソノベシキホコウ）

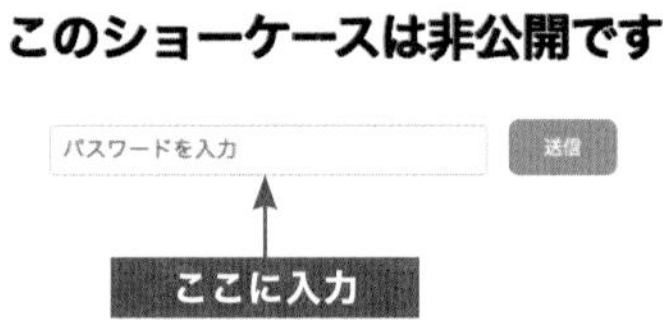

3 動画を視聴できます

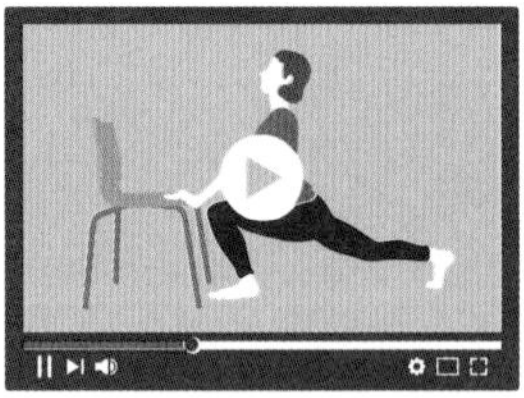

トレーニング動画一覧

1. 太もも上げ歩きトレーニング（ももトレ）
2. 足の指の腹で床を押し付けるトレーニング（指腹トレ）
3. 体幹を前に運ぶためのトレーニング（越えトレ）
4. 骨盤からの腰反らし（反りトレ）
5. 猫のび体操（のびトレ）
6. 大腰筋トレーニング（大腰筋トレ）
7. 脚の後ろ上げトレーニング（しりトレ）
8. お風呂でのひざの曲げ伸ばし運動（屈伸トレ）
9. ひざ伸ばし（押しトレ）
10. 立位トレーニング（立ちトレ）
11. それぞれの特徴に合わせた姿勢の改善方法
12. 片脚立位トレーニング（片脚トレ）

はじめに

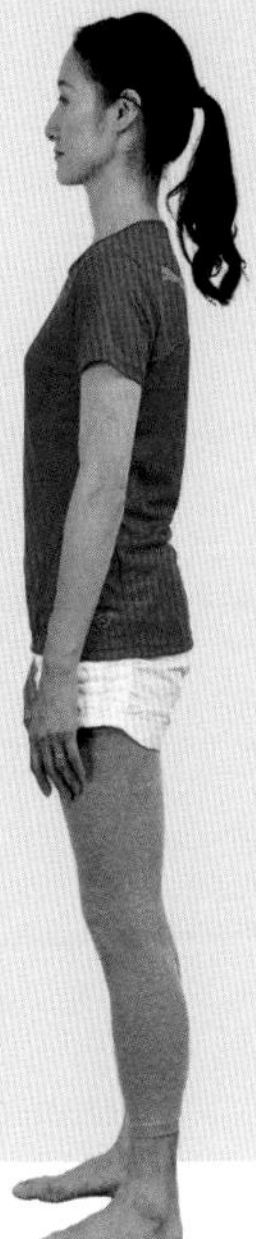

歩くだけで健康が維持できる

私が理学療法士になって、もう30年以上が経ちました。この間、老若男女問わず約10万人の方のリハビリに関わらせて頂くことができました。

こうした幅広い経験の中で、**人は歳を重ねていけばいくほど、若い頃よりも、個人個人の体の状態に大きな差が生じるようになる**と感じています。例えば、太ってしまって、関節に負担がかかり、いつも痛みを抱えるようになったり、また運動を全くしなくなることによって、体が硬くなったり、関節の変形が生じるようになったりする人など、歳を重ねるごとに体に不安を抱える人が増えていきます。その一方で、いく

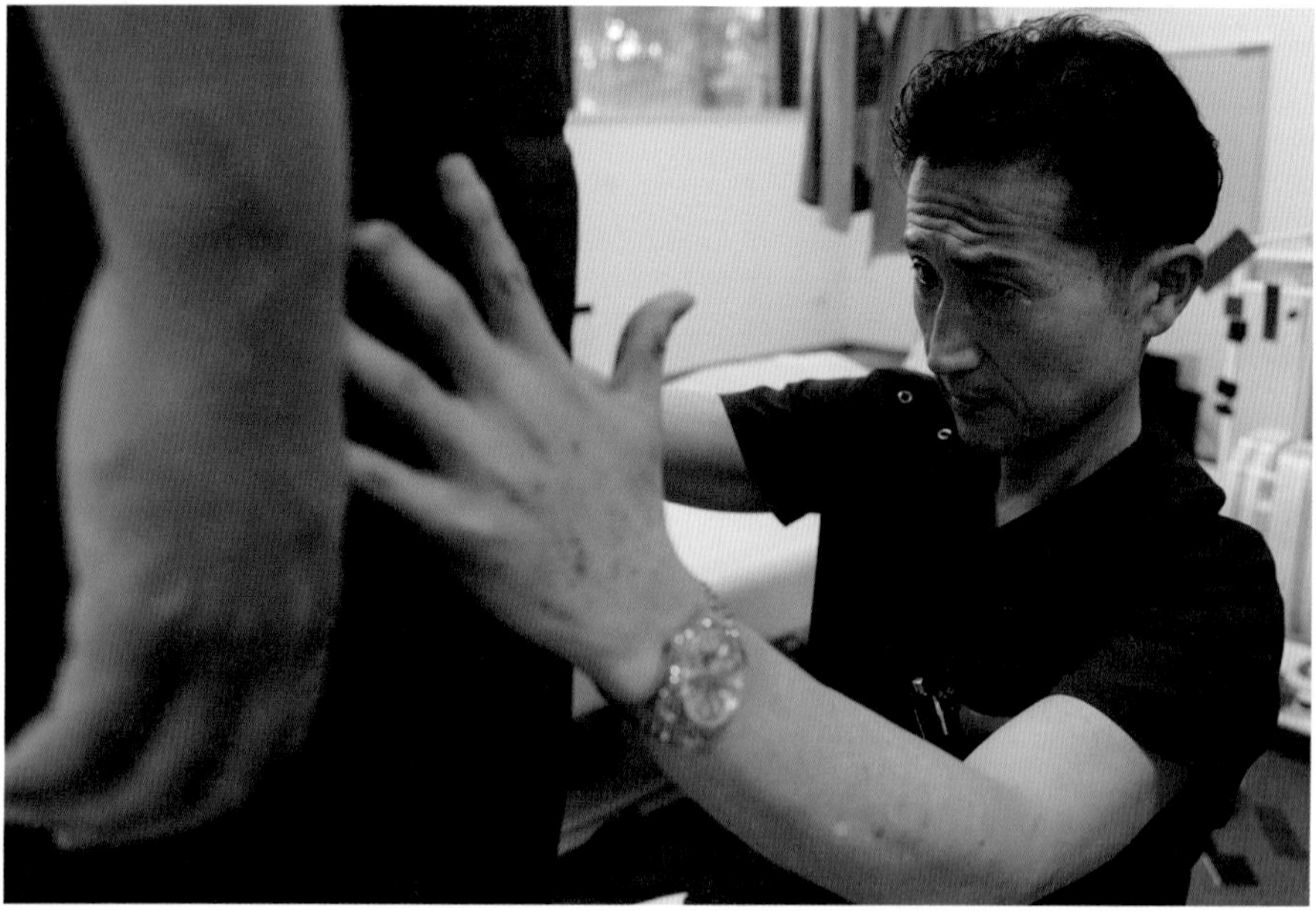

つになっても健康を維持し、スポーツや趣味を楽しみ、アグレッシブで、活気のある人も多くいらっしゃいます。若い人でももちろん個人個人の差はありますが、その差は歳を重ねるごとに比にならないほど大きくなっていきます。

　こうした差はどうして生じるようになるでしょうか。実は、「体の管理」と「体の使い方」の違いが最も大きく影響しているのです。そのため、自分の体を理解した上で、**よい体の使い方を理解・習得し、それを維持するための管理を行っていくことが大切**であると考えています。このことを達成するための方法はたくさんありますが、最も簡便で、効果的な方法はなんですか?と問われたら、私は**「本当に良い歩き方を習得することです」**と答えます。つまり、体にとって良い歩き方を身につけ、それさえできてしまえば、あとは歩くだけで、多くの人の健康が維

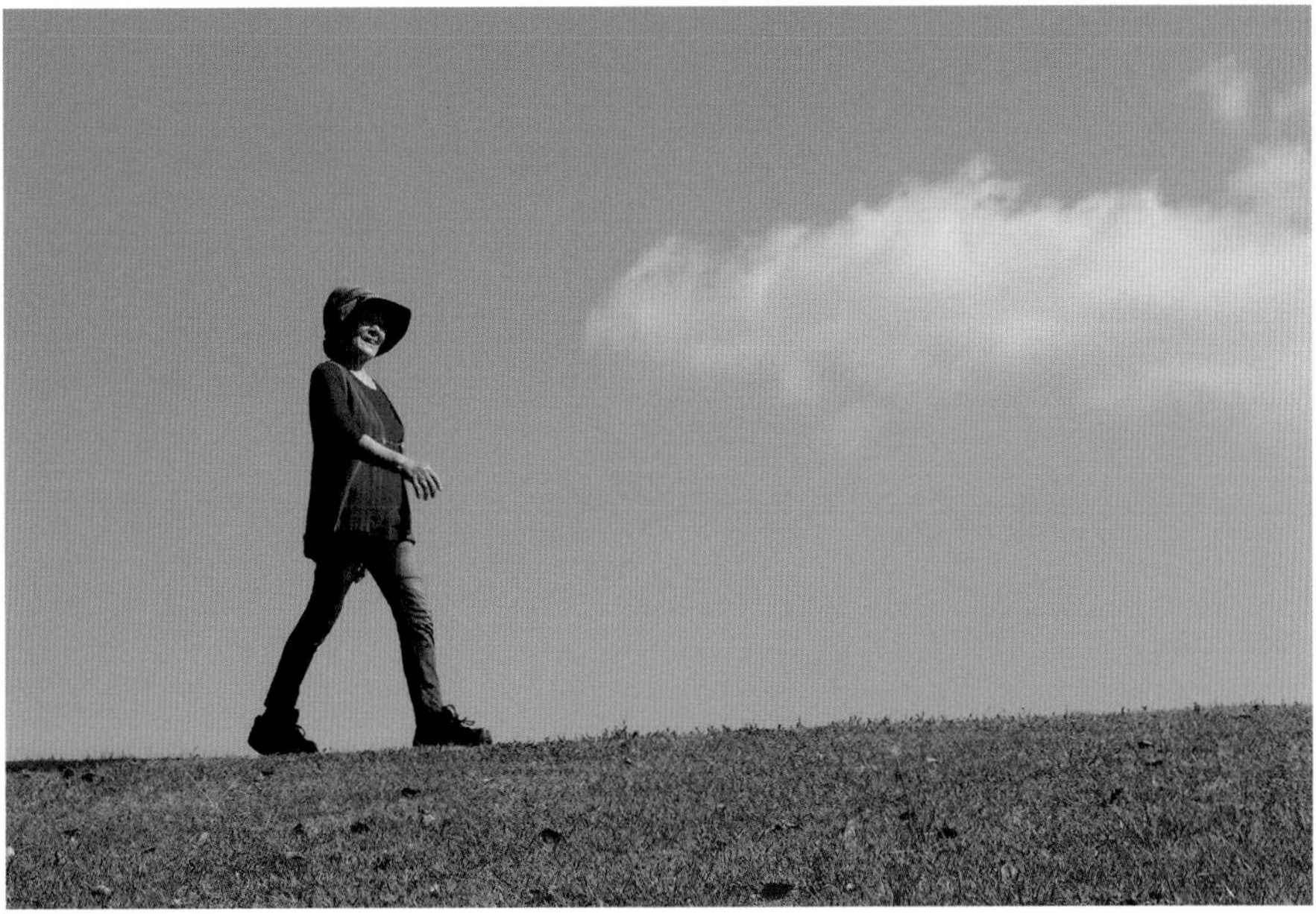

持できるようになると考えています。さらに、それだけではありません。体に良い歩き方を身につけ、そして、歩くだけで、体に問題がある人や、関節に痛みのある人も、より改善方向に向かわせることができると考えています。それこそが、この本で推奨する『園部式歩行』です。

「最近歩くのが遅くなった」、「昔より姿勢が悪くなったことが気になる」、「長く歩けなくなって心配」などといった声が多数聞かれています。こういった悩みを解決するにはどうすれば良いか考えた結果、良い体の使い方を理解・習得するための管理（ボディメンテナンス）の重要性に気づきました。

そして、30年以上にわたり様々な体の問題を抱えた人へのリハビリを行ってきた経験や、数多くのトップアスリートを診てきた私の経験から多くの気づきを得て、この『園部式歩行』は生まれました。この本を最後までお読み頂き、そして、**良い歩き方を習得してしまえば、あとは歩くだけ**でいいんです。つまり、**普段の生活自体が健康維持につながる**という素晴らしいボディメンテナンスの方法だと気づくはずです。

私のこれまでの理学療法士としての経験が、多くの方の健康に貢献できるのであれば、これほど嬉しいことはありません。ぜひ、楽しみながら最後までお読みください。

長寿は大事　健康長寿はさらに大事！

園部　俊晴

第1章
『園部式歩行』は最高のボディメンテナンス

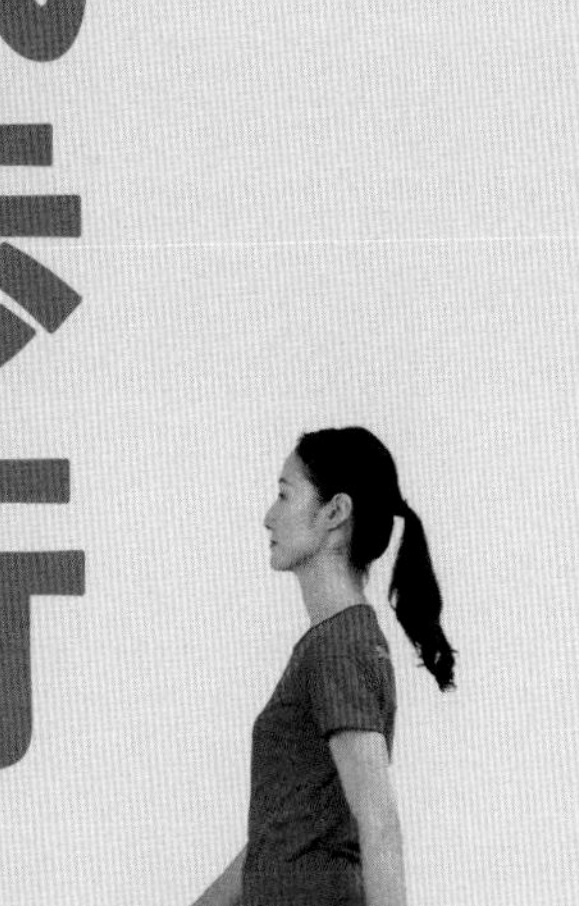

1 運動不足の中高年が増えている

本書の冒頭でも触れましたが、歳を重ねていくと、若い頃よりも、個人個人の体の状態に大きな差が生じるようになります。その1つの要因として、現代人の運動不足を挙げることができます。事実、この本を手にとっているあなたも「仕事や家事が忙しい」「面倒くさい」「新型コロナ対策による日常生活の変化」などの理由で運動不足を実感していませんか？

文明の発達とともに、身体活動量は明らかに少なくなりました。家庭でも、職場でも、機械化が進み、便

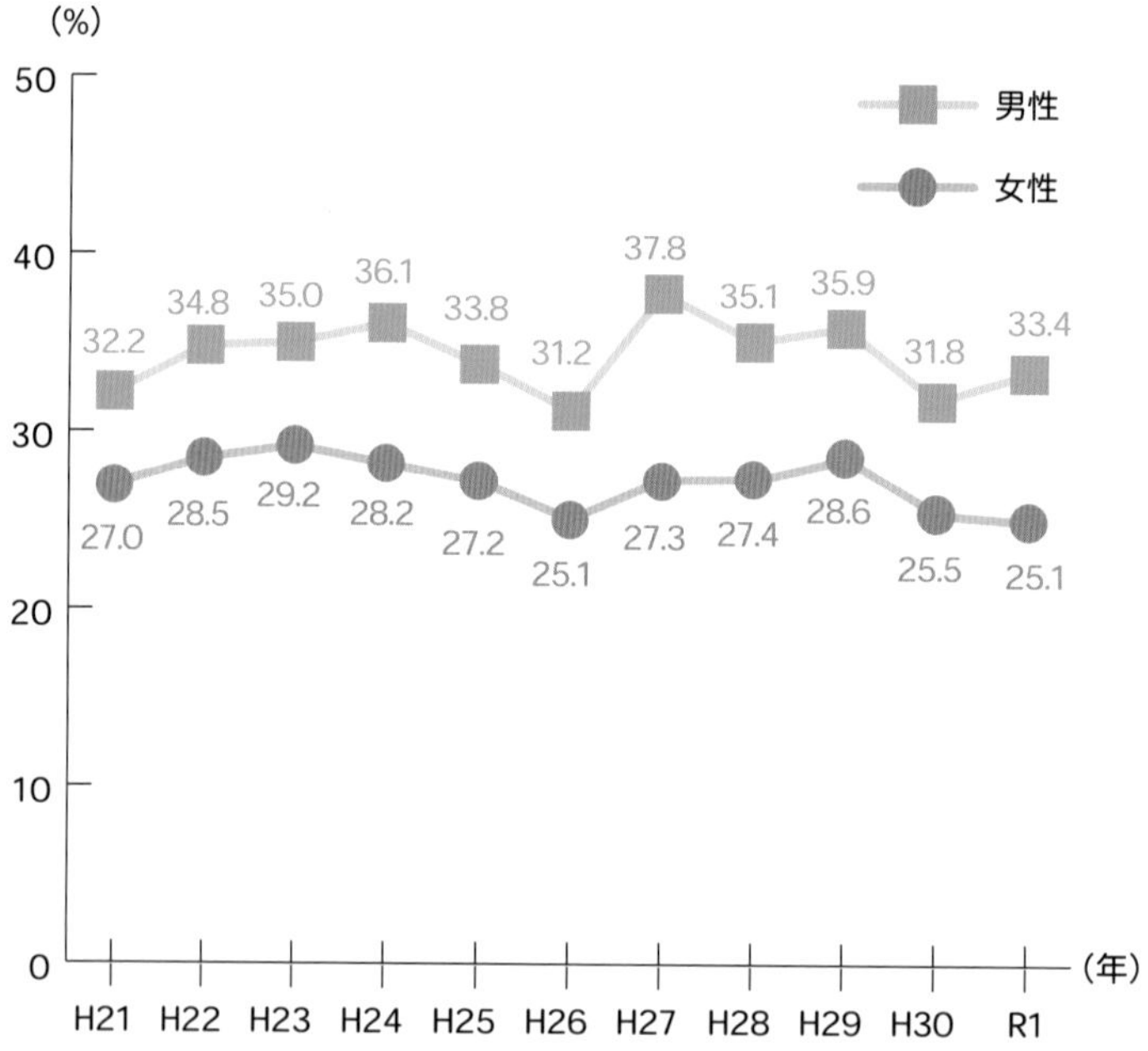

運動習慣のある者の割合（20 歳以上）
（平成 21 ～令和元年）

厚生労働省：令和元年 国民健康・栄養調査結果の概要 25p

利になった一方で、意識して体を動かさないと、運動不足になりやすい環境にあります。特に中高年における身体活動の低下は、生活習慣病の増加と深い関係があることが多くの研究で分かっています。

厚生労働省の令和元年の「国民健康・栄養調査」によると、運動習慣のある人の割合は、男性で33・4％、女性で25・1％であり、この10年間でみると、特に女性は減少傾向にあるようです。また、歩数も年々低下しており、男性も、女性も低下傾向にあります。

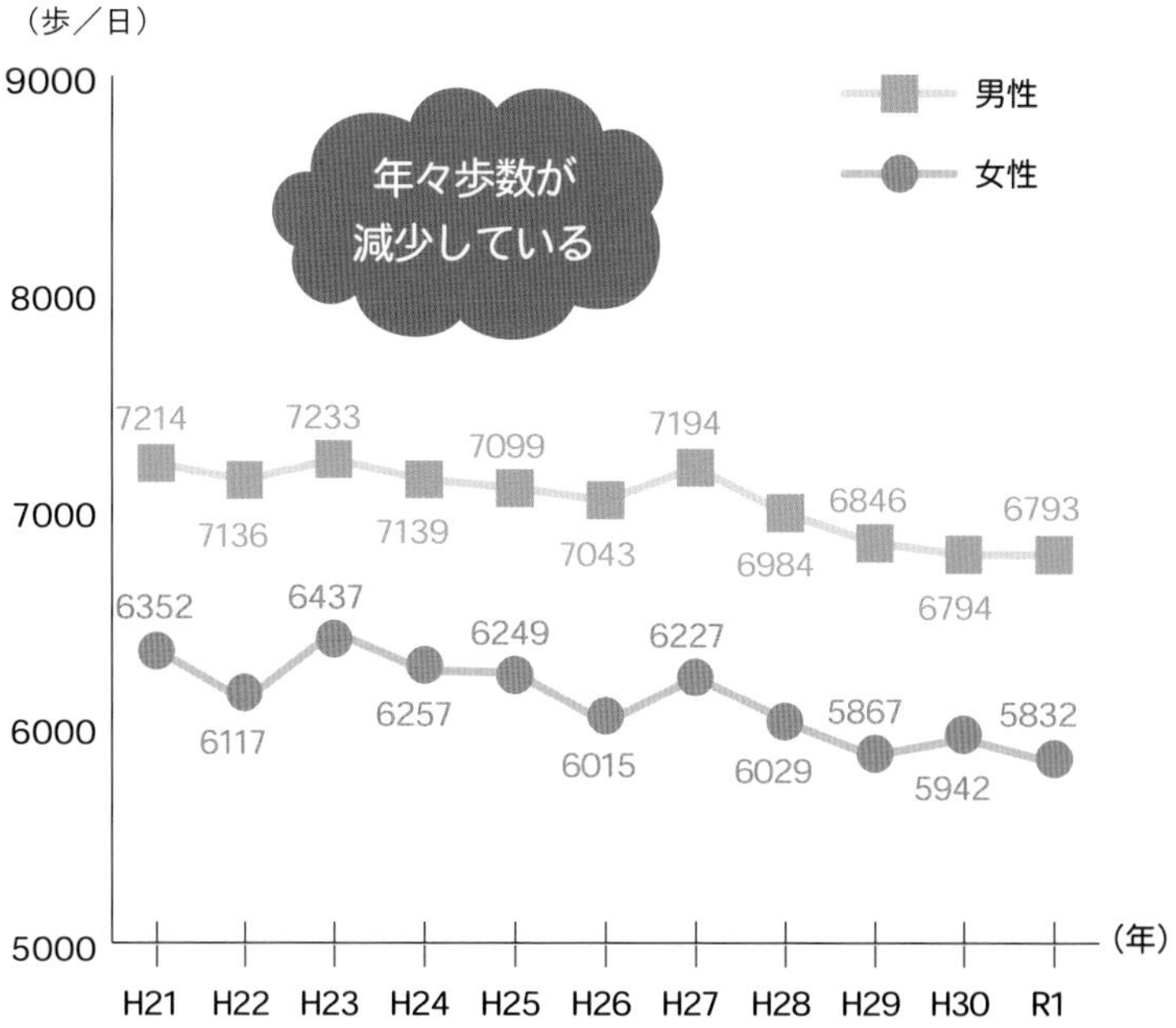

歩数の平均値（20歳以上）
(平成21～令和元年)

厚生労働省：令和元年 国民健康・栄養調査結果の概要 26p

加えて、年齢別にみると、年齢の上昇とともに1日あたりの歩数は減少し、中高年以降の運動不足による生活習慣病の増加は年々問題になっています。こうしたことから、運動の習慣化を意識せずに生活している人と、運動の習慣化を意識している人では、歳を重ねるほど、その差が大きくなっていくわけです。便利な時代になったからこそ、意識的に運動を取り入れることが大切な時代なのです。

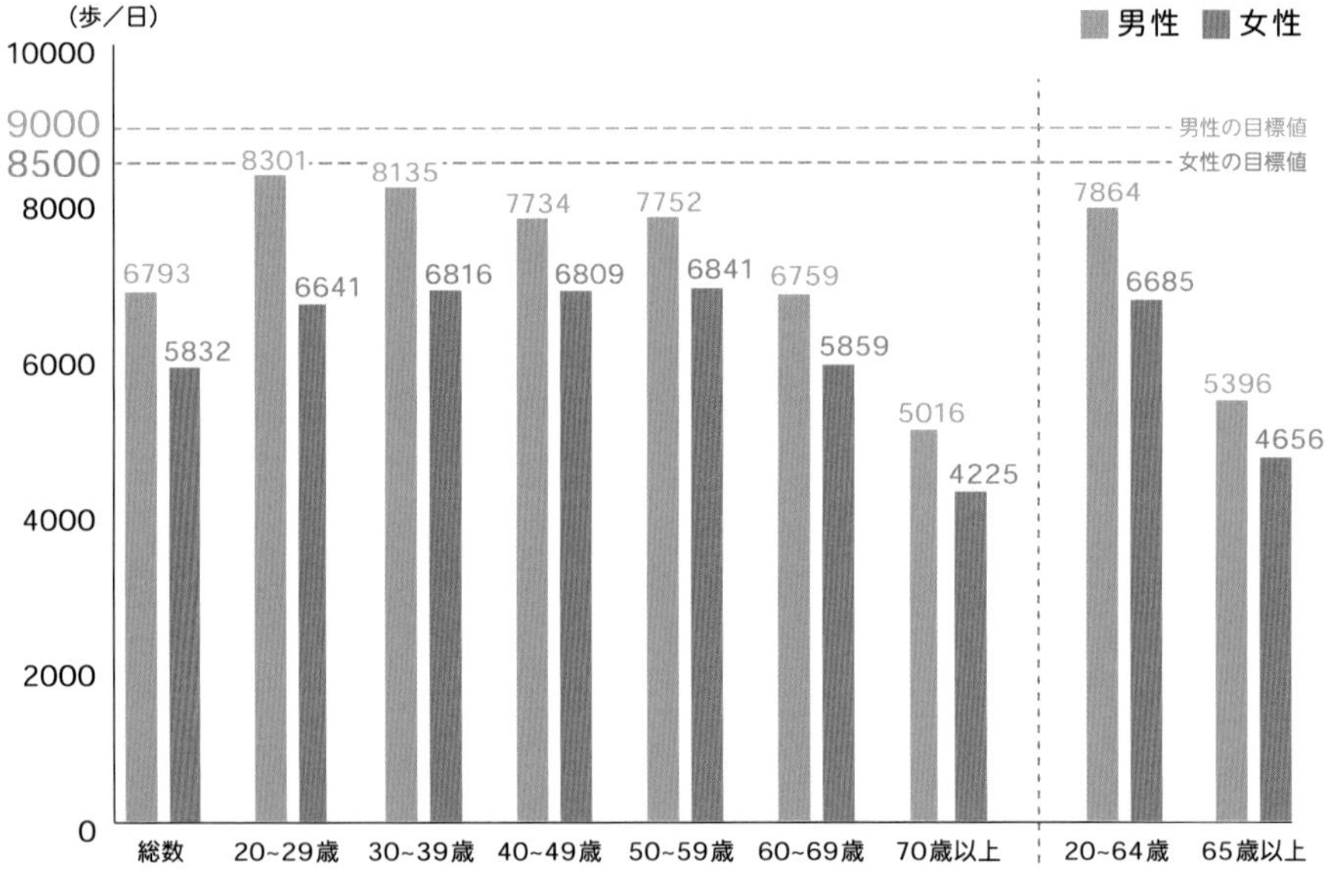

1日の歩数目標	年齢	男性	女性
	20~64歳	9000歩	8500歩
	65歳以上	7000歩	6000歩

1日あたりの歩数目標

（平成21～令和元年）

厚生労働省：令和元年 国民健康・栄養調査結果の概要 26p

2 AIは健康格差をさらに加速させる

結婚する前、妻はアメリカのセントルイスという田舎町に住んでいました。そのため、私も何度かセントルイスを訪れる機会がありました。都心から離れたアメリカの田舎町では、生活における移動の基盤はほとんどが車です。例えば、スーパーに行くのはもちろん車ですし、様々な食べ物がドライブスルーで購入できてしまいます。さらには、郵便ポストまでが車から入れる仕組みになっています。このような車社会で人が歩かなくなると、どうなると思いますか。運動不足になり、同時に肥満リスクを高めます。アメリカでもニューヨークや、シカゴのような都市とは異なり、都心から離れれば離れるほど、歩く距離が減り、太っている人の比率が増えることが報告されています。妻の住んでいた地域でも、細身の人を探すのは難しいと感じるくらいでした。

このことから分かることは、人が歩かなくなると肥満の問題が発生しやすくなるということです。加えて、体を動かさなくなるので、体が硬くなったり、関節の疾患を発症したりするリスクが非常に高くなると考えられます。このことは、現在注目されているAIの技術革新が進めば、さらに加速することになるでしょう。例えば、いま想定されている範囲で考えても、タクシーの自動化が進めば、家までタクシーが自動で迎えに来てくれ、行きたい場所に自動で連れていってくれるわけですから、当然歩く距離は減るこ

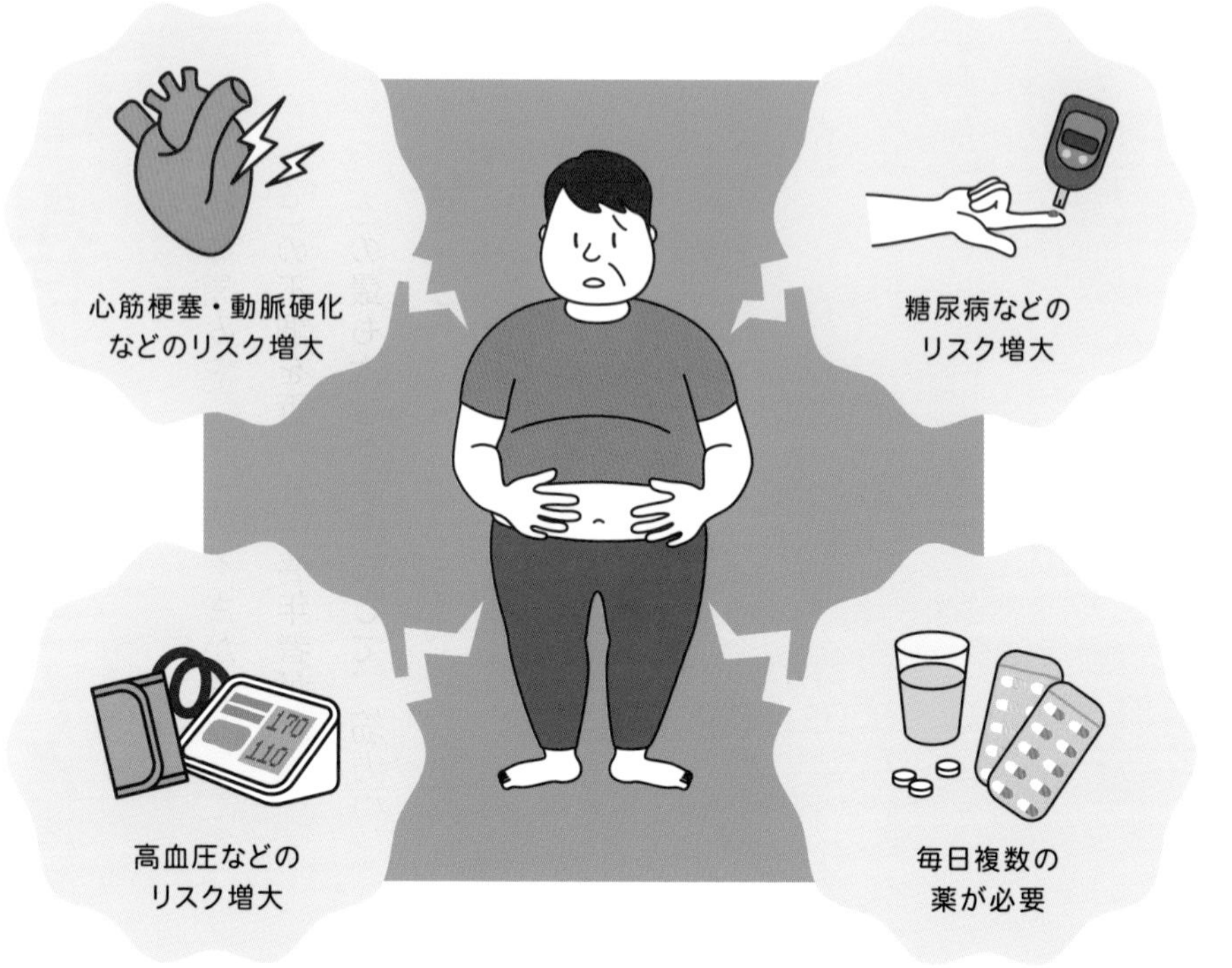

ヒトが歩かなくなると肥満の問題が発生しやすくなる

とになるでしょう。その他、家事、配送、買い物まで全てが便利になっていき、全てが家にいながら生活できるようになってしまえば、人が外に出て体を動かす機会がさらに減っていくことになります。

こうしたことから意識的に運動を取り入れる人や、お金を使って健康維持しようとする人以外は、どんどん運動不足になり、体が衰えるようになっていくと思います。そして結果的に健康格差は今以上に広がり、健康で長生きし、生きがいのある人生を送れる人と、そうでない人との格差は広がっていくと想像できます。

3 ボディメンテナンスの重要性

近年、体の痛みや、動きにくさから、長く歩けないなどの不調を訴える中高年者が急増しています。その最も大きな要因として、筋力の低下であることが報告されています。しかし、私の臨床経験から「**体が硬くなること**」、「**姿勢が悪くなること**」、「**良い歩き方ができなくなっていること**」の3つが筋力より影響が大きいと考えています。そのため、これらを予防するためのボディメンテナンス（体の管理）がどの人にも必要だと私は考えています。

何歳からでもボディメンテナンスを適切に行えば、健康を維持することができます。そして、最も簡便で、効果的なボディメンテナンスの方法が、歩行を取り入れることなのです。この重要性を理解するために、18ページの下図を見てください。このデータは東京都健康長寿医療センター研究所で調査されたものですが、1日の平均歩数と予防できる病気が示されています。

1日あたり4000歩程度歩くことでうつ病など精神的な病気を予防でき、5000歩程度で認知症・心疾患・脳卒中の予防につながり、7000歩で骨粗鬆症やがんの予防につながります。さらに、8000歩程度歩くことで高血圧・糖尿病、10000歩程度歩くことでメタボリックシンドロームの予防になります。これだけのデータを見ても、歩行がいかにボディメンテナンスに役立つことであるかが分かります。

しかし、**実はただ歩くだけでは本当の健康は**

得られないと私は考えています。なぜならば、日常的に歩く習慣がある人でも「悪い歩き方」をしている人が決して少なくないからです。歩く**ことでかえって痛みや様々な関節疾患を引き起こしてしまう人も実は多**いのです。それでは本末転倒です。

そこで、この本で推奨している**『園部式歩行』**が必要なのです。**『園部式歩行』**は単に歩くだけのトレーニングではありません。「良い歩き方」の基盤づくりと習得するためのトレーニングも含んでいるのです。さらに**『園部式歩行』**は、お金もかからず、場所も、時間も選ばずに、いつでも、どこでも、行うことができる画期的なボディメンテナンスなのです。

週末だけでも、さぼっても大丈夫！　一定の期間内で、平均して目標値に達すれば「よし」とします。出かけやすい日に、たくさん歩きましょう！

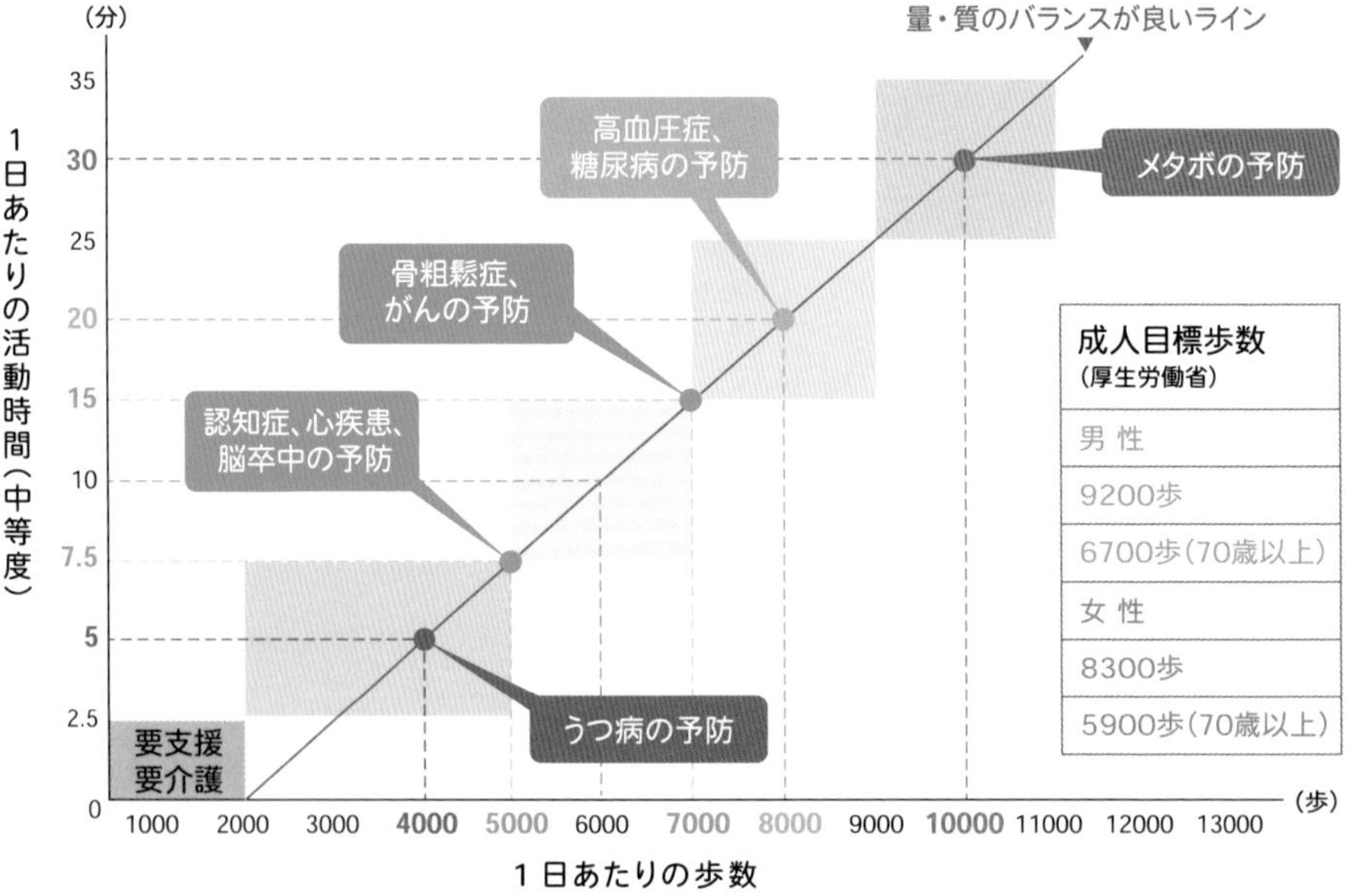

1日の平均歩数と予防できる病気

東京都健康長寿医療センター研究所の青柳幸利先生：なぜ、健康な人は「運動」をしないのか？．あさ出版

4 『園部式歩行』のために何が大切なのか

『園部式歩行』がただ歩くだけを意味するわけではないなら、『園部式歩行』を正しく行うためには何が大切なのかを理解する必要があります。それは、次の2つです。

1
「良い歩き方」の基盤つくり
体の柔軟性と姿勢を維持・改善する

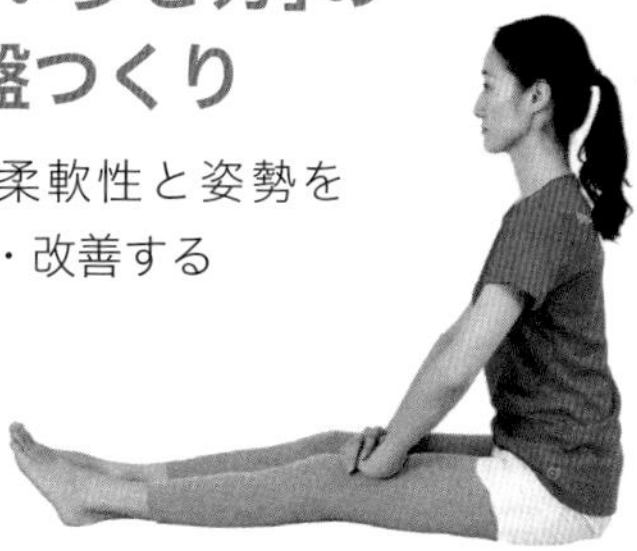

第３章で詳しく紹介（61 ページから）

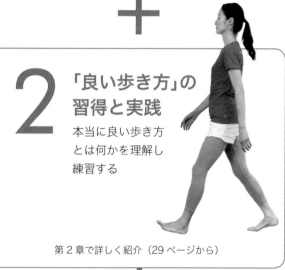

＋

2
「良い歩き方」の習得と実践
本当に良い歩き方とは何かを理解し練習する

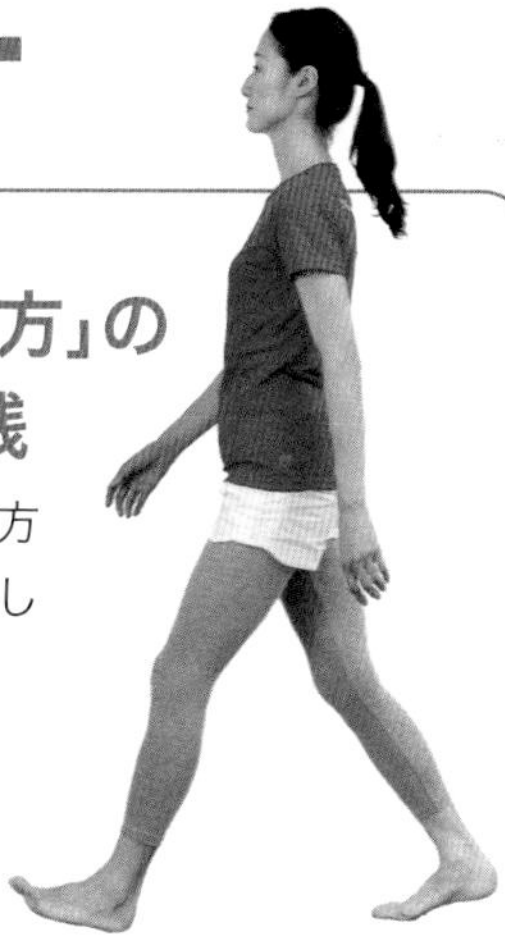

第２章で詳しく紹介（29 ページから）

↓

この２つを合わせて『園部式歩行』という！

「良い歩き方」の基盤つくり

体の柔軟性と姿勢を維持・改善する

加齢や運動不足に伴い体の柔軟性が低下したり、姿勢が悪くなると、「良い歩き方」をすることができなくなります。そこで、運動習慣として歩行を取り入れることと並行しながら、**「良い歩き方」の基盤となる、体の柔軟性と姿勢を維持・改善するためのトレーニングを行うことが大切です。**

人の体は、加齢により至る所が硬くなりますが、特に予防すべき部位があります。このことを知り、その部位の柔軟性を維持する方法をこの本で説明します。また姿勢の変化においても、なぜ姿勢が悪くなるのかを理解すれば、その予防に努めることができますので、姿勢を良くすることが習慣化しやすくなります。

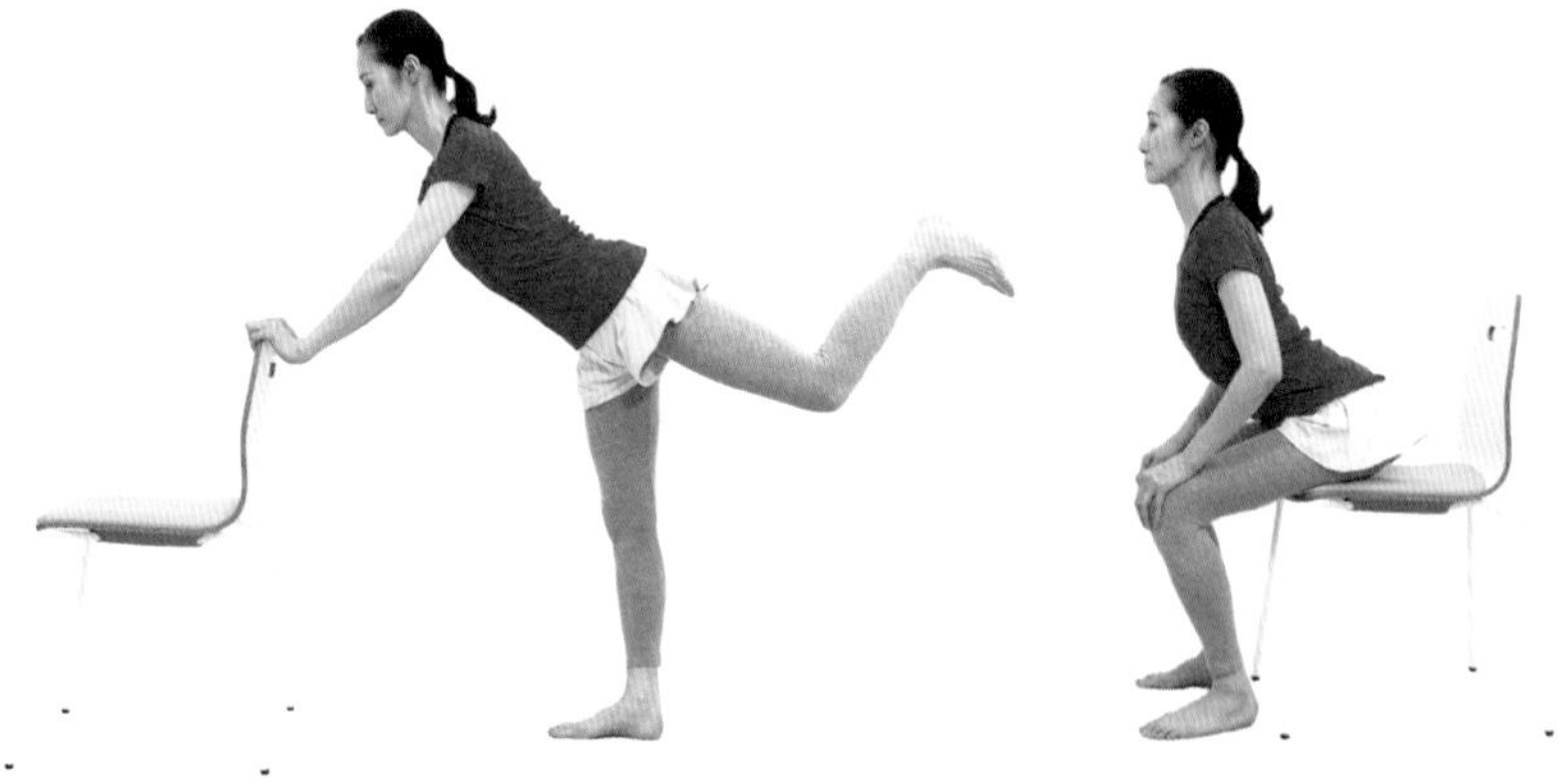

体の柔軟性と姿勢を維持・改善するためのトレーニング

第３章で詳しく紹介（85ページから）

「良い歩き方」の習得と実践

本当に良い歩き方とは何かを理解し練習する

「良い歩き方」と言われても今の段階では漠然として良く分からないと思います。そのため、「良い歩き方」とは何かを言語化して理解する必要があります。そして、その上で、「良い歩き方」を習得するためのトレーニングを行えば、30日で体が変わっていく実感が得られると思います。そうすれば、運動習慣が必然と身につき、健康づくりの基盤が構築されていきます。まさに、一石二鳥のトレーニングと言えます。

「体の柔軟性と姿勢の維持・改善」そして**「本当に良い歩き方とは何かを理解し練習する」**、この2つのことを合わせて『園部式歩行』と私は呼んでいます。これら2つの要素を押さえるこ

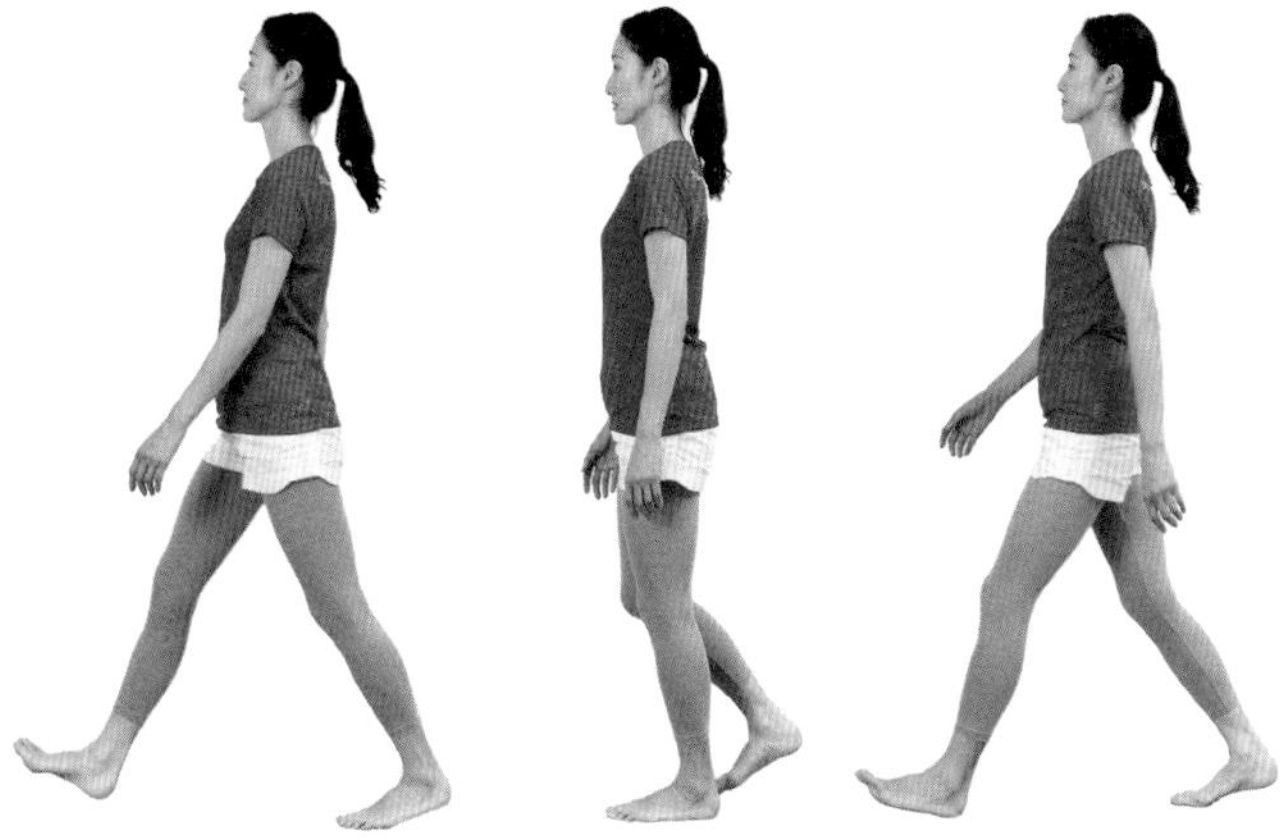

「良い歩き方」を習得するためのトレーニング

第２章で詳しく紹介（41 ページから）

とができれば、それほど努力を要さず、運動機能を維持しやすくなります。ですから、何もしない10年先より、この本でお伝えすることを継続する10年先では、格段にあなたの健康状態は異なると私は断言できます。そして、あなたにとって『園部式歩行』が最高のボディメンテナンスになると信じています。

この本を読んでくださっている方は、少なくとも「健康で長生きしたい」「若々しさをキープしたい」「我が子に迷惑をかけたくない」「充実したかたちで人生を終えたい」などの想いを持っている方だと思います。その想いを叶えるためにも、この本に書いてある内容をしっかりと理解してください。そして、必要なトレーニングを継続してください。それにより、「より健康で」「より若く」「より長寿で」「より生きがいを持った」人生を送ることに貢献できれば、私はとても嬉しく思います。

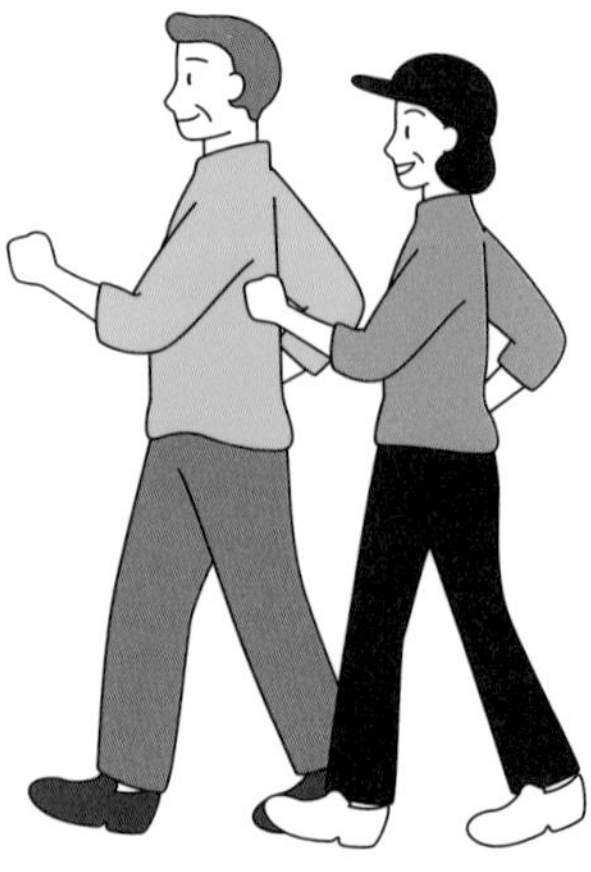

5 この本でお伝えする順番

『園部式歩行』は、**「良い歩き方の基盤つくり」と「良い歩き方の習得と実践」**の２つを合わせて言いますが、この２つの重要度は年齢や体の状態によって少し異なります。

例えば、還暦を超えている方や、体の柔軟性に問題のある方、また体のどこかに痛みや強い張り感がある方は、前者の「良い歩き方の基盤つくり」によって、体の柔軟性と姿勢を維持・改善することの重要度が高くなります。

一方、若い方や、今の健康に問題は無いけれど予防として**『園部式歩行』**を取り入れたい方にとっては、「良い歩き方の習得と実践」を重要視した方が効率的に運動機能を維持・改善できるでしょう。

体の柔軟性と姿勢を維持・改善することは、全ての人にとって「良い歩き方」の基礎・基本となりますので、理想的にはこちらから解説した方が良いのかもしれません。とはいえ、手っ取り早く、「良い歩き方」を教えてほしいという方も少なくないのではないでしょうか。

そこで、次の第２章では「良い歩き方とは何かを理解し習得する方法」について、説明していきます。続いて、第３章では「体の柔軟性と姿勢を維持・改善する方法」について、説明していきます。実は、お伝えする順番について悩みましたが、まずは歩き方が実際に変わることを実感するところから始めた方が、その後にお伝えするトレーニングを行う意義を感じること

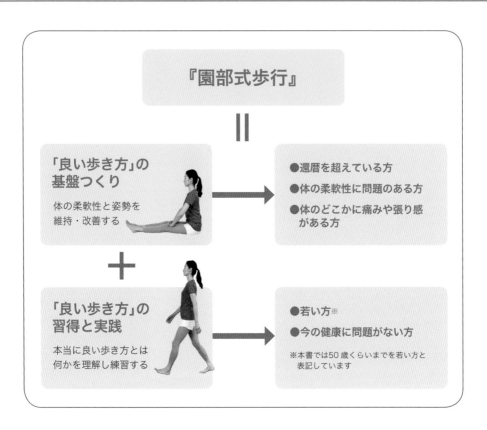

『園部式歩行』

＝

「良い歩き方」の基盤つくり

体の柔軟性と姿勢を維持・改善する

→

●還暦を超えている方
●体の柔軟性に問題のある方
●体のどこかに痛みや張り感がある方

＋

「良い歩き方」の習得と実践

本当に良い歩き方とは何かを理解し練習する

→

●若い方※
●今の健康に問題がない方

※本書では50歳くらいまでを若い方と表記しています

ができると思い、このような順番でお伝えすることにしました。読む↓実践、読む↓実践を繰り返し、体が変化していくことを楽しみながら読み進めて頂けると幸いです。

第１章のまとめ

現代では、人は年々運動不足となっている。だからこそ、運動の習慣化を意識せずに生活している人と、運動の習慣化を意識している人とでは、歳を重ねるほどその差が大きくなっていく。

加齢に伴い、体が硬くなり、姿勢が悪くなり、良い歩き方ができなくなっていく。そのため、これらを予防するためのボディメンテナンスが重要である。

『園部式歩行』には、

① 良い歩き方の基盤つくり（体の柔軟性と姿勢を維持・改善する）

② 良い歩き方の習得と実践（理解し、練習する）

の2つがあり、個人の状況に応じてこの2つを上手く継続することが大切である。

何もしない 10 年先より、この本でお伝えすることを継続する 10 年先では、あなたの健康状態は確実に異なると断言できる。

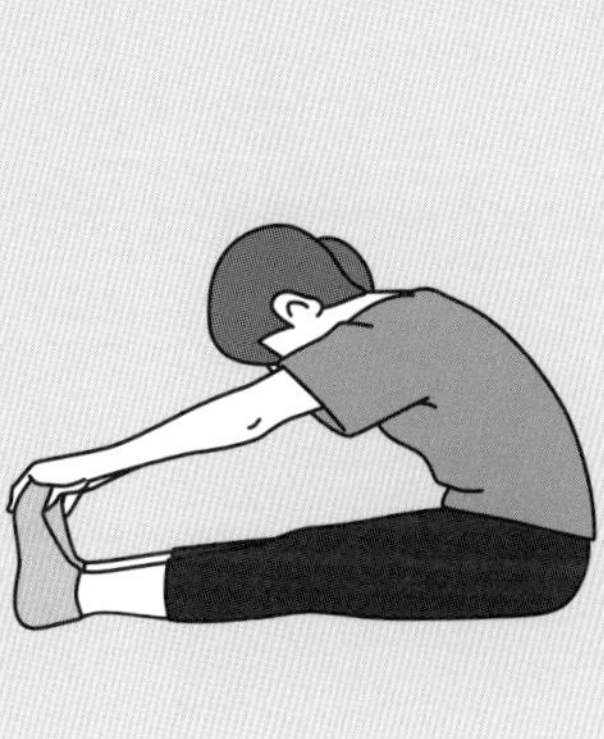

コーヒーブレイク①

日本人は世界屈指の長時間座位

下のグラフを見てください。このグラフは、世界各国における平日の座っている時間を示しています。グラフを見ると日本人はサウジアラビアと並び、世界で最も座っている時間が長い国民であることが分かります。また、このことはコロナ禍でいっそう加速し、座っている時間がさらに長くなっていると推測されます。

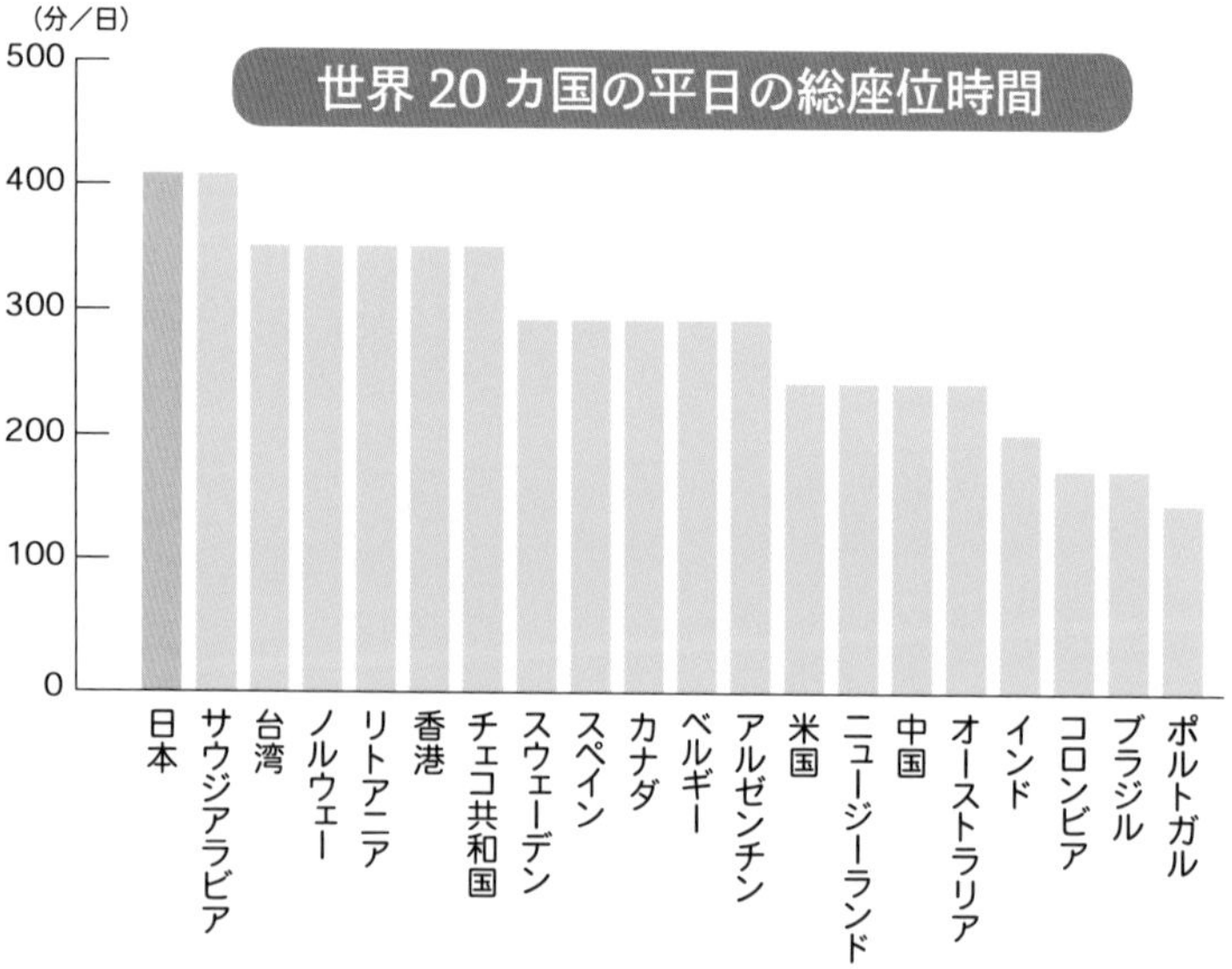

コロナ禍になって分かったことですが、テレワークなどで座っている時間が長くなったことで、体の至る所が硬くなり、そのことで体に負担がかかるようになったり、様々なところに痛みが出る人が増えてきたと感じています。このようなことからも、運動不足は運動機能に様々な影響を及ぼすことが鮮明になりました。機械を有効に使い、便利さを享受することも大事ではありますが、その一方で、改めて運動を意識的に行うことの重要性も再認識できるのではないでしょうか。

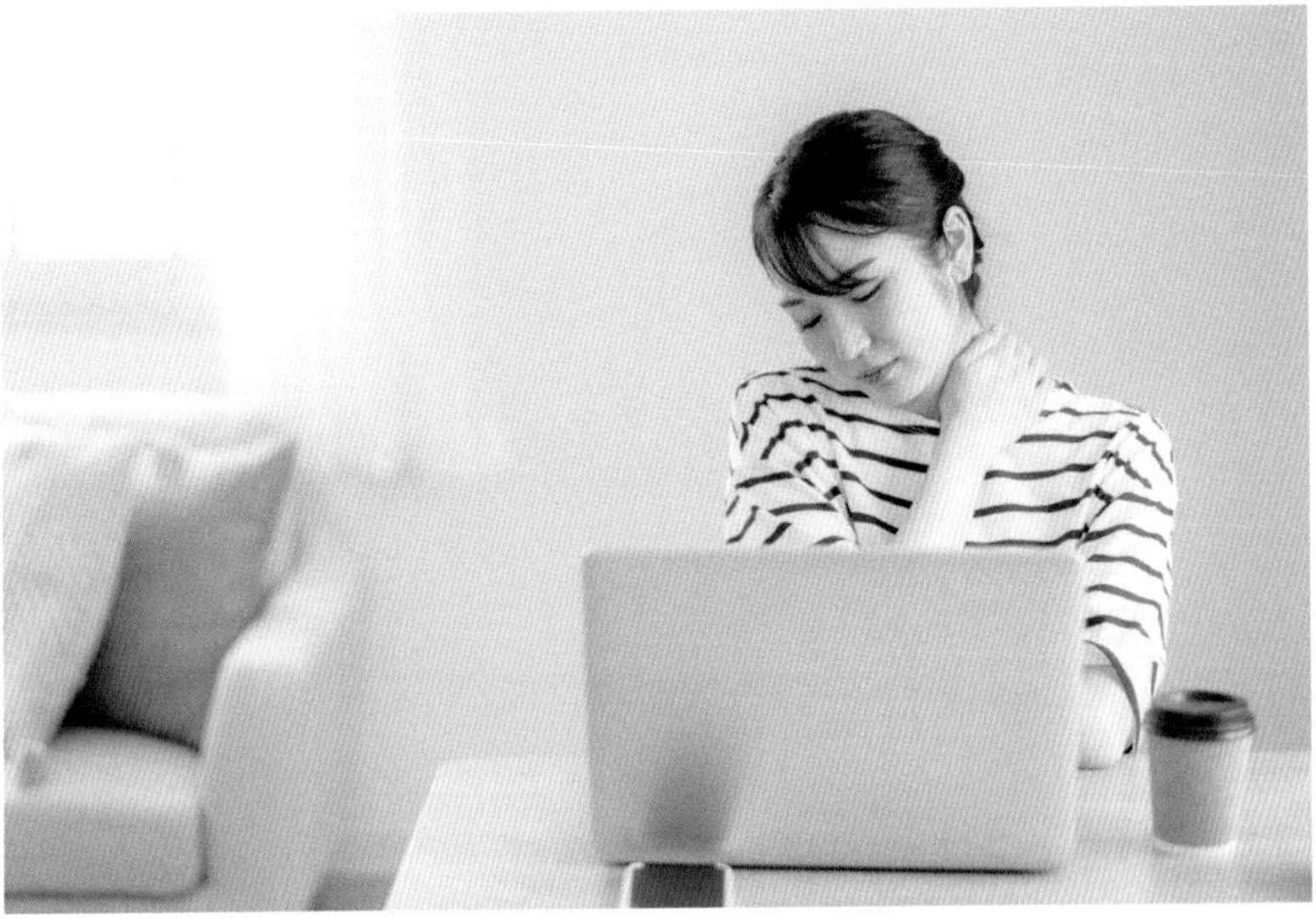

第2章

『良い歩き方』の習得と実践

本当に良い歩き方とは何かを理解し練習する

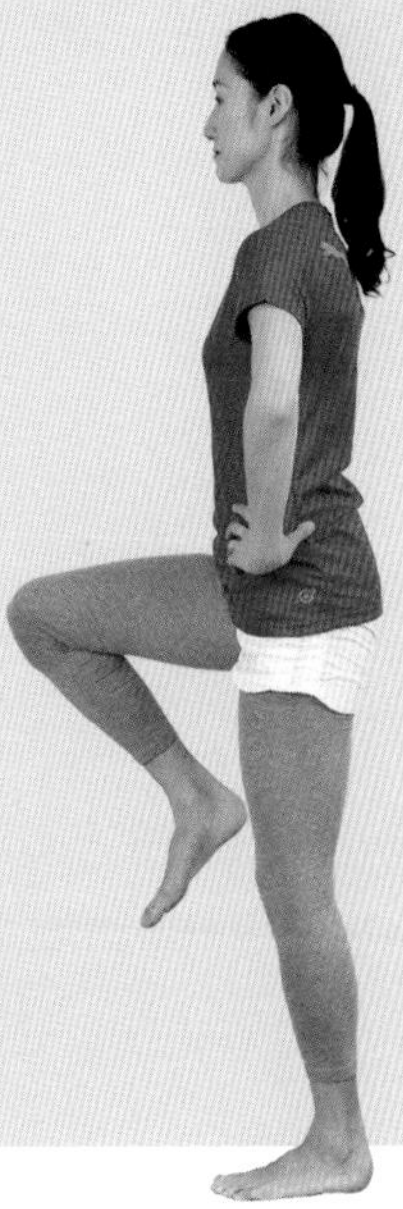

第2章では「良い歩き方」を習得するために
どうしたらよいのかについて、お伝えします。
読みながら実践をすることで、体が変化してい
くことを楽しみながら、トレーニングを取り入
れていきましょう！

1 本当に「良い歩き方」とは何かを理解しよう！

「良い歩き方」とは

歩くことは、人にとって最も基本的な動作でありながら、体の運動機能を保つ上で最も大事な動作だと言えます。それでは「歩く」とはどんな動作のことをいうのでしょうか。つきつめて言えば、**「歩く」とは体幹※という重いかたまりを足の上に**

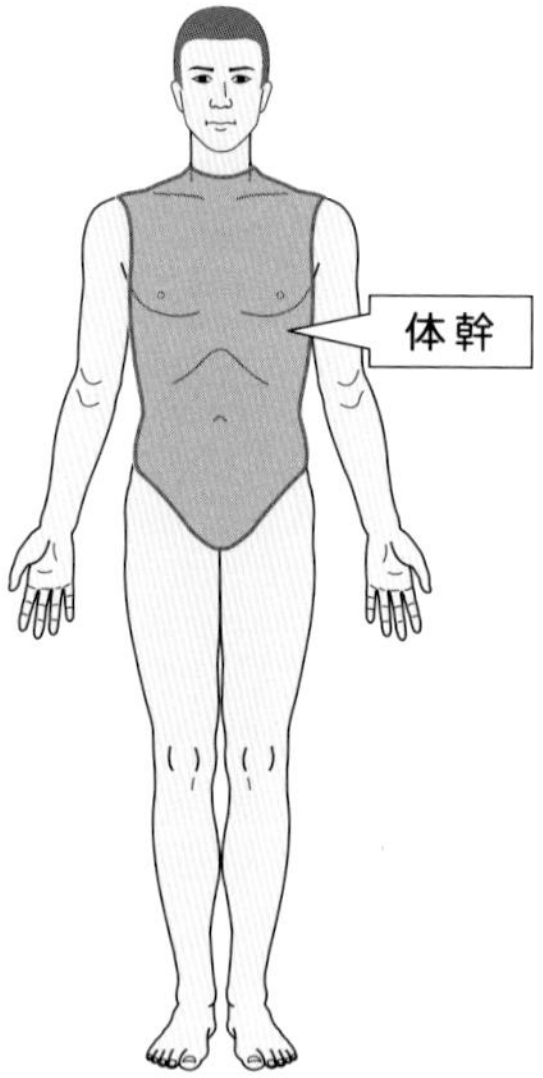

体幹とは

頭部と左右の手足（四肢）を除いた部分をいい、体の中心にあることから、近年では「コア」と呼ばれることも多いです。

乗せて、それを前方に運ぶ動作です(下図)。体幹は体重の70%を占めるほど重く、この重い体幹を運ぶ動作を私たちは無意識に行っているわけです。そして、一生の間に約19万km(なんと地球約4周!)もの距離を歩くのです。だからこそ良い歩き方を習得すれば、歩くだけで運動機能を保つことができるのです。

人が歩く際には、この体幹をスムースに、かつ効率的に前へ運べることが大切なのです。私はこれまで約10万人の方の歩き方を診てきました。その経験から感じることとして、**体幹を効率的に前へ運べている歩き方をしている人は、運動機能は概ね良好に保つことができる**と言えま

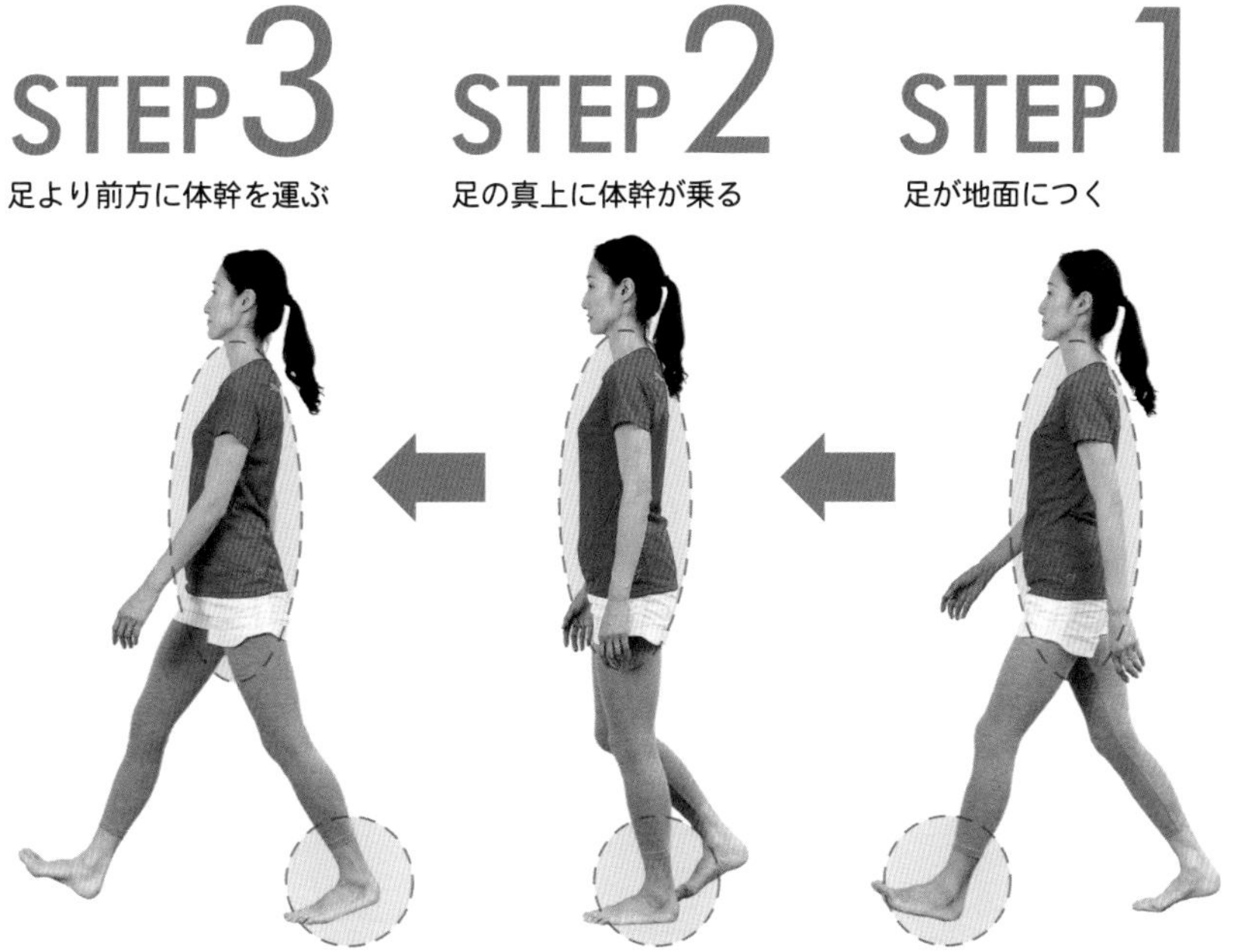
STEP1
足が地面につく
STEP2
足の真上に体幹が乗る
STEP3
足より前方に体幹を運ぶ

「歩く」とは
つきつめて言えば、「歩く」とは足の上に体幹という重いかたまりを乗せて、それを前方に運ぶ動作です。

す。逆に、**体幹を上手く前へ運べていない歩き方をしている人は、運動機能は急速に衰えていく**ということもいえます。これはたくさんの人の歩きを診てきた専門家だからこそ切実に感じていることなのです。

つまり、一言で定義するとすれば、**「良い歩き方」とは、体幹をスムースにより遠くに運べる動作**と言えます。「そんな簡単なことで?」と、思った方もいるかも知れません。でも、この一言にはとても深い意味があります。そのことは、この本をすべて読み終えれば分かって頂けると思います。そして、皆さんの健康にとってとても重要な知識になりますので、しっかり覚えておいてください。

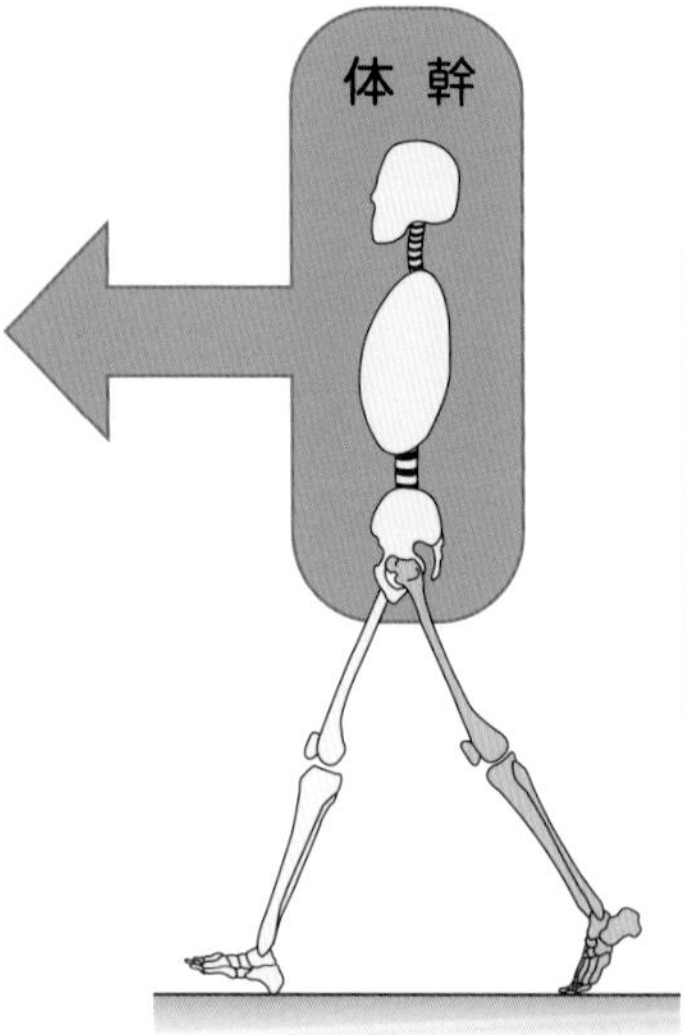

重要なポイント

「良い歩き方」とは、
体幹をより遠くに
運べる動作

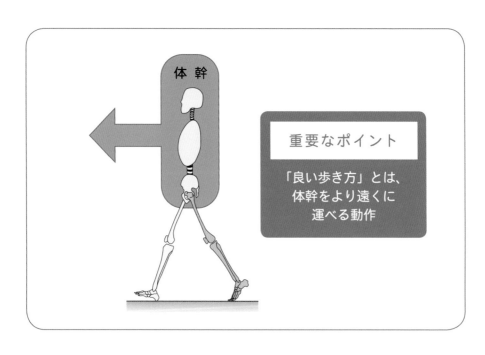

「前の歩幅」と「後ろの歩幅」

圧倒的に後ろの歩幅が重要！

歩幅は加齢に伴い、狭くなることが分かっています。そして、この歩幅は、実は2つに分けることができます。どういうことかというと、**踵（かかと）がついてから足の上に体幹が乗るまでを「前の歩幅」**といいます。

そして、**体幹が足の真上に乗ってから、反対側の足がつくまでを「後ろの歩幅」**と言います。

歩幅には、この2つがあるわけですが、皆さんはこの2つのうち、どちらの歩幅が重要だと思いますか？私はたくさんの患者さんにこの質問をしてきましたが、すぐに答えられる人はほとんどいません。実は、圧倒的に**「後ろの歩幅」が重要**なのです。

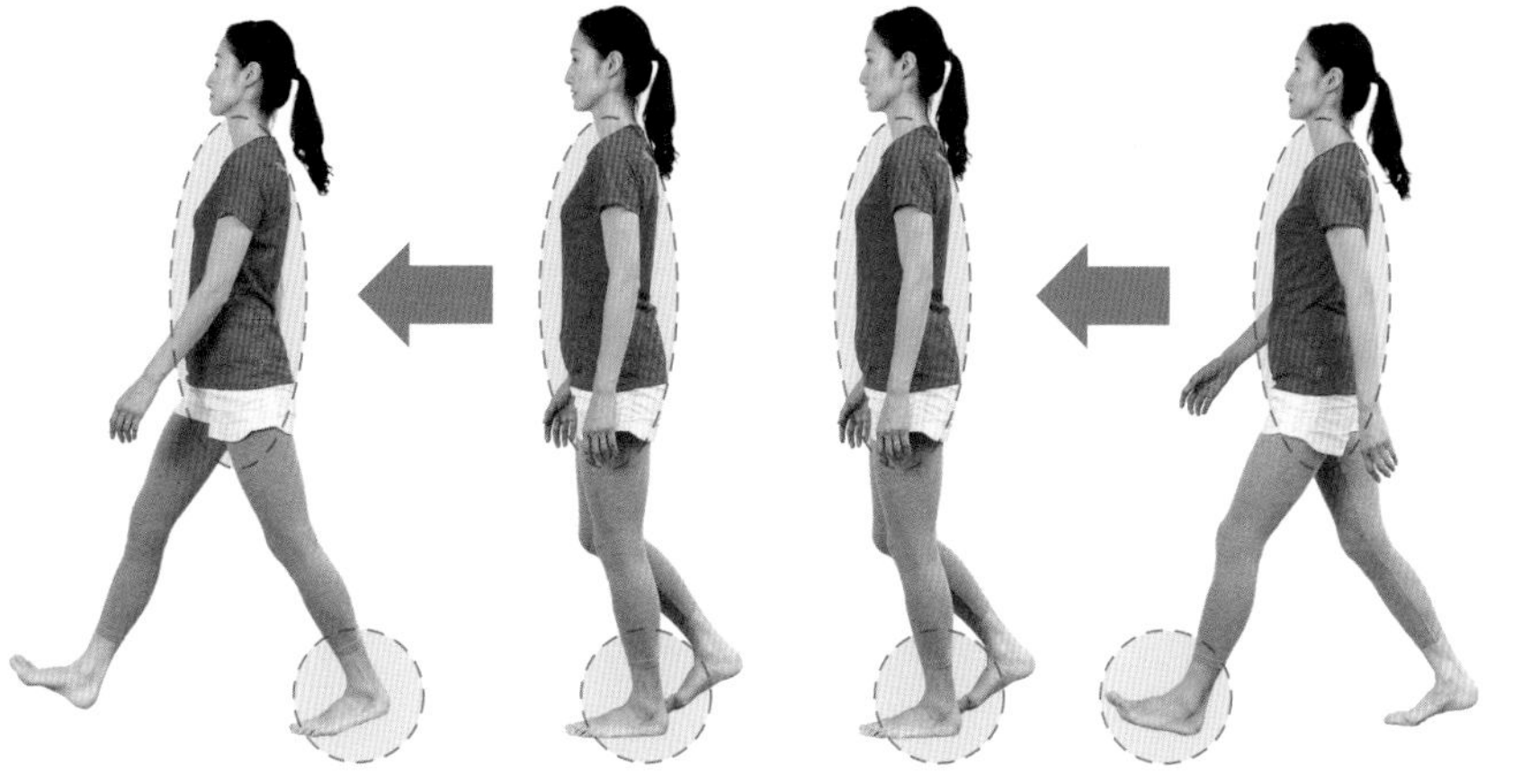

後ろの歩幅
体幹が足の真上に乗ってから、
反対側の足がつくまで。

前の歩幅
踵がついて体幹が足の真上
に乗るまで。

下図を見てください。この図は若者と高齢者とで、この2つの歩幅を比較したものです。図右の「前の歩幅」を見てみると、若者も高齢者もそれほど大きな違いはありません。しかし図左の「後ろの歩幅」を見ると、高齢者と若者では脚の開きが圧倒的に異なることが分かります。つまり、**加齢によって失われていくのは「後ろの歩幅」**なのです。

さらに、もっと着目してほしいことがあります。それは、多くの研究で分かっていることとして、歩くときに**「前の歩幅」で使う筋肉や関節の動きと、「後ろの歩幅」で使う筋肉や関節の動きが全て異なる**ということです（35ページ下図）。つまり、前と後ろの両方の歩幅をうまく使えている人は、全身の筋肉と関節の動きをまんべんなく使うことができます。そのため、**歩くだけで運動機能を概ね良好に保つ**ことができる

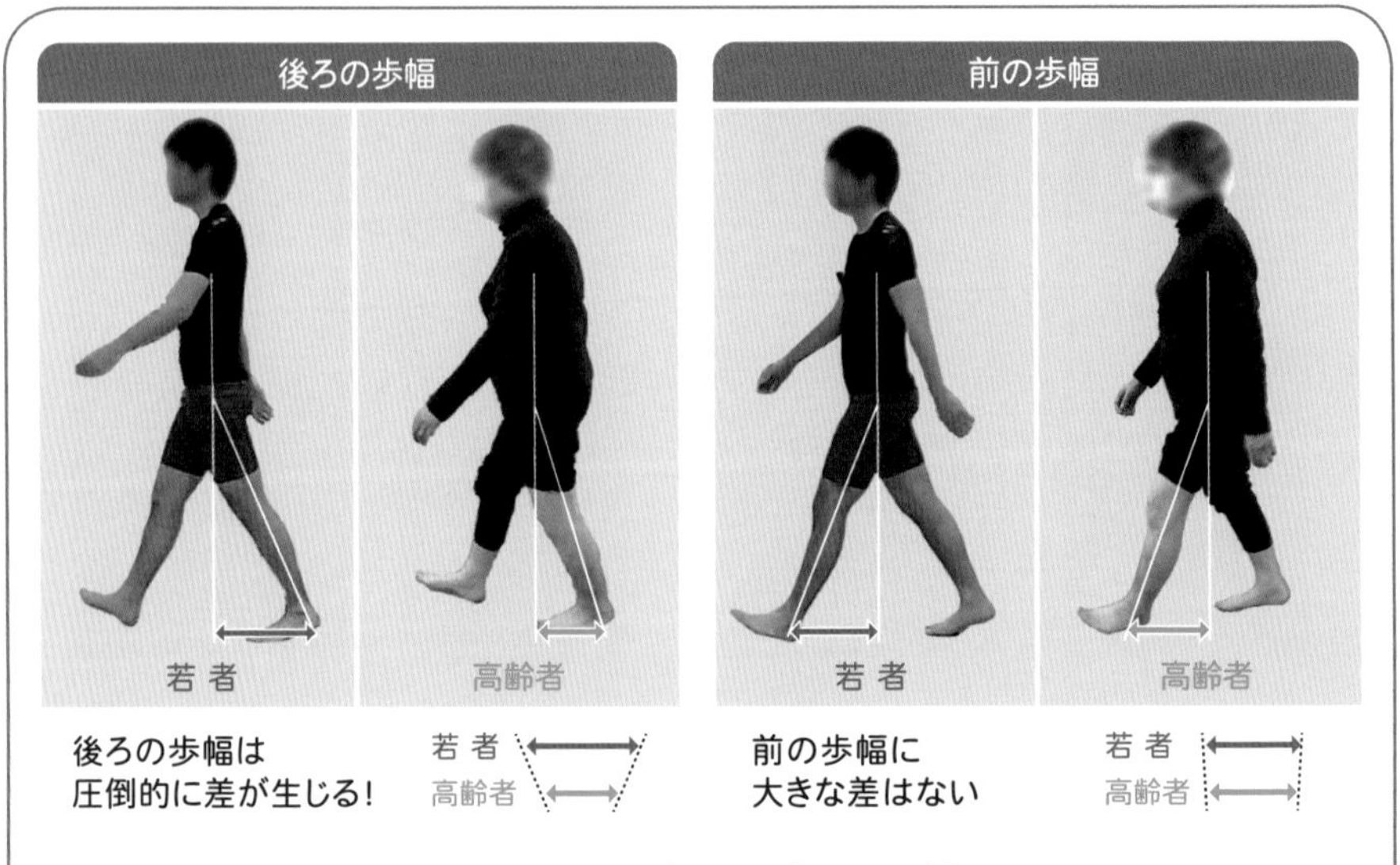

若者と高齢者の歩幅の比較

のです。

しかし、前述した高齢者のように、**「後ろの歩幅」**が狭くなってしまうと、**「後ろの歩幅」**で使う筋肉や関節の動きをあまり使わなくなってしまうわけです。すると、弱くなる筋肉や硬くなる関節の動きが出てくるようになります。これにより運動機能は急速に衰えていくようになります。

ここまでの内容をご理解して頂ければ、「良い歩き方」を習得するために、**「後ろの歩幅」**を維持・改善することが、いかに重要なのかを分かって頂けたと思います。先述しました、「良い歩き方」には体幹という重いかたまりを足の上に乗せて、それをより前方に運ぶことが必要です。そのために**「後ろの歩幅」を伸ばすこと**が不可欠なのです。

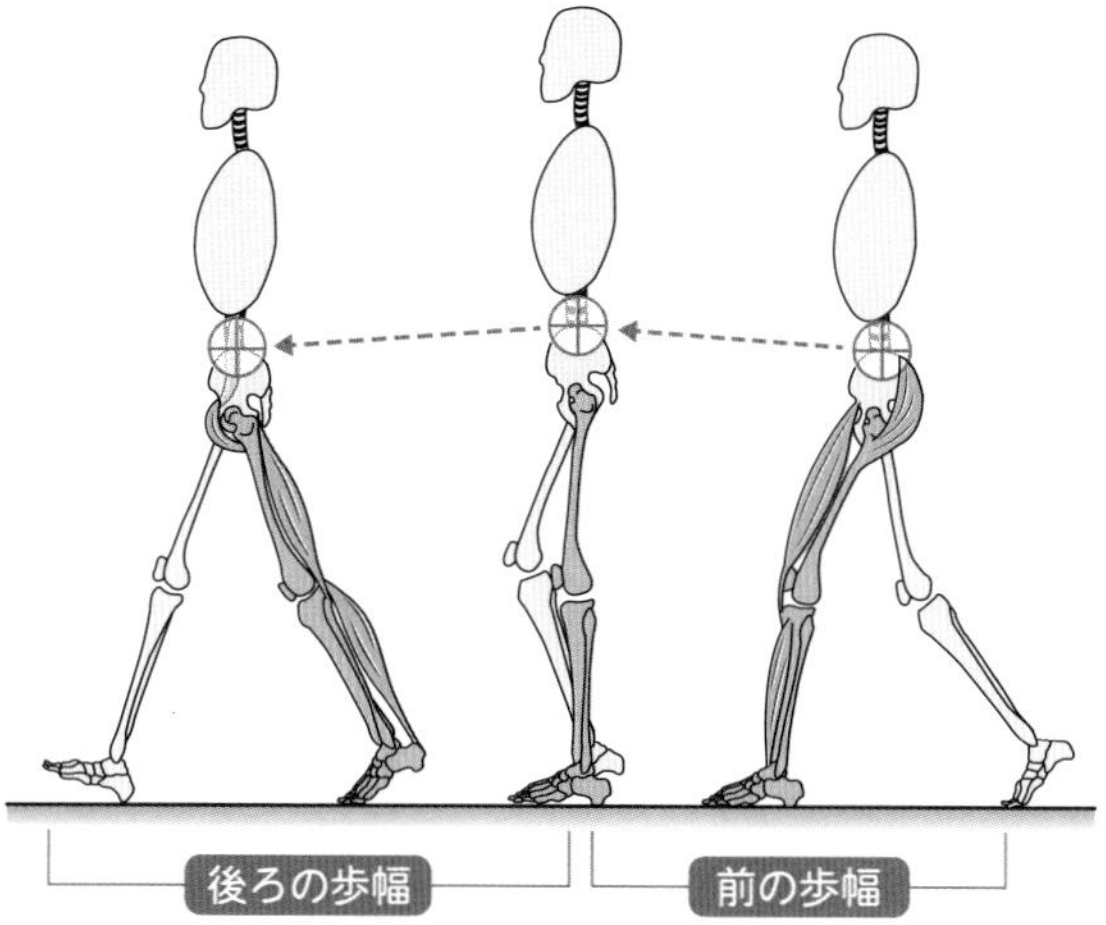

「前の歩幅」では、足関節の前、ひざの前、股関節の後の筋肉が働き、股関節は曲がり、足関節は伸びる方向に動く。

「後ろの歩幅」では、足関節の後、ひざの後、股関節の前の筋肉が働き、股関節は伸びて、足関節は曲がる方向に動く。
さらに筋肉の交互作用が起こり、血行を促される。

「良い歩き方」における筋肉の働きと関節の動き

ただし、誤解を招かないために、一点補足しておきたいことがあります。**「後ろの歩幅」**が重要と聞くと、大股で歩くことが理想と考える人がいるかも知れませんが、そういう意味ではありません。あくまでも「前の歩幅」と**「後ろの歩幅」**の比率が同じであることが大切なのです。仮に歩幅全体が小さかったとしても、「前の歩幅」と**「後ろの歩幅」**の比率が同じであれば、筋肉も関節の動きもまんべんなく使うことになりますので、問題はありません。そのため、「前の歩幅」と**「後ろの歩幅」**が同じ比率になる歩き方を習得することが大切なのです。

重要なポイント　後ろの歩幅が広がることで体幹がより前に

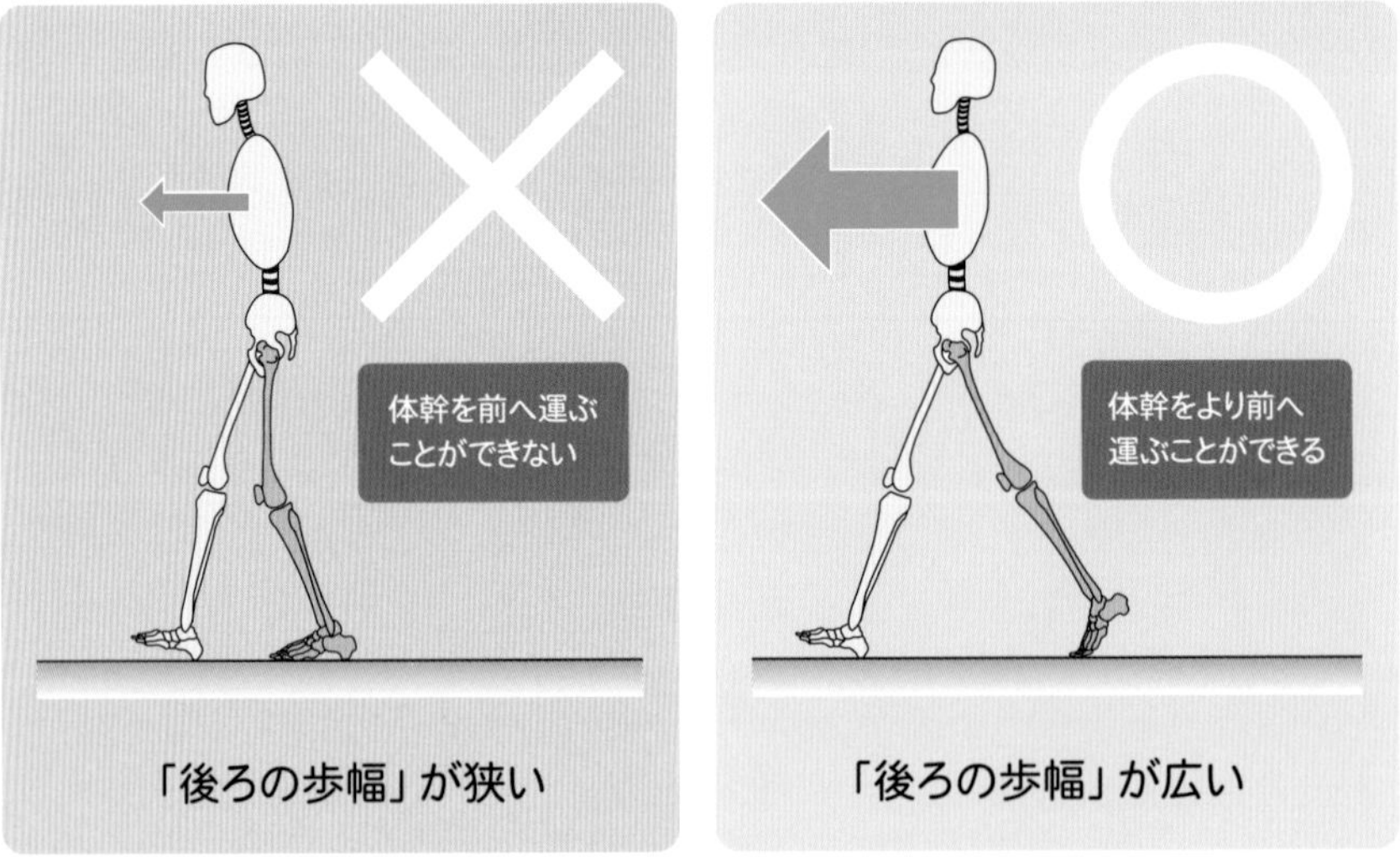

体幹を前へ運ぶことができない
「後ろの歩幅」が狭い
体幹をより前へ運ぶことができる
「後ろの歩幅」が広い

後ろの歩幅が広がる→体幹をより前へ運べる！

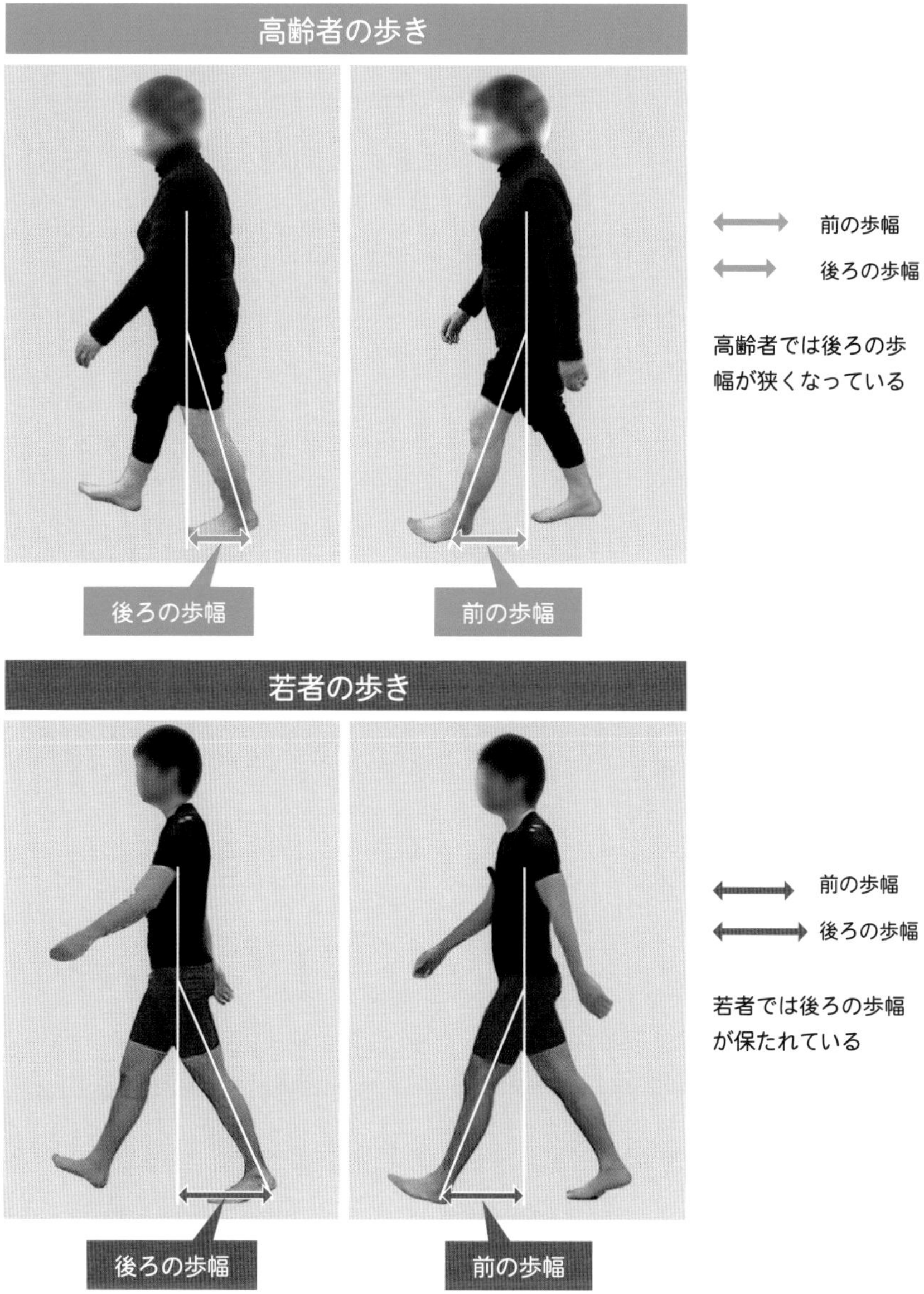

若者と高齢者の歩幅の比較

本当に「良い歩き方」を達成するための3つの秘訣

ここまで、「良い歩き方」を一言で定義するとすれば、体幹をスムースにより遠くに運べる動作と述べてきました。この項目の最後に、「良い歩き方」を達成するために私が最も重要と考える**3つの秘訣**についてまとめておきましょう。

秘訣① 良い姿勢を維持した歩き方

良い姿勢を維持するためには、まず体幹が曲がらないようにすることが大切です。体幹が曲がると、体重は後ろにかかるようになり、さらに「**後ろの歩幅**」が狭くなってしまいます※。そのため、体幹を真っ直ぐに立て、かつ柔軟に使える必要があります。また、股関節、ひざが伸びた状態で体幹を支えることも必要です。

※体重が後ろにかかると、「後ろの歩幅」は狭くなります。大切な知識になりますので、覚えておいてください。

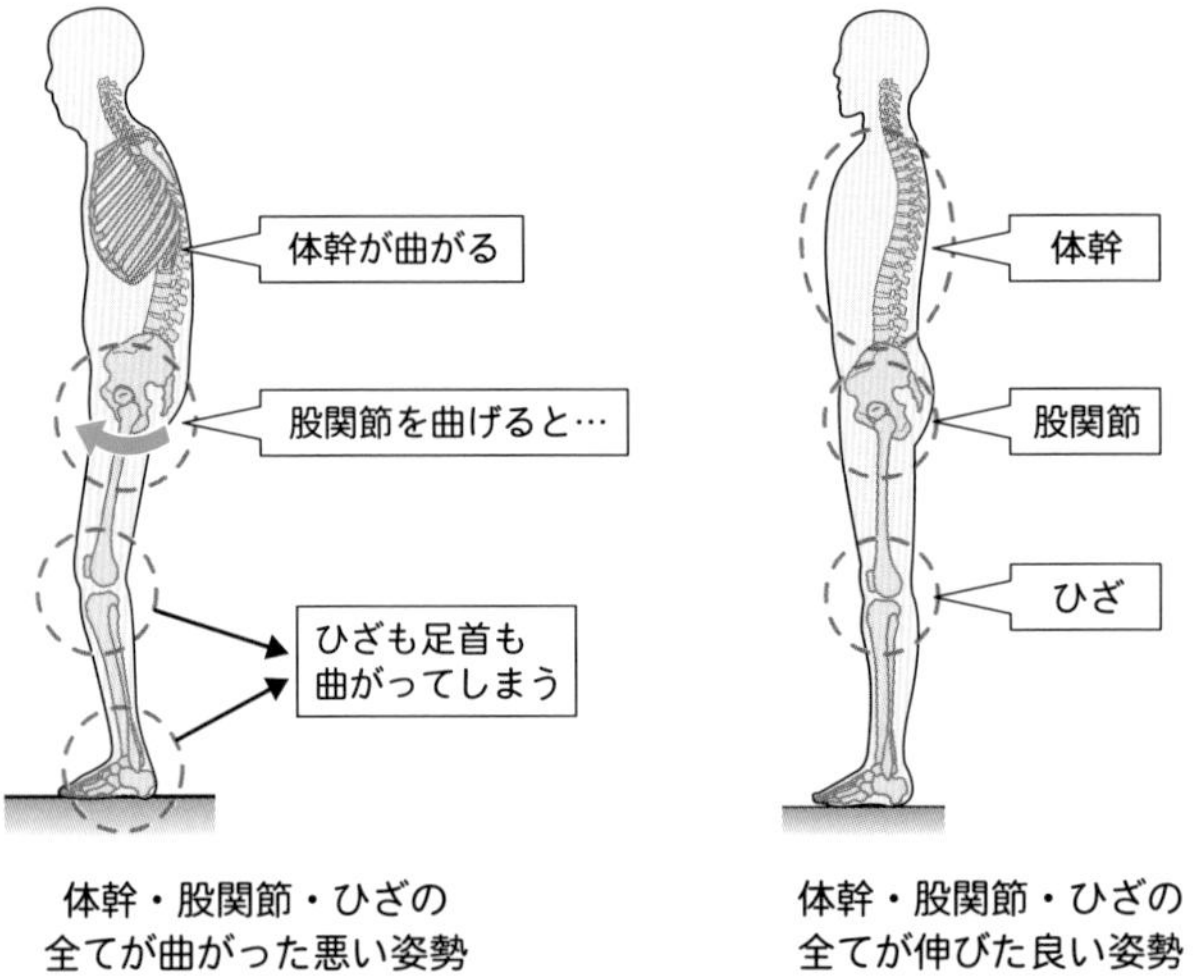

体幹・股関節・ひざの全てが曲がった悪い姿勢

体幹・股関節・ひざの全てが伸びた良い姿勢

秘訣① 良い姿勢を維持した歩き方

秘訣②　ひざと股関節に硬さがなく、伸びる方向に動く歩き方

股関節とひざがしっかりと伸びる方向に動く歩き方をしていることも大切です。ひざは踵がつくときにしっかりと伸びる必要があります。高齢者ではこの時ひざが曲がっています。また、股関節は蹴り出しの時にしっかり後ろに伸びる必要があります。ほとんどの高齢者はこの動きがどんどん小さくなっていきます。

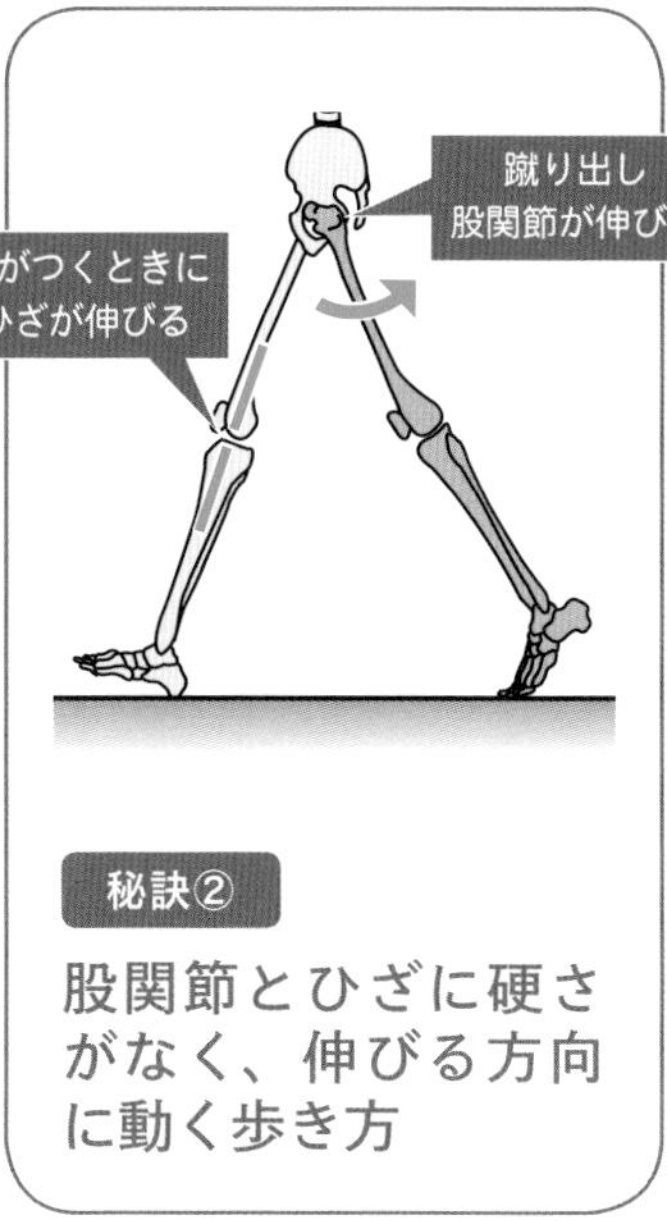
踵がつくときに
ひざが伸びる
蹴り出し
股関節が伸びる
秘訣②
股関節とひざに硬さがなく、伸びる方向に動く歩き方

秘訣③　「後ろの歩幅」の比率が維持された歩き方

前述したように、体幹をより遠くに運ぶためには**「後ろの歩幅」を維持・改善することが不可欠**です。そのためには、体幹、股関節、ひざなどの柔軟性が確保されていることも大切です。体幹、股関節、ひざなどの柔軟性をどのように維持・改善するかについては「第3章　良い歩き方の基盤つくり（61ページ参照）」で説明します。

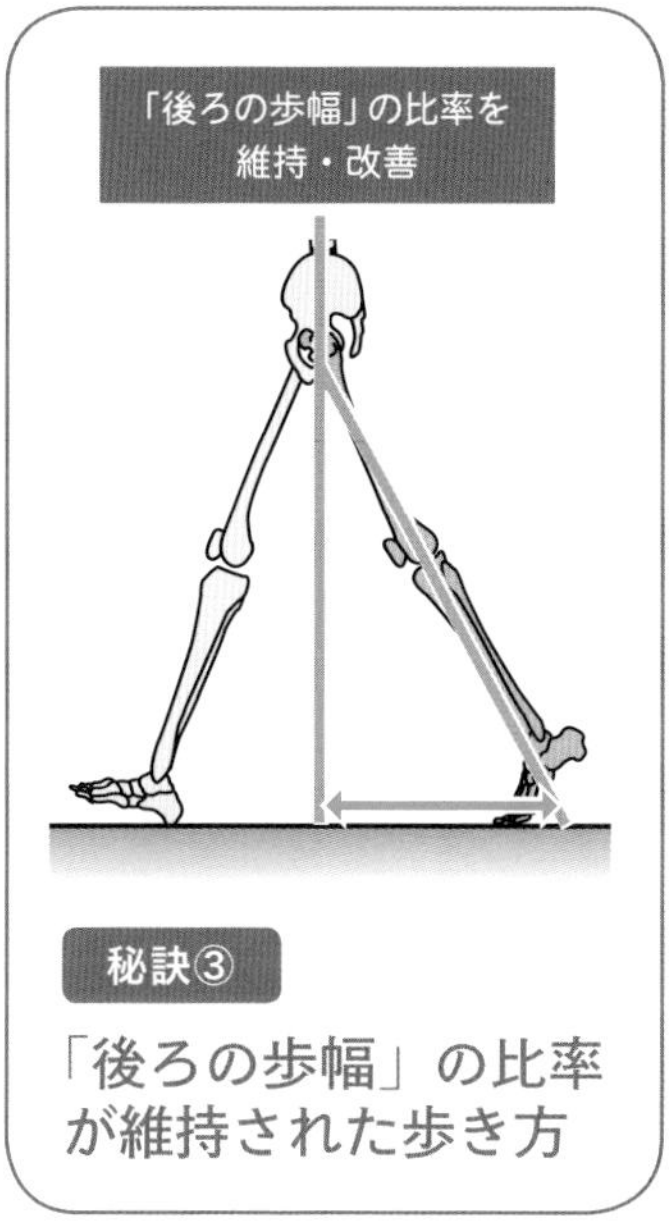
「後ろの歩幅」の比率を
維持・改善
秘訣③
「後ろの歩幅」の比率が維持された歩き方

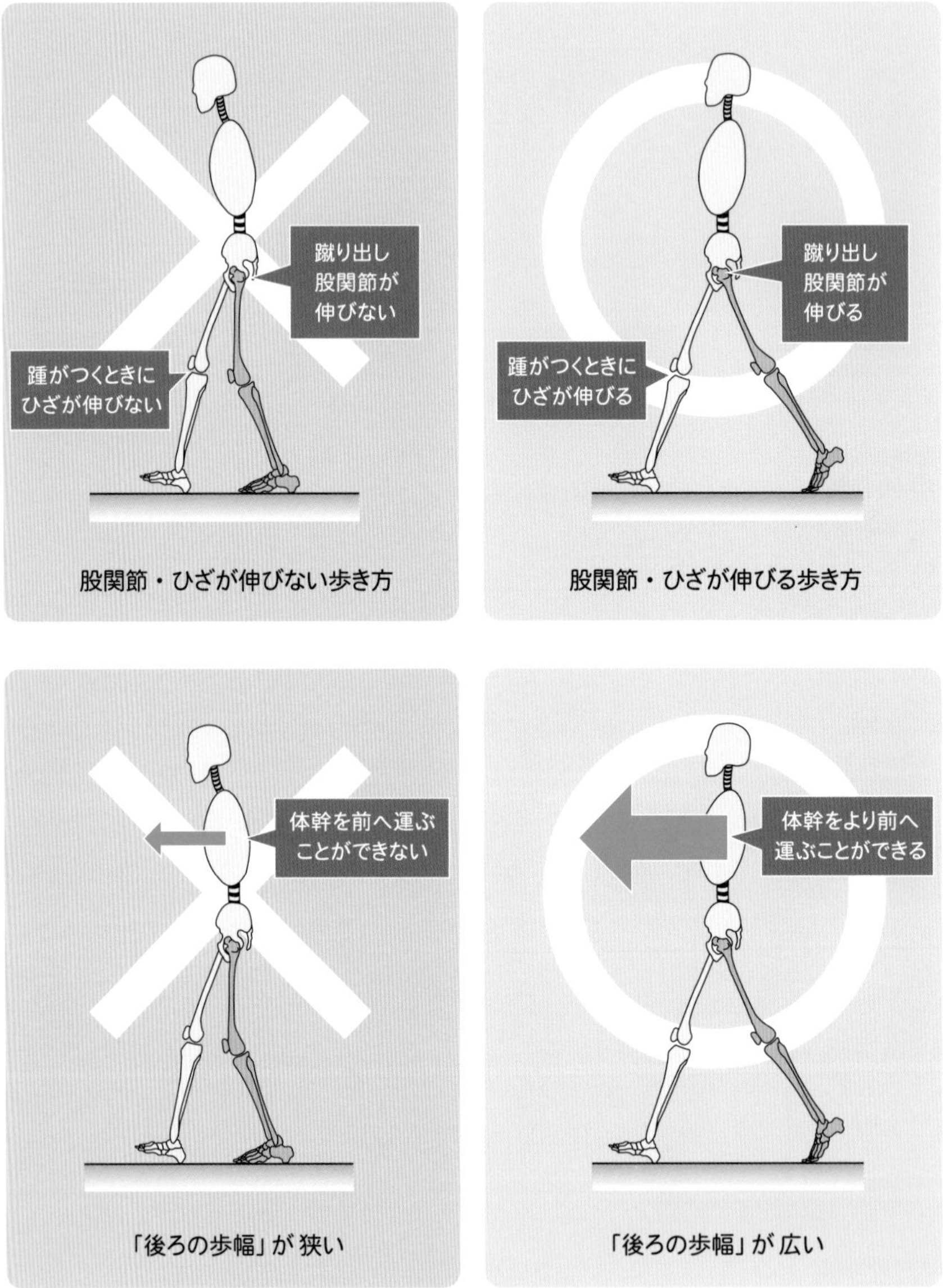
蹴り出し
股関節が
伸びない
踵がつくときに
ひざが伸びない
股関節・ひざが伸びない歩き方
蹴り出し
股関節が
伸びる
踵がつくときに
ひざが伸びる
股関節・ひざが伸びる歩き方
体幹を前へ運ぶ
ことができない
「後ろの歩幅」が狭い
体幹をより前へ
運ぶことができる
「後ろの歩幅」が広い

良い歩き方のまとめ

2 「良い歩き方」習得のためのトレーニング

それでは**「良い姿勢の維持」「ひざと股関節が伸びる方向に動く」「後ろの歩幅の維持」**、これら3つの条件を満たす歩き方を習得するためのトレーニングを説明していきます。ここから説明する内容を確実にご自身でできるようにしてください。適切に行えるようになれば、皆さんの残りの人生に必ず貢献できるはずです。

トレーニング① 体幹の直立を保ち前へ運ぶトレーニング

まずは良い姿勢を保って歩くための太もも上げ歩きトレーニング（ももトレ）を紹介します。方法は簡単です。下図のように太ももをできるだけ高く上げて歩くだけのトレーニングです。

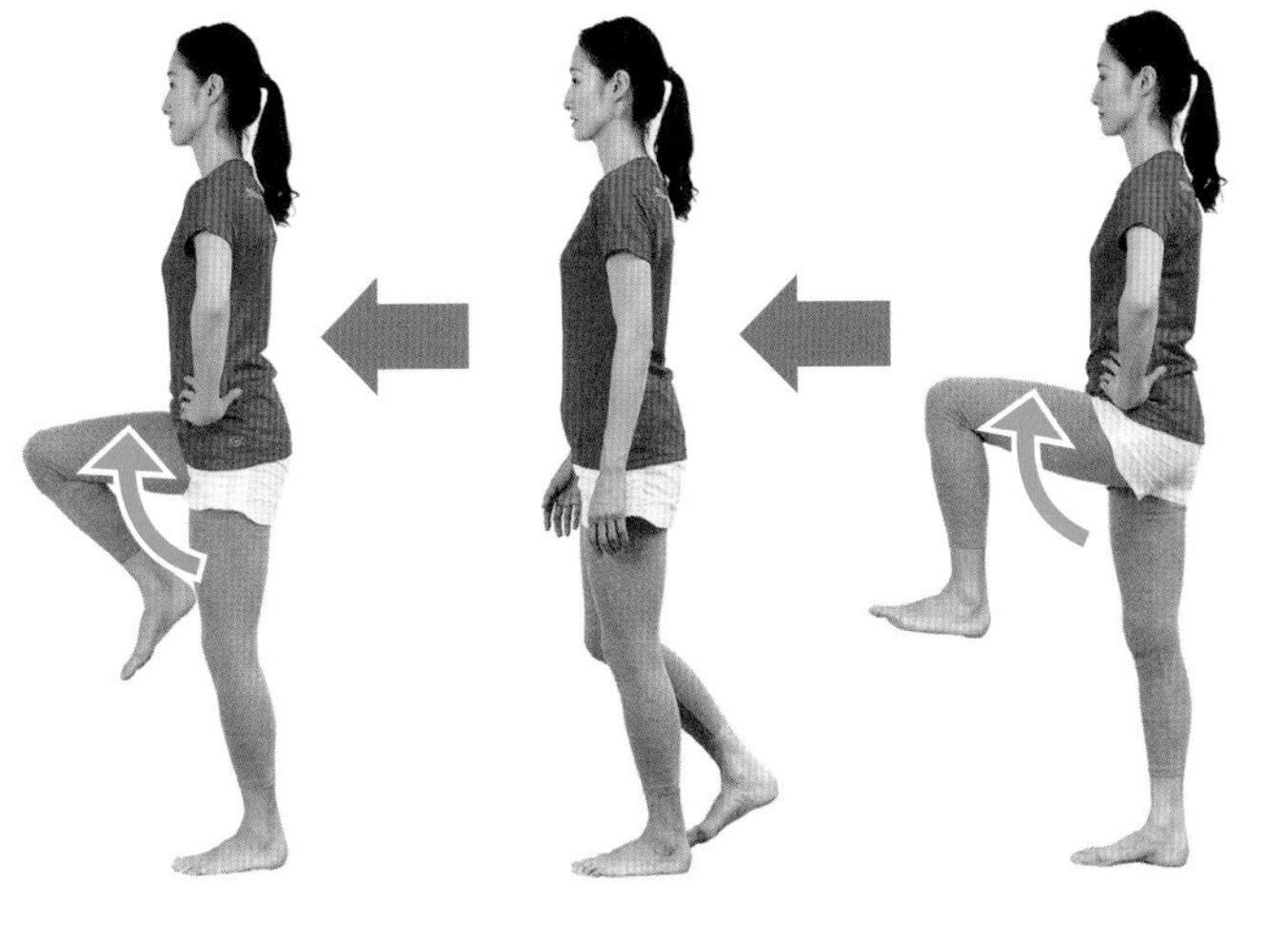

太もも上げ歩きトレーニング（ももトレ）

ただし、行ってみると、太ももを上げたときに体幹を直立に保つことが難しいのが分かると思います。太ももを高く上げると、体幹が丸まったり（下の右図）、横にずれたり（下の中央図）、後ろにのけぞったり（下の左図）してしまいます。まずは、太ももを上げたときに体幹が直立に保てるように意識しながら歩く練習をしましょう。体幹の直立を保つコツは、みぞおちを軽く上前方に持ち上げる意識を持つことです。これにより、体幹が丸まりにくくなります。

このトレーニングを行うことで、**体幹を直立に保つための体の使い方を習得できる**ようになります。

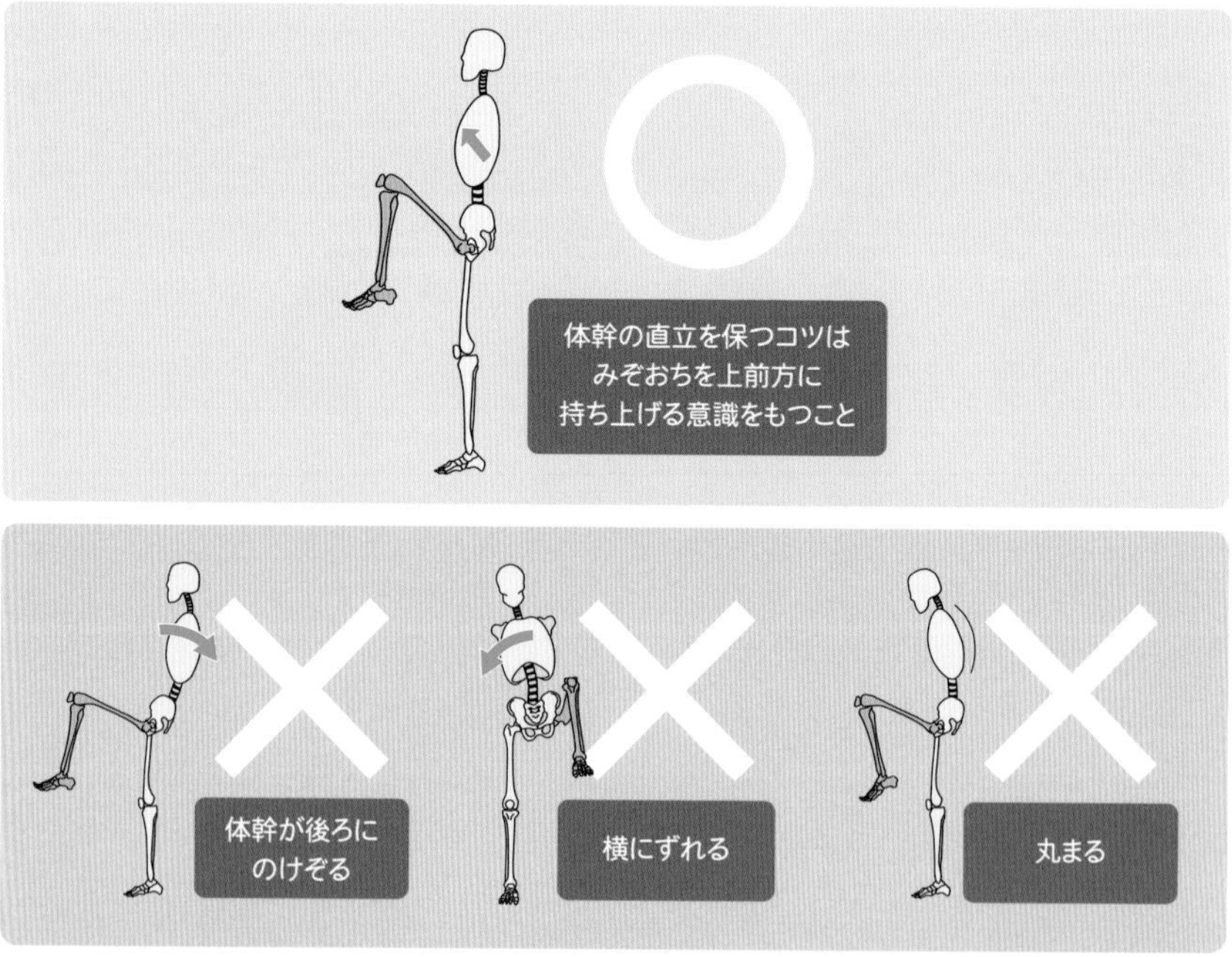

体幹の直立を保つコツは
みぞおちを上前方に
持ち上げる意識をもつこと
体幹が後ろに
のけぞる
横にずれる
丸まる

体幹の直立を保ったももトレ

また、このトレーニングの応用として、階段を上るときに写真のように太ももを高く上げながら歩く練習をするのも良いでしょう。このときも、体幹を直立に保つことが重要です。

太ももを高く上げながら階段を歩くことで、筋力トレーニングの効果も生まれ、このトレーニングをさらに有効にすることができます。私は自宅の階段ではいつも太ももを高く上げて上るようにしています。

ただし、階段の下りでは危ないので行わないでください。

QRコード
ももトレ

毎日、４階以上の階段を上る機会を作ることができるのであれば、それが筋トレにもなる。さらに筋肉が縮んだり伸びたりすることで血行を促される。

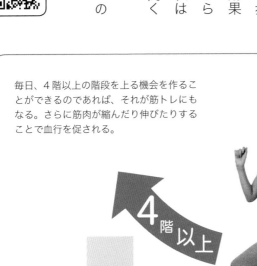

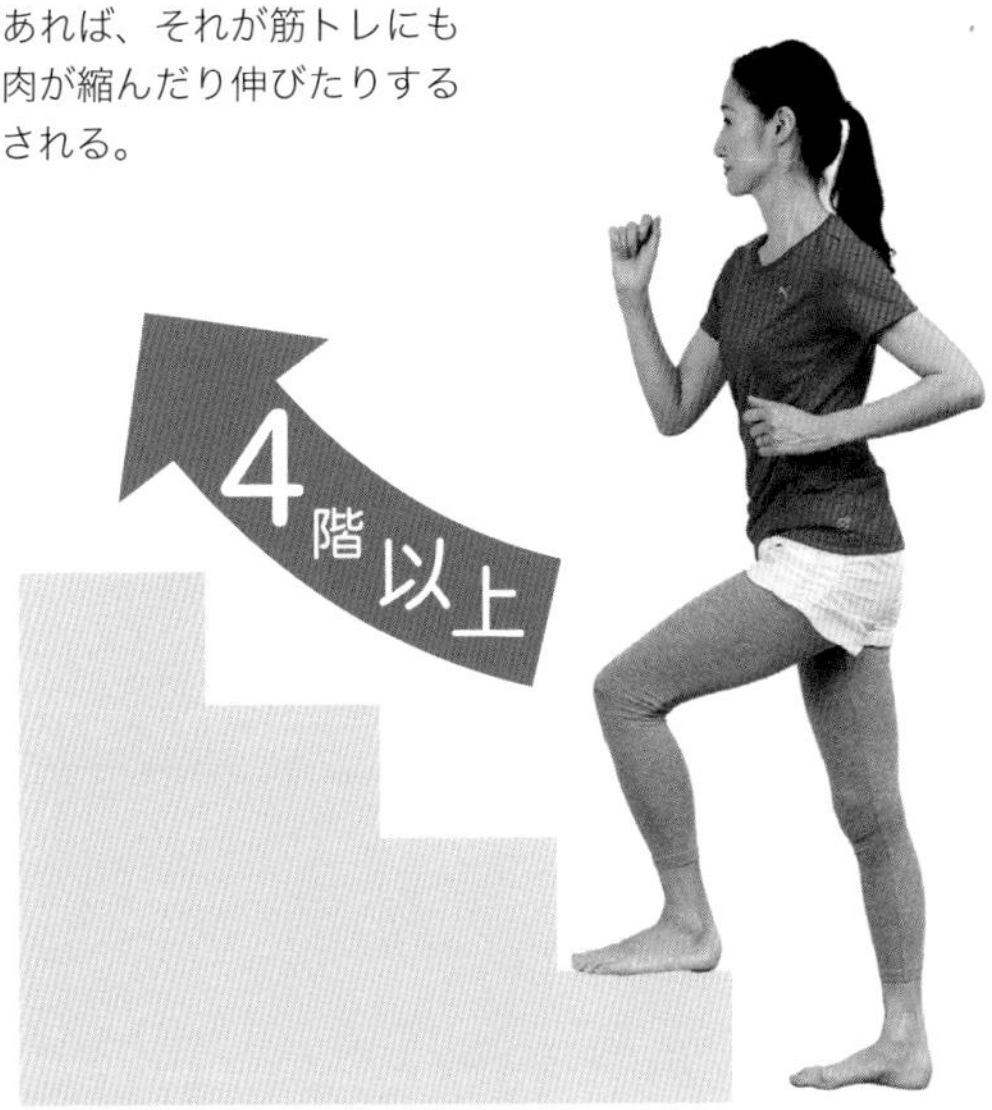

階段を利用したももトレ

トレーニング②
足の指の腹で床を押しつけるトレーニング

次は、体重が後ろにかからないようにするためのトレーニングを説明します。歳を重ねると、ほとんどの人が、歩くときや立っているときに体重が踵寄りにかかるようになります。実際に高齢者の歩き方をマネしてみてください。すると、普通に歩くのと比較して、踵寄りに体重がかかってしまうことが分かります。つまり**体重が前に乗りにくくなる**のです。

また体重が前に乗りにくくなる状態は、加齢によって起こるだけではありません。バランスが悪くなったり、痛みを伴っていたり、体幹機能が低下しているなど、運動機能にトラブルを抱えている大半の人は体重が前に乗りにくくなります。加えていうと、体重が前に乗りにくくなると、体幹や股関節も曲がり急速に姿勢も悪くなります。このため、**足の指まで体重がしっかり乗ってくる歩き方を習得することが大切なのです。**

そこでおすすめなのが、**足の指の腹で床を押しつけるトレーニング（指腹トレ）**です。まずは、45ページの上の図に示すように足の指の腹（指の肉球のようなところ）を確認してください。はじめは、座っている状態で、**足の指の腹で床を押すことを意識します**（45ページの青枠の下の右図）。足の指の腹で床を押す感覚は、とても大切でありながら、靴を履いた人類はこの感覚が失われてきています。そのため、意識しなければ、足の指の腹で床を押す感覚を得ることができません。この際、45ページの赤枠の下の左図のように指の先端が床につかないように注意する必要があります。足の指は先端で床を押しても力は入りにくく、足の指の腹で床を押すことで最も力が入りやすくなります。つまり、歩いているときも足の指の腹が床につくことで、体重を前に乗せる準備ができるのです。

ですので、まずは足の指の腹が床につく感覚を確実につかんでください。もし足の指が丸まって上手く指の腹をつけることができない方は、はじめは手で足の指を伸ばして、腹の部分がつくようにしても結構です。初めてこのトレーニングを行うときはイメージすることが難しいと思いますので、動画で解説しています。

QRコード
指腹トレ

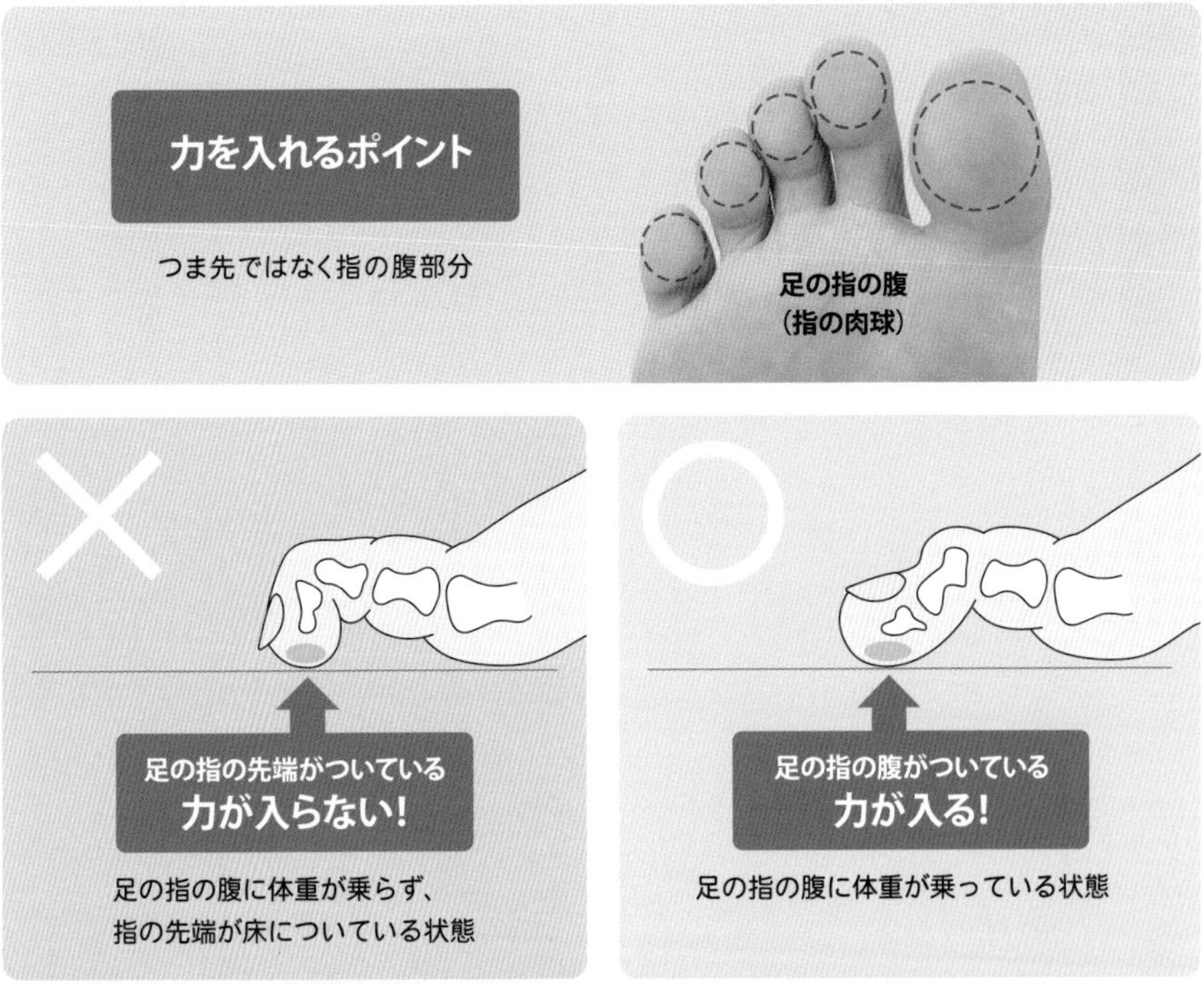
力を入れるポイント
つま先ではなく指の腹部分
足の指の腹
（指の肉球）
×
足の指の先端がついている
力が入らない！
足の指の腹に体重が乗らず、
指の先端が床についている状態
○
足の指の腹がついている
力が入る！
足の指の腹に体重が乗っている状態

足の指の腹で床を押し付けるトレーニング（指腹トレ）

足の指の腹で床を押す感覚を意識できるようになったら、実際に歩く中で、**指腹トレ**を行います。まずは47ページ図1のように、左足を軽く上げ、床に下ろすときに足の指の腹に体重を乗せこむようにして、片足で止まります(図2)。この際、体幹の直立を保つように意識します。次に右足を軽く上げ(図3)、床に下ろすとき先程と同様に足の指の腹に体重を乗せこむようにして、片足で止まります(図4)。この運動を繰り返します。

この運動は、足の指の腹に乗せこむようにして足の裏全体に体重をかけますが、少なくとも1秒は片足立ちの状態で止まることが大切です。片足立ちの状態で止まることで、足の指の腹に体重を乗せこむ感覚を習得しやすくなるからです。短い距離でも十分に練習になるので、家の廊下などで練習するとよいでしょう。

このトレーニングで足の指の腹に体重を乗せこむ感覚を意識できるようになったら、足の指の腹を感じながら、今度は普通の速度で歩きます。そうすると、足の指の腹に体重が乗るのをしっかり感じ、そして「後ろの歩幅」も自然と広がるのが分かるはずです。さらに、体幹がシャンと伸びる感じも得られると思います。

このトレーニングは、**指腹トレ**と私が名付け、地味でありながら、体重を前に乗りやすくし、「後ろの歩幅」を改善するのに非常に効果的なトレーニングです。是非行って頂き、足の指の使い方も習得してください。

1

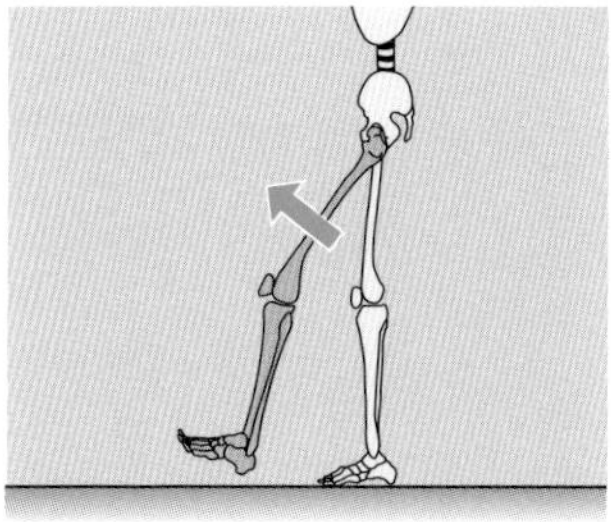

左足を軽く上げ、床に下ろす

2

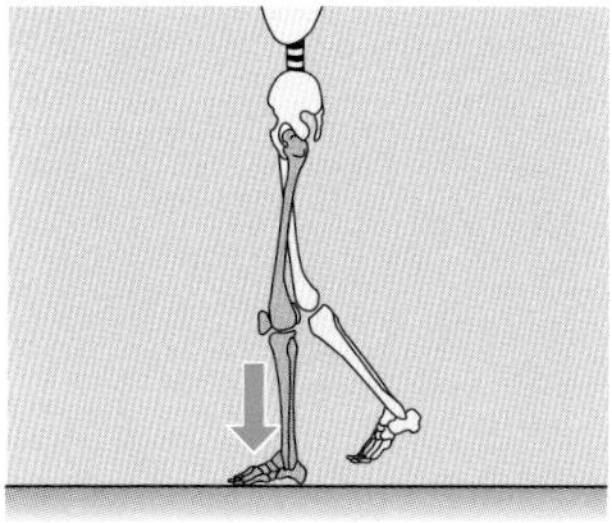

足の指の腹に体重をのせこむ
ようにして、片足で止まる

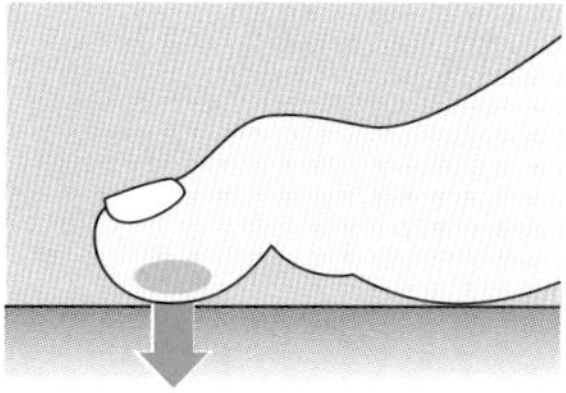

3

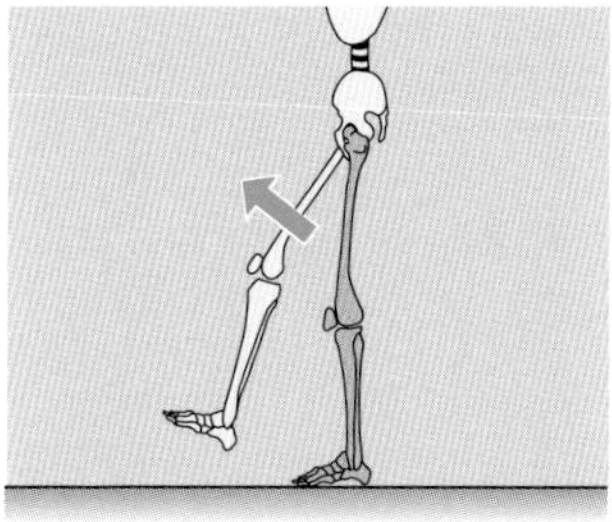

右足を軽く上げ、床に下ろす

4

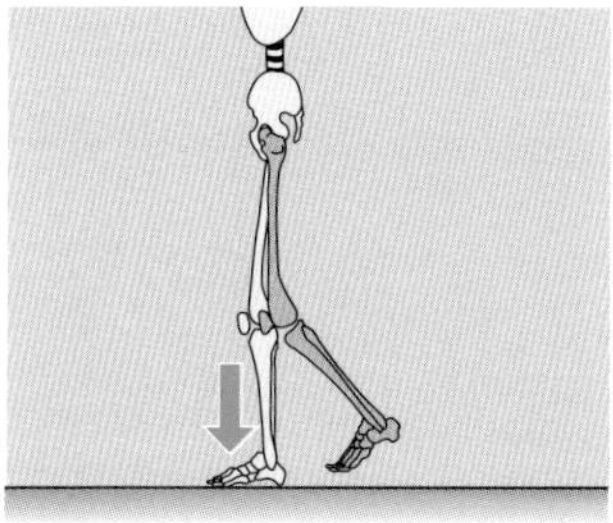

足の指の腹に体重をのせこむ
ようにして、片足で止まる

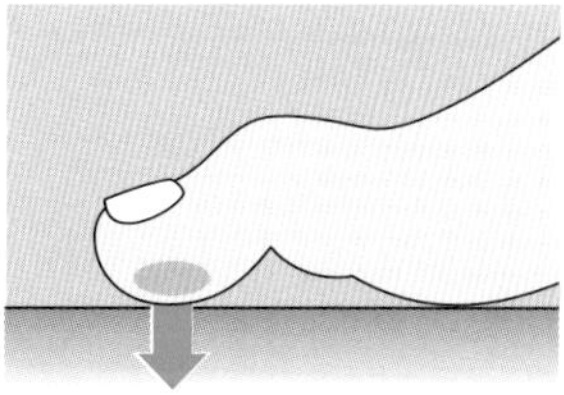

歩きを利用した指腹トレ

トレーニング③

体幹がまっすぐに移動することを意識しながら、より前に運ぶ

最後に、「後ろの歩幅」を広げるために必要な、最も効果的に**体幹を前に運ぶためのトレーニング（越えトレ）**を紹介します。この項目で説明する3つのトレーニングのうち、このトレーニングが最も難しく感じるかもしれません。しかし「後ろの歩幅」を広げるためにはとても有効なトレーニングであるため、しっかり理解して必ず自分で実施できるようにしましょう。上手くできれば、「背筋やひざが伸びて、きれいに動けてる！」「体幹を前に運びやすい！」と感じるはずです。

まずは、49ページの上の右図を見てください。この右図は、歩くときに前に振り出した足が地面についた時の状態を示しています。このとき、体幹は、ついた足の後ろにあります。歩くときは、このついた足に対して体幹を前に運びます。**この時、体幹をより前方に運ぶことができれば、自ずと「後ろの歩幅」が広がることになります。**このことをイメージしやすくするトレーニングがこの**越えトレ**です。

では、実際に皆さんもこの**越えトレ**を試してみましょう。まずは49ページの下の右図のように足を一歩前に出してください。このとき49ページの下の左図のように、ついた足の下には横線が引かれていることをイメージしてください。

大切なのはここからです。この横線の上を体幹が越えて、より遠くに移動することをイメージしながら、体幹を前に運びます。これができれば、自ずと「後ろの歩幅」が広がることになるわけです。この運動を片方でできれば、次に反対の足でも行います。そして、反対の足でも

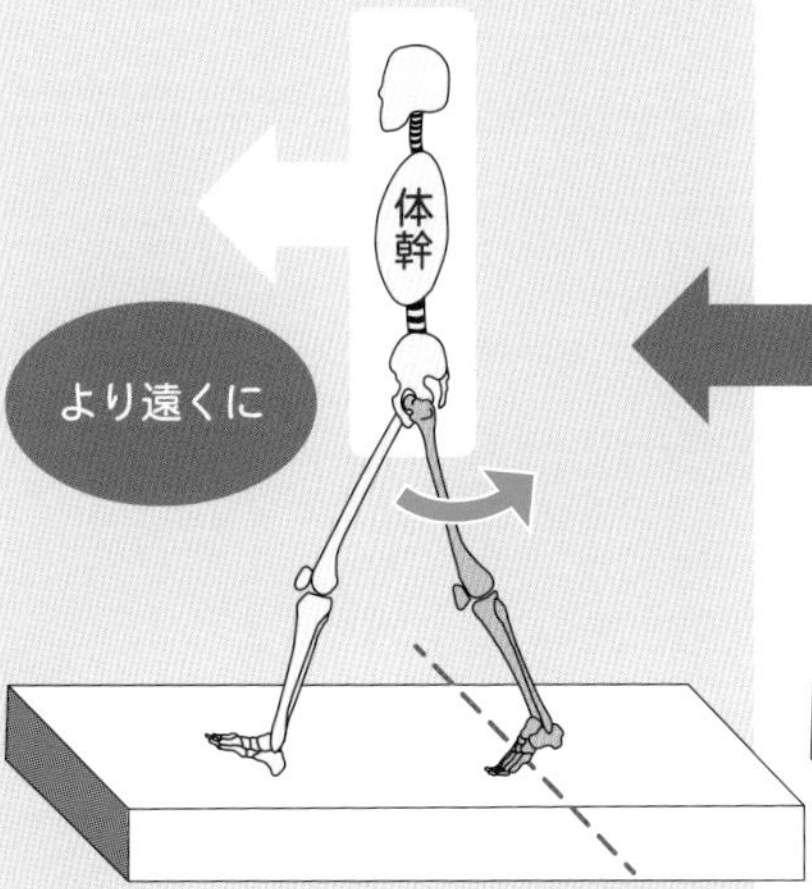

横線を超えて、体幹をより遠くに前に
運ぶことができれば、自ずと
「後ろの歩幅」が広がることになる

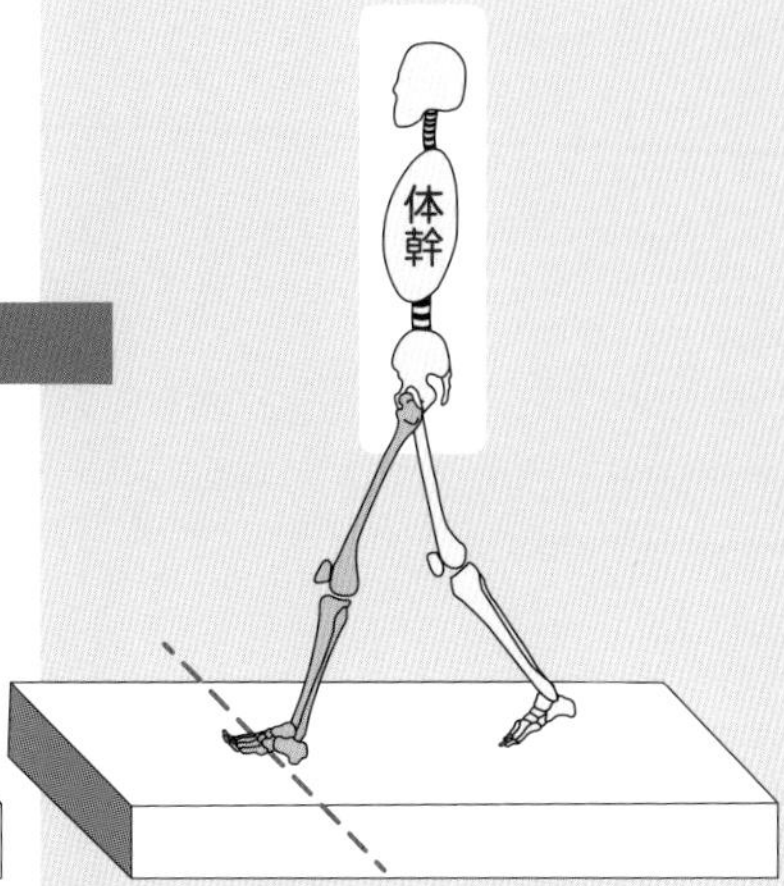

足をついたとき、体幹は
ついた足より後ろにある

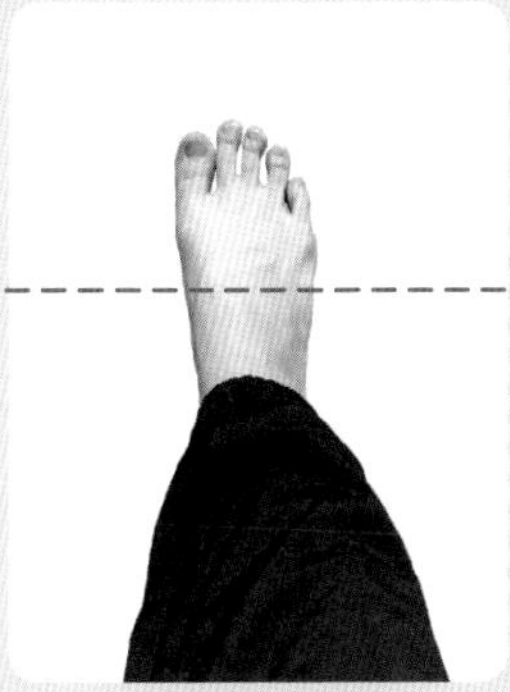

足をついたときに、
上から見た図

体幹を意識して、
足を一歩前に
出してください

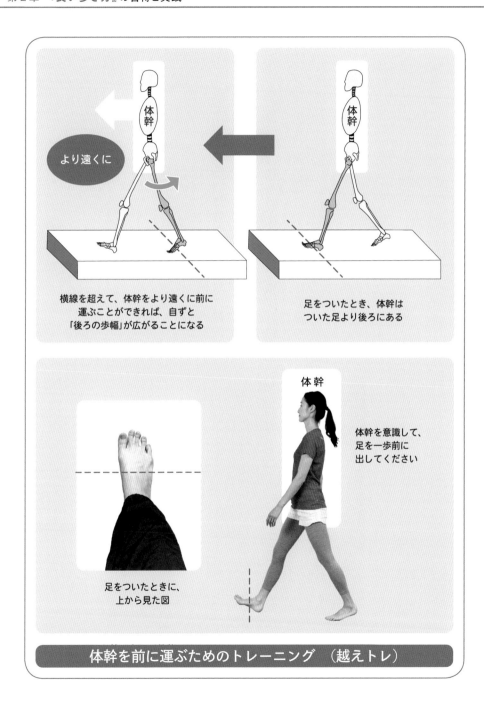

体幹を前に運ぶためのトレーニング　（越えトレ）

できれば、この運動を交互に繰り返しながら行っていきます。

この運動を上手に行うためのポイントは2つあります。

1つ目は、この運動は最初、できるだけゆっくり行うことです。ゆっくりとこの動きを行いながら、徐々に「後ろの歩幅」を広げていくことで、ついた足に対して**体幹がより前方に運ばれる**のを感じることができると思います。さらに体幹が前方に運ばれると、それに伴って、股関節とひざが伸びる方向に動くことも感じ取れるようになっていきます。

2つ目は、体幹を前に運ぶ際に**まっすぐに運ぶ**ことを意識して行うことです。51ページの下図の赤枠のように体幹が傾いたり、曲がったりした状態では、効果的に「後ろの歩幅」を広げることはできません。また、体幹がまっすぐに前に運ばれることで、効果的に筋肉の活動が促されることになります。

また、このトレーニングを患者さんに説明すると「大股で歩いた方がいいんですね」と言われることがよくあります。確かに、大股で歩くことで使うエネルギーが増えるため健康に良いなどとよく耳にしますが、このトレーニングの目的はあくまでも**「後ろの歩幅」の比率を増やす**ことにあります。したがって、大股で歩いても「前の歩幅」の比率が増えてしまっては意味がありませんので、このトレーニングの項目で説明した内容をしっかり理解して実施してみてください。

この練習はゆっくり行うため、自宅のスペースで行うだけで十分に効果があります。私は患者さんに「家でトイレに行くときにこの練習をしてください」と指導しています。トイレに行

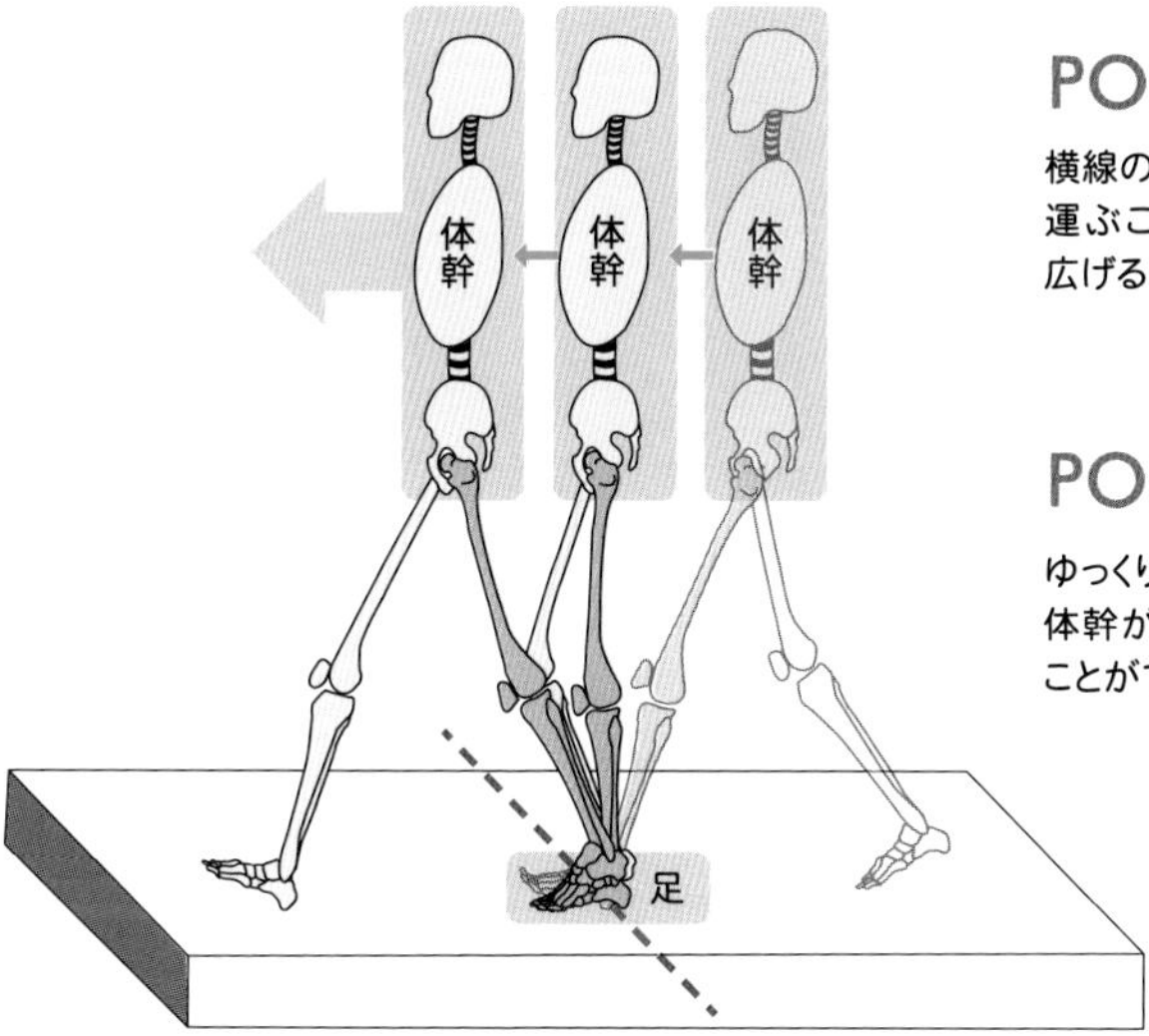

POINT 1

横線の上を超えて体幹を前により遠くに運ぶことができれば、「後ろの歩幅」を広げることができる

POINT 2

ゆっくりと行うことで、ついた足に対して体幹がより前方に運ばれるのを感じることができる

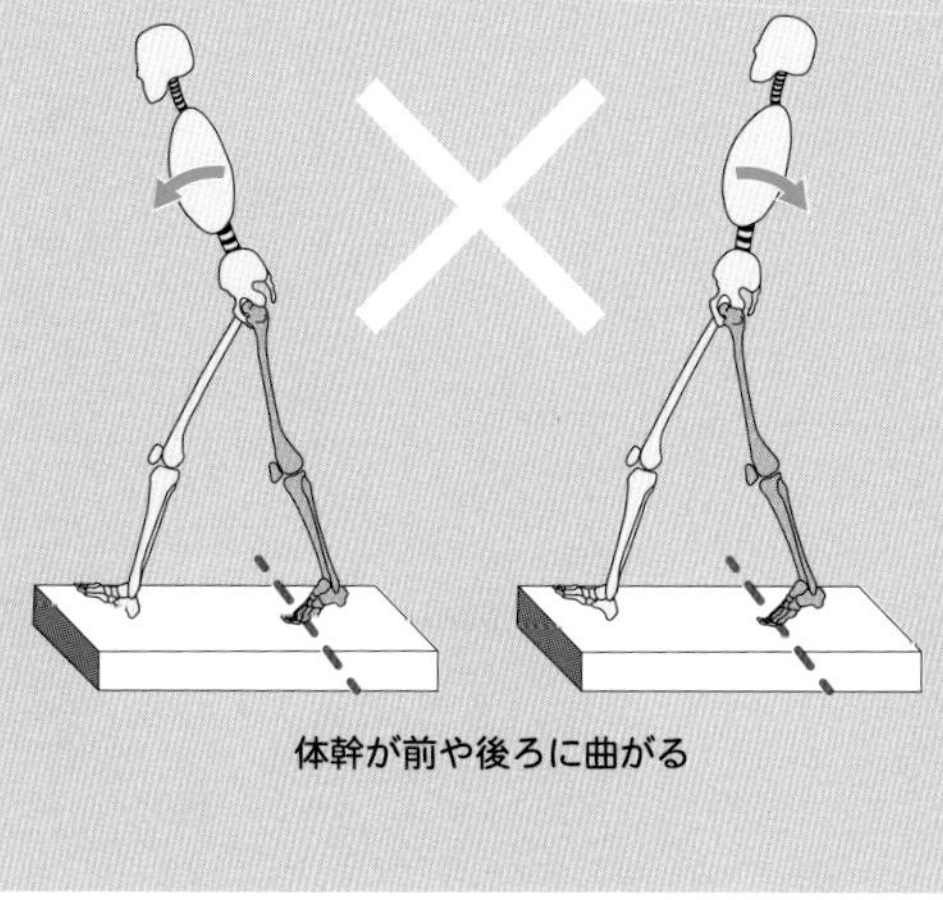

体幹が前や後ろに曲がる

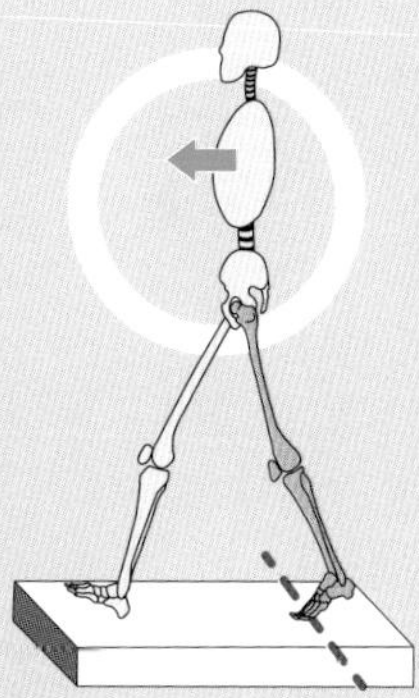

体幹をまっすぐ前に運ぶことを意識する

体幹を前に運ぶ際にまっすぐ運ぶことを意識しながら前に運ぶことが大切！

越えトレのポイントと行うときの注意点

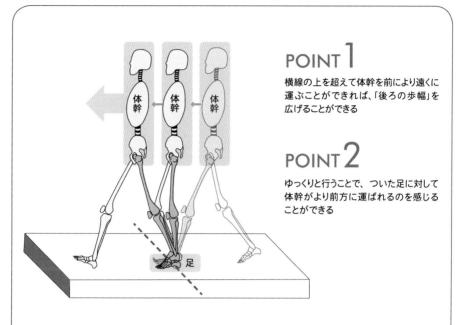

く度に、この練習をすることで、**日常生活を利用して習得することができます。**

① できるだけゆっくり行う

② 体幹をまっすぐに運ぶことを意識する

この2つのポイントを押さえながら練習を進め、上手くできるようになったら、今度は徐々に速度を上げて、普段の速度で歩いているときでも、体幹をついた足の前に運ぶ感覚を掴んでいきます。上手くできるとモデル歩きのように〝胸で風を切って歩く〟ような美しい歩き方になると思います。

加えていうと、**上手くできれば、気持ち良く歩くことができる**と思います。

QRコード
越えトレ

3 「良い歩き方」でウォーキングを実践しよう！

ここまで、「ももトレ」「指腹トレ」「越えトレ」を説明してきました。これらのトレーニングがすべてできるようになれば、あとは生活の中で実践していきます。冒頭でも述べましたが、「良い歩き方」を習得してしまえば、歩くだけで運動機能を維持・改善することができるでしょう。

「良い歩き方」で行うウォーキングの時間を確保して実践しましょう！

ウォーキングの時間をつくる

厚生労働省は、１日平均歩数を男性が9200歩、女性が8300歩程度を目標としているそうです。１日平均10000歩を超えるとメタボリックシンドローム（生活習慣病）の予防にもなることも踏まえ、9000～10000歩を目標とすることを私は勧めています。第１章でも述べましたが、中高年の１日の平均歩数は年々減少し、現在では5000歩程度に留まっている方も少なくありません。そのため、ウォーキングで4000歩程度確保できることが理想です。

とはいえ4000歩というと、時間にして40分程度、距離にして３㎞ほどになりますので、少し敷居が高くなってしまいます。

そこで、私は１日20分だけウォーキングを取り入れることを勧めています。この程度の時間なら、十分可能な運動として取り入れられる方も多いと思います。

※もし毎日20分を確保することが難しいと感じた場合、5分でも10分でも構わないと思います。大切な事は毎日「歩くだけの時間」を確保することだと私は考えています。

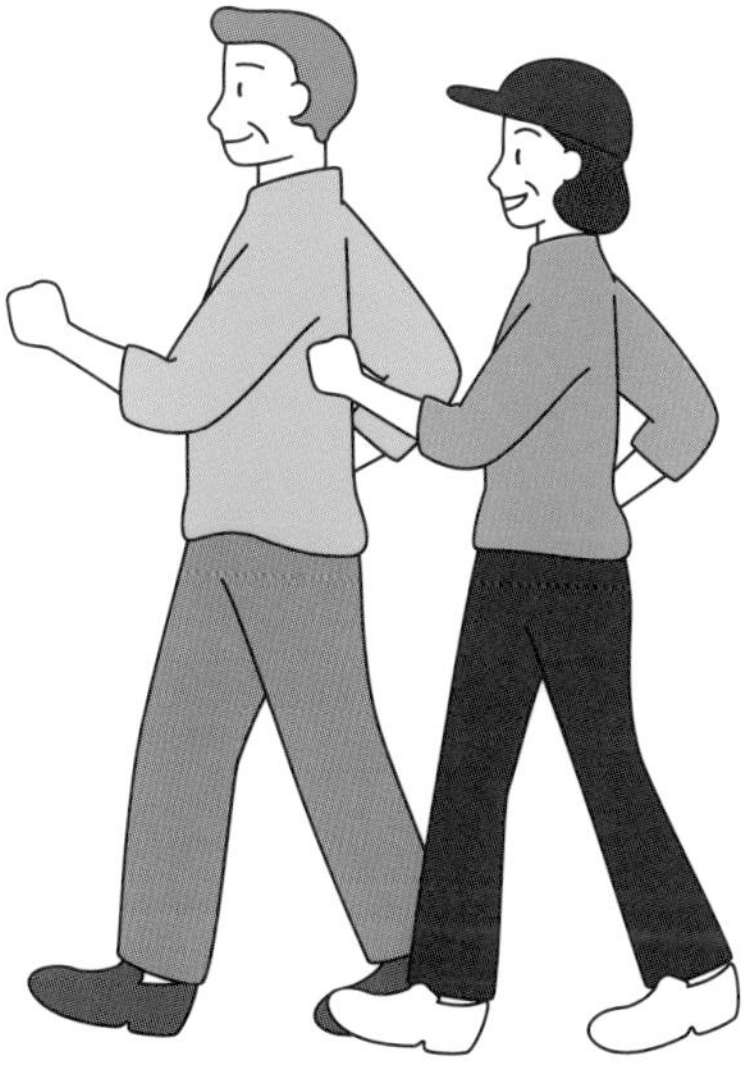

１日20分のウォーキングからはじめよう！

私のお勧めの方法

生活の中で約20分という時間を確保するのが少々難しいという方もいるかもしれません。そこで、私はそのような方でも無理なくできる方法として、次の2つの方法を勧めています。

1つ目は、毎日歩いている経路の中で、わざと20分ほど遠回りするコースをつくり、歩く時間を確保するという方法です。例えば、通勤や通学で、駅から歩いて帰るとき、少し遠回りして帰るようにすれば、歩く時間を確保することができます。また主婦の方は、いつも行く買い物のコースを〝行き〟のときだけ少し遠回りして歩く時間を確保するのが良いかと思います。買い物の帰りは荷物が多く、遠回りするのは気が引けます。しかし、荷物を持っていない〝行き〟のときであれば、それほど苦もなくできるかもしれません。

2つ目は、1つ手前の駅や、いくつか手前のバス停で降りて、歩く時間を確保するという方法です。この方法であれば、最も時間のロスが少なく、歩く時間を確保できるかもしれません。

私は主に1つ目の方法で毎日歩く時間を確保していますが、2つ目の方法もときどき取り入れるようにしています。

実践で歩くときの意識の仕方

ウォーキングを行う際は、基本的には「指腹トレ」もしくは「越えトレ」と同じ意識の仕方をしながら行います。どちらの歩き方も練習によって正しく習得していることは大切ですが、気持ちよく歩ける方で行うとよいでしょう。

例えば、「指腹トレ」を意識するときは、足の指の腹にしっかり体重を乗せながら歩くことを意識します。足の指の腹を感じながら歩くことで、体重が後ろにかかるのを防止しながら歩くことができます。

また「越えトレ」を意識するときは、49ページのように横線をイメージして、その上を体幹が越えて、より遠くに移動することをイメージしながら、体幹を前に運びます。体幹がグイグ

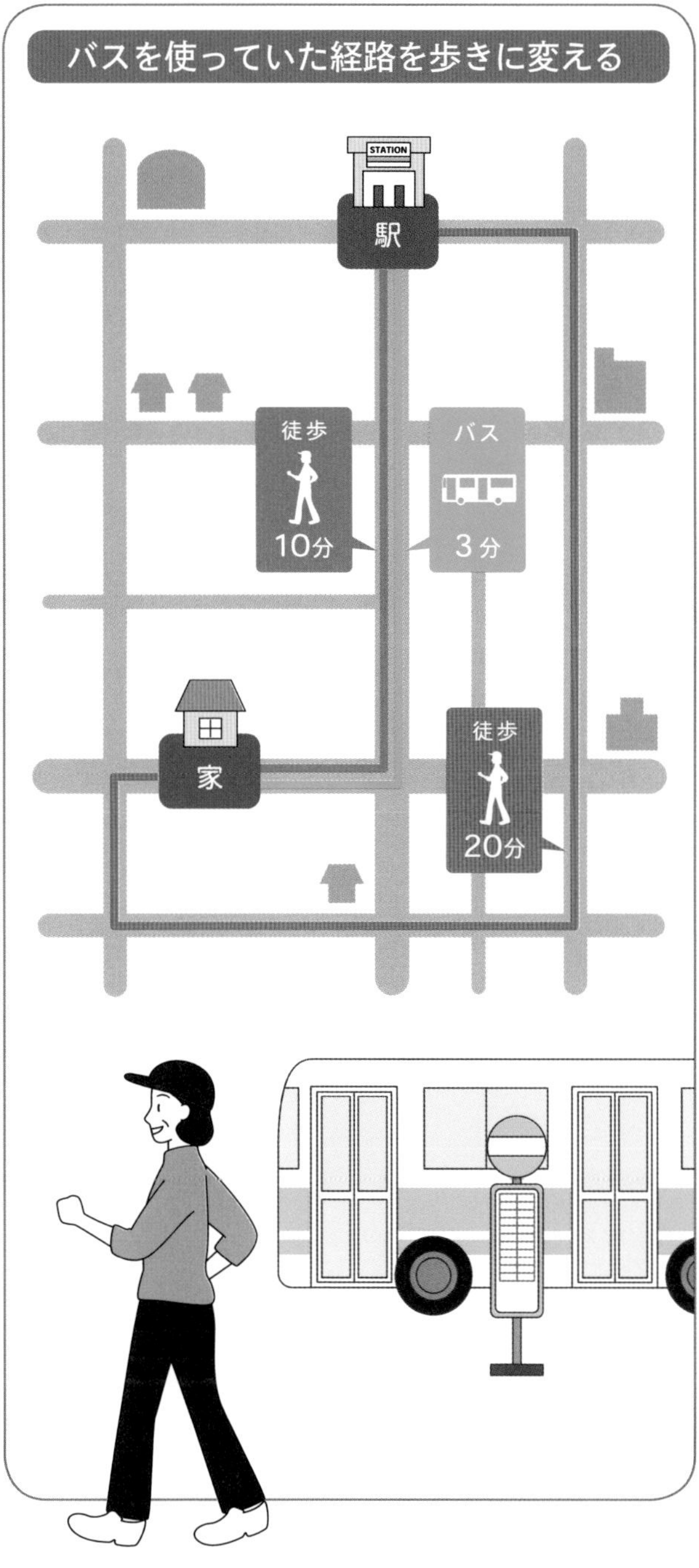

イと前に進むのを感じながら歩くことができます。

私は両方の方法を交互に行いながら歩くようにしていますが、ウォーキングをするときはどちらか片方のみを意識して行っても良いと思います。

また大切なこととして、「良い歩き方」で行うウォーキングは、行えば行うほど、歩き方が洗練されていきます。つまり、より効率的で、体への負担が少なく、筋肉や関節をまんべんなく使う理想的な歩き方になっていきます。そのため、たくさん歩いても、痛みなどの問題が起こりにくい体になっていきます。

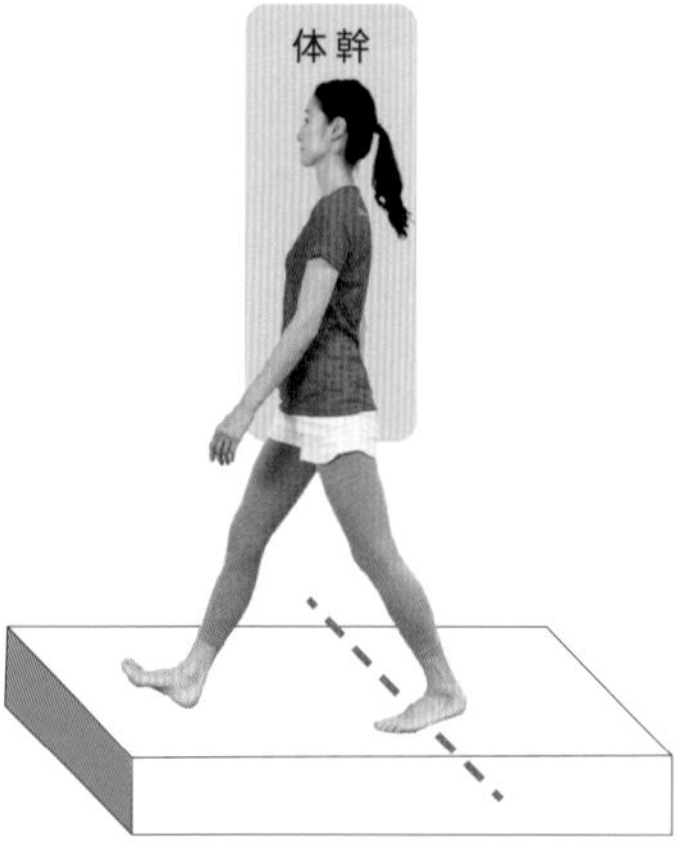

横線の上を超えて体幹を
前により遠くに運ぶ

越えトレ

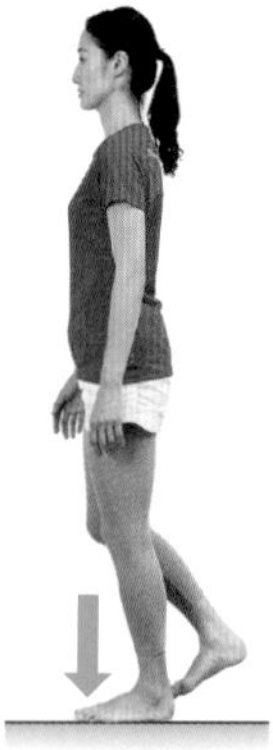

足の指の腹に体重を
乗せこむようにして歩く

指腹トレ

第２章のまとめ

「良い歩き方」を一言で定義するとすれば、体幹をスムースにより遠くに運べる動作ということができる。

上記の定義を満たすために下記の３つの秘訣が必要である。
① **良い姿勢を維持した歩き方**
② **ひざと股関節に硬さがなく、伸びる方向に動く歩き方**
③ **「後ろの歩幅」の比率が維持された歩き方**

「良い歩き方」を習得するためのトレーニングとして、**「ももトレ」「指腹トレ」「越えトレ」**がある。

「良い歩き方」を習得すると気持ちよく歩くことができ、歩くだけで運動機能を維持・改善することができる。

実践として、「良い歩き方」で行うウォーキングの時間を１日20分確保する。

体幹を前に運ぶためのトレーニング（越えトレ）
QRコード

足の指の腹で床を押し付けるトレーニング（指腹トレ）
QRコード

太もも上げ歩きトレーニング（ももトレ）
QRコード

コーヒーブレイク②

親の介護も、自分の介護も心配！

「あなたの保険ホームドクター」による40代および50代の方（男性250名、女性250名）の調査によれば、「親の介護について心配はありますか？」という質問に対して、「心配」もしくは「すでに介護している」という人が約51％に達することが分かりました。つまり、**なんと、半数以上の方は親の介護について不安を抱いている**ということになります。

さらにこの調査から、**「親の介護について心配な事はなんですか？」**という質問に対して、「費用」「時間」「家族への負担」という回答が特に多いことも分かりました。私自身、これまで多くの介護の状況を見てきました。その立場から言えることとして、**介護は、する側にも、される側にも、大きな経済的および肉体的な負担がかかる**ということです。加えていうと、いつまで続くか分からないという**精神的な負担が重くのしかかります。**

さらに、介護の心配は実は親に対することだけではありません。「自分の介護について心配はありますか？」という質問に対しても、**約42％は「心配」と感じている**ことが分かりました。

40歳以降は親だけでなく自分の老後や介護についても、考え始める年齢だと言えます。

こうしたデータからも分かるように、長生きできる時代だからこそ、「健康で、長生きする」ことが、よりいっそう着目される時代になったと言えます。

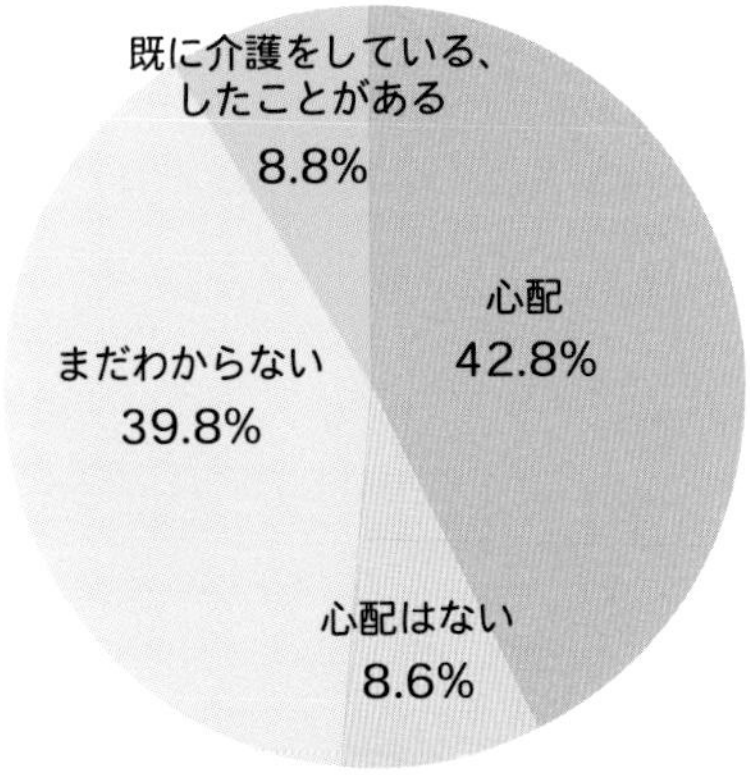

親の介護について心配はありますか？

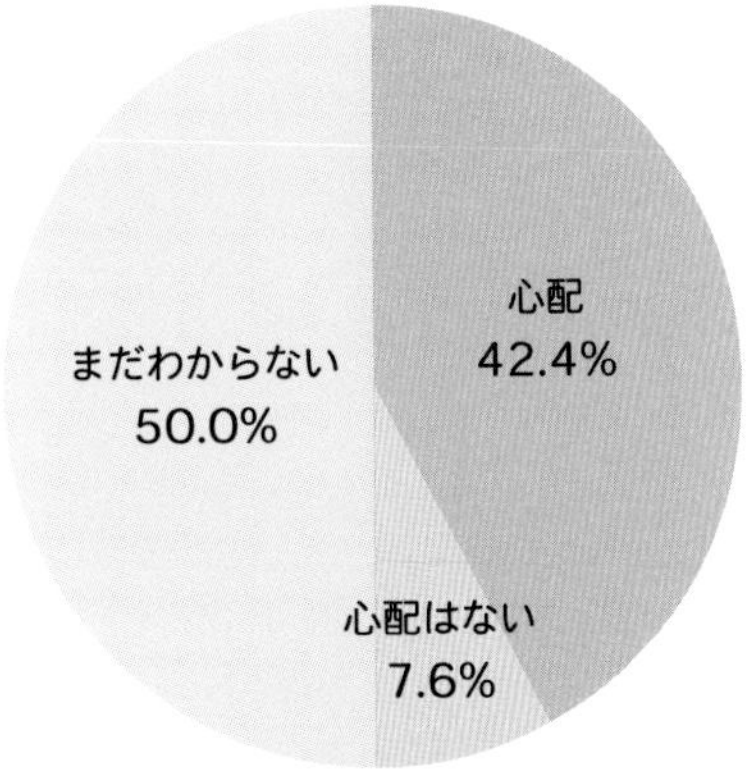

自分の介護について心配はありますか？

第3章
『良い歩き方』の基盤つくり

体の柔軟性と姿勢を維持・改善する

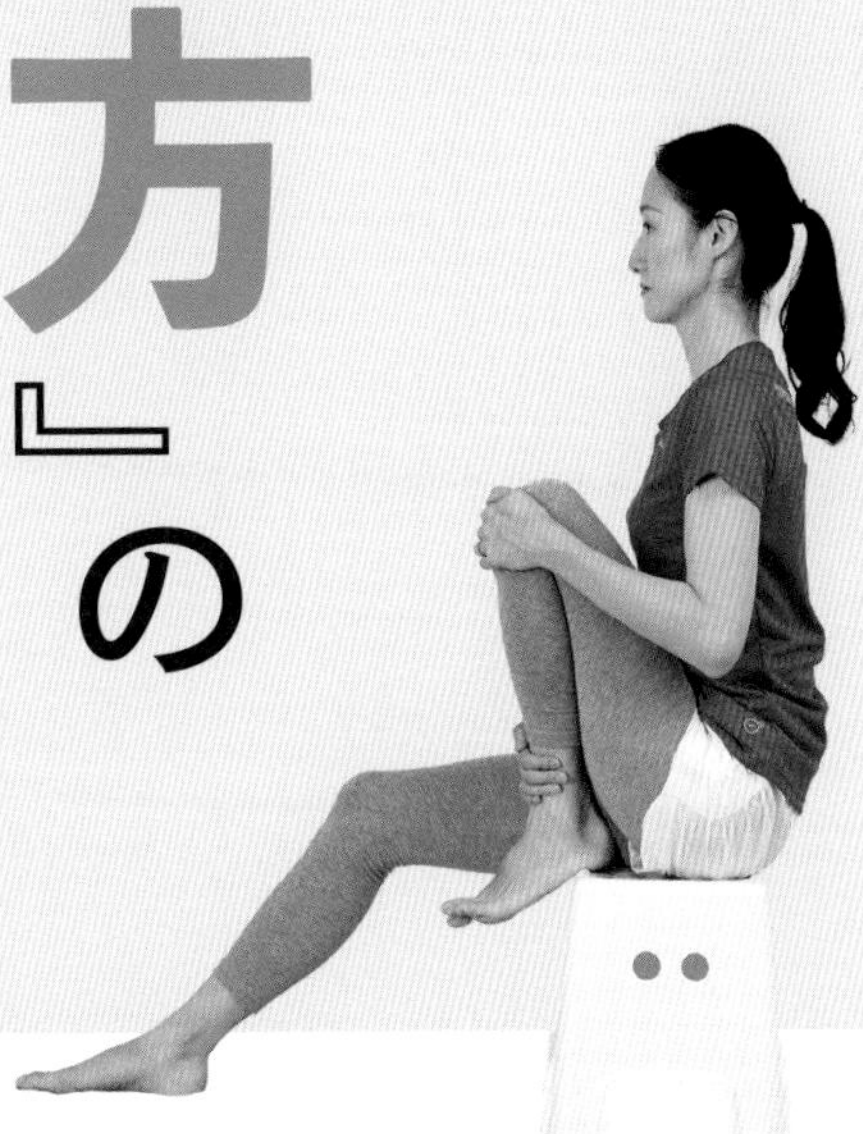

冒頭でもお伝えしましたように、**『園部式歩行』**とは歩くことだけを意味した言葉ではありません。「良い歩き方」の基盤をつくるための運動も含めて**『園部式歩行』**と呼んでいます。「良い歩き方」の基盤として、体の柔軟性と姿勢を維持・改善することが必要です。体の柔軟性と良い姿勢があってこそ、「良い歩き方」が洗練されていきます。

人は歳を重ねるごとに、**体の〝柔軟性〟が低下し、〝姿勢〟が悪く**なります。この2つが加齢に伴い生じることで、「良い歩き方」ができなくなっていく最も大きな要因になります。それを踏まえ、この第3章では、**〝柔軟性〟**と**〝姿勢〟**を維持し、改善する方法を詳しく説明していきます。

1 自分の状態に合わせた『園部式歩行』

『園部式歩行』の「良い歩き方の基盤つくり」と「良い歩き方の習得と実践」の2つの重要度は年齢や体の状態によって少し異なります。そのため、自分の状態に合わせて**『園部式歩行』**を実施しましょう。それを踏まえ、次の2点を参考にして自分の状態を判断してみてください。

若者もしくは柔軟性に問題がない場合

もし、あなたが若く健康で、76ページの「４・自分の柔軟性をチェックしよう！」で紹介するチェック項目に何も問題がなければ、ただ「良い歩き方」でのウォーキングをするだけでも良いでしょう。

ただし、1週間に1日程度は「良い歩き方」を習得するための３つのトレーニングを行い、「ももトレ」によって**体幹の直立が保てているか**、「指腹トレ」によって**足の指の腹に乗せこむ感覚ができているか**、「越えトレ」によって**体幹を前方にしっかり運べているか**などのチェックは行うようにしてください。ときどきはチェックしないと、自分では気づかないうちに歩き方が変わってしまっていることもあるからです。

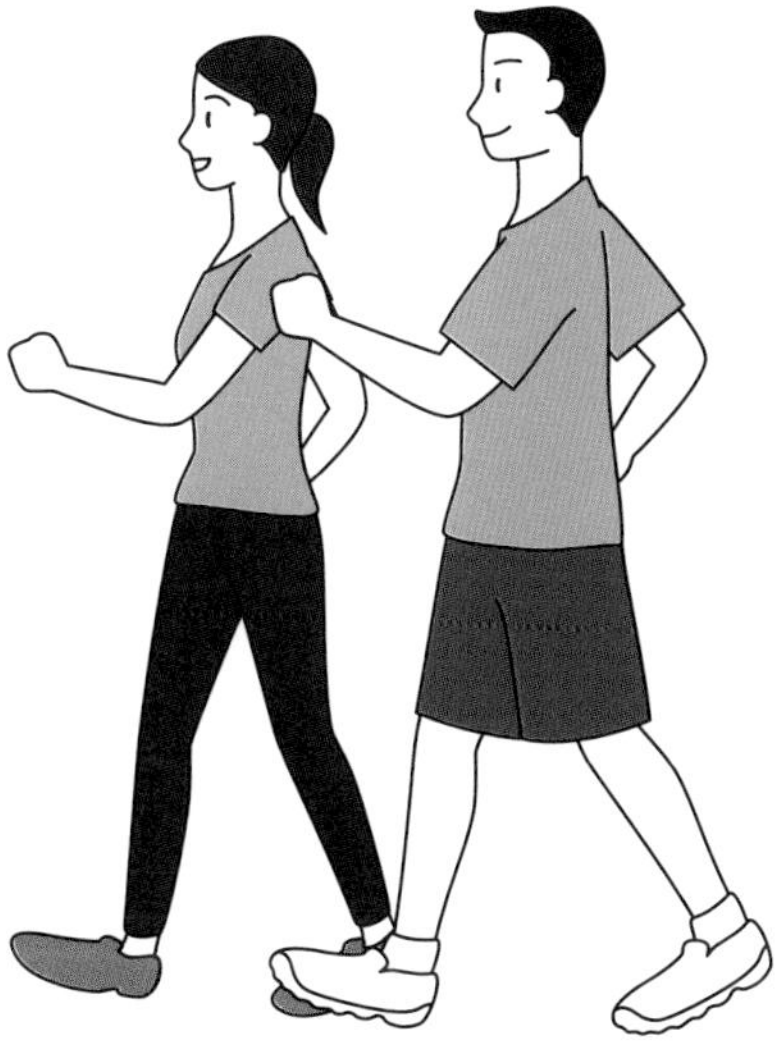

「良い歩き方」でのウォーキングをするだけでも良い！

還暦を超えている、もしくは柔軟性に心配がある場合

還暦を超えている、もしくはチェック項目で柔軟性に問題があれば、柔軟性や姿勢を維持するためのトレーニングによって、「良い歩き方の基盤つくり」をすることがどうしても必要です。そのため、これから紹介する「良い歩き方の基盤つくり」と並行して、「良い歩き方」でのウォーキングを行うこともお勧めしています。

加えて、もし体のどこかに痛みや強い張り感がある場合は、「良い歩き方の基盤つくり」は必須になります。そのため、この章で紹介する柔軟性や姿勢を維持するためのトレーニングを行ってみてください。その上で、「良い歩き方」を習得することで、今の痛みや強い張り感などの症状が改善することも十分に期待できると思います。

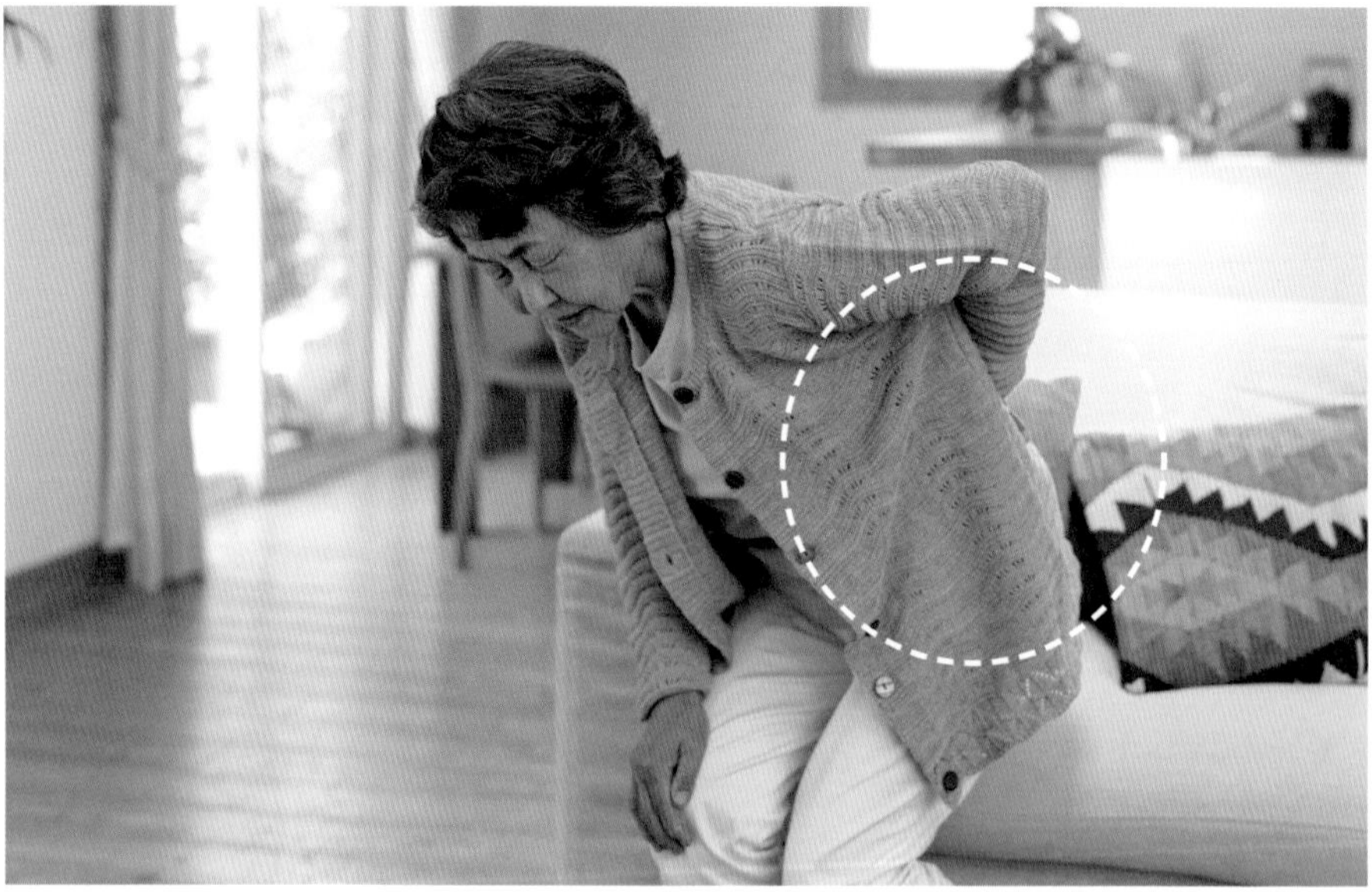

痛みや硬さがあれば、どうしても「良い歩き方の基盤つくり」が必要

2 体が硬くなることの影響

歳を重ねるごとに体は硬くなっていきます。医学的な理由はたくさんありますが、これは新しく柔らかいゴムが、劣化していくにしたがい、硬いゴムに変わっていくのをイメージすると分かりやすいかもしれません。このため、中高年以降では、体の柔軟性を保つためには、ストレッチングなどの予防的な運動を定期的に行う必要があります。体が硬くなることによってたくさんの問題が生じますが、特に次の3つの問題が生じることを知っておきましょう。

姿勢が悪くなる

人は程度の差はあれ、加齢に伴い、腰や背中が丸まりやすくなります（下図の赤枠の左図）。

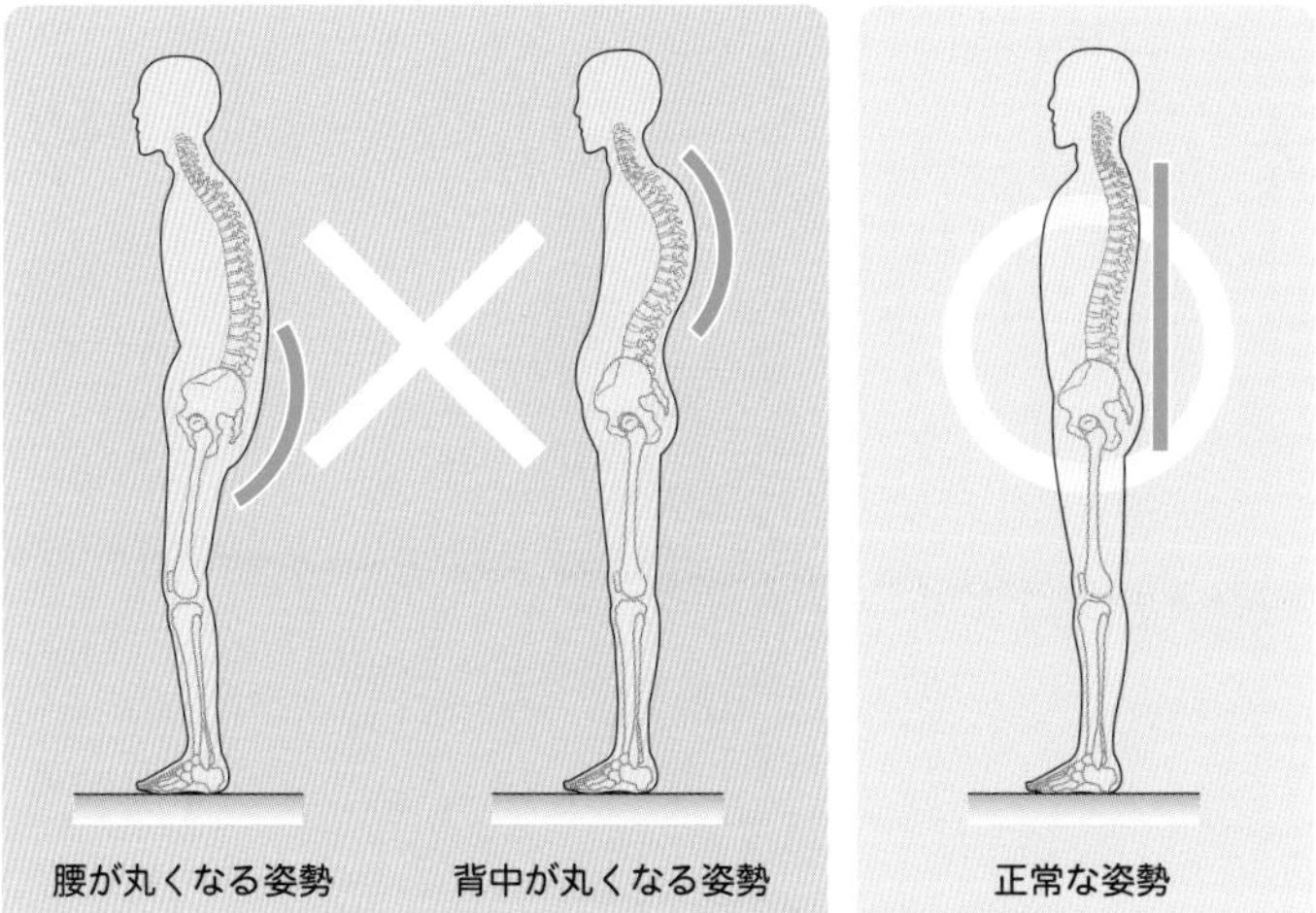

歳を重ねると起こりやすい姿勢

腰や背中が丸くなる理由はいくつかありますが、特に体幹が硬くなることと関連があります。例えば背骨は椎骨という骨が連なってできており、これらの椎骨は上下の骨同士で関節を作っています。この一つ一つの関節の後ろに反る動きが硬くなって、体幹が丸まってくるのです（下図）。

私の治療院にくる患者さんは、体幹が硬くなっているにも関わらず、私が指摘するときに初めて気づくことが多いです。そのため、ときどきは体の硬さをチェックしないと、自分では気づかないうちに硬くなっていることもあります。

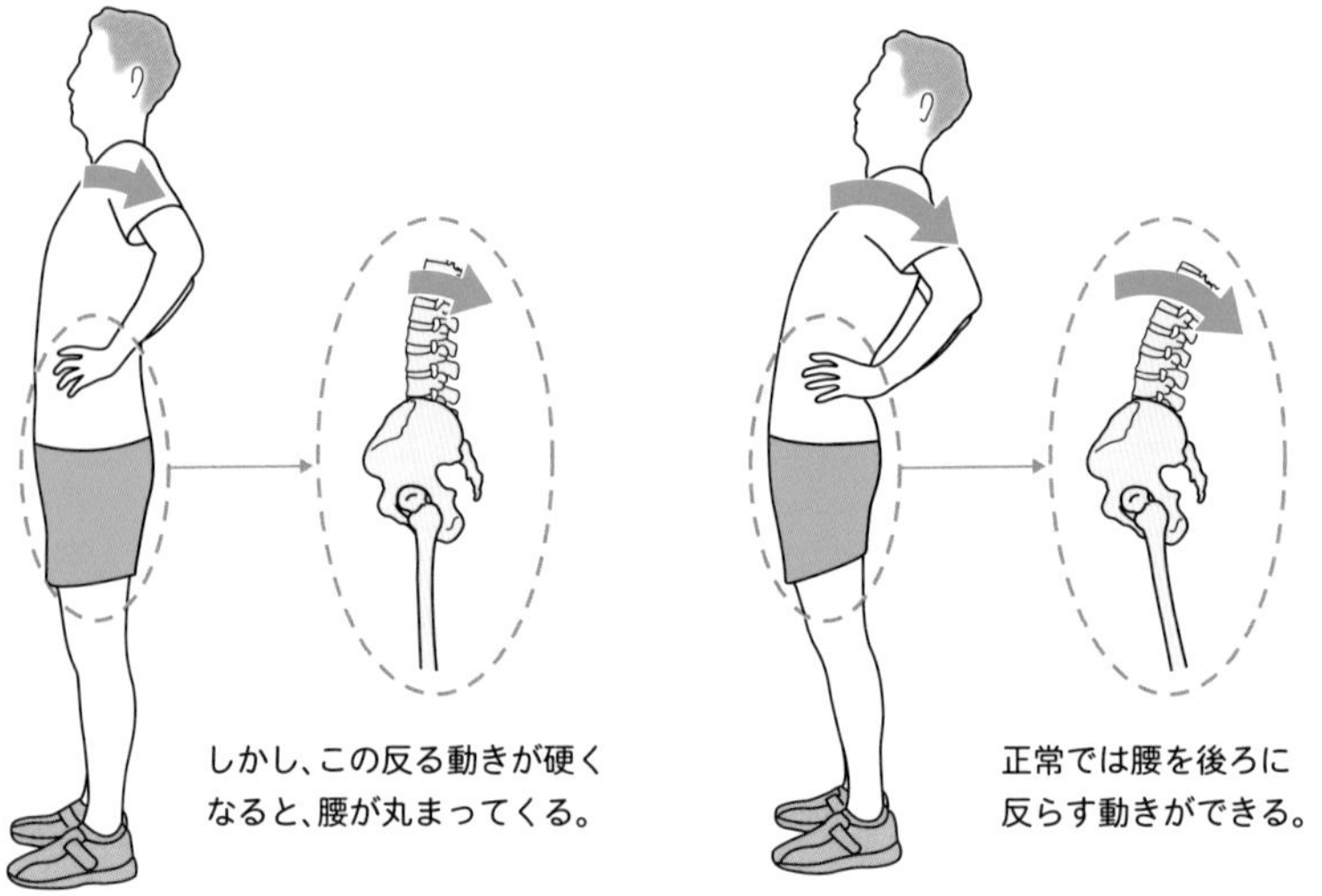
しかし、この反る動きが硬くなると、腰が丸まってくる。
正常では腰を後ろに反らす動きができる。

腰を後ろに反る運動

歳を重ねると腰が丸まりやすくなりますが、これは腰を後ろに反る方向への動きが硬くなることで生じます。

歩き方が悪くなる

体の関節が硬くなると、歩き方に悪い影響を与えます。例えば、股関節が硬くなると、**下図のようにひざも曲がります。**この状態で歩くことをイメージしてみてください。当然ですが、きれいに歩くことはできなくなります。

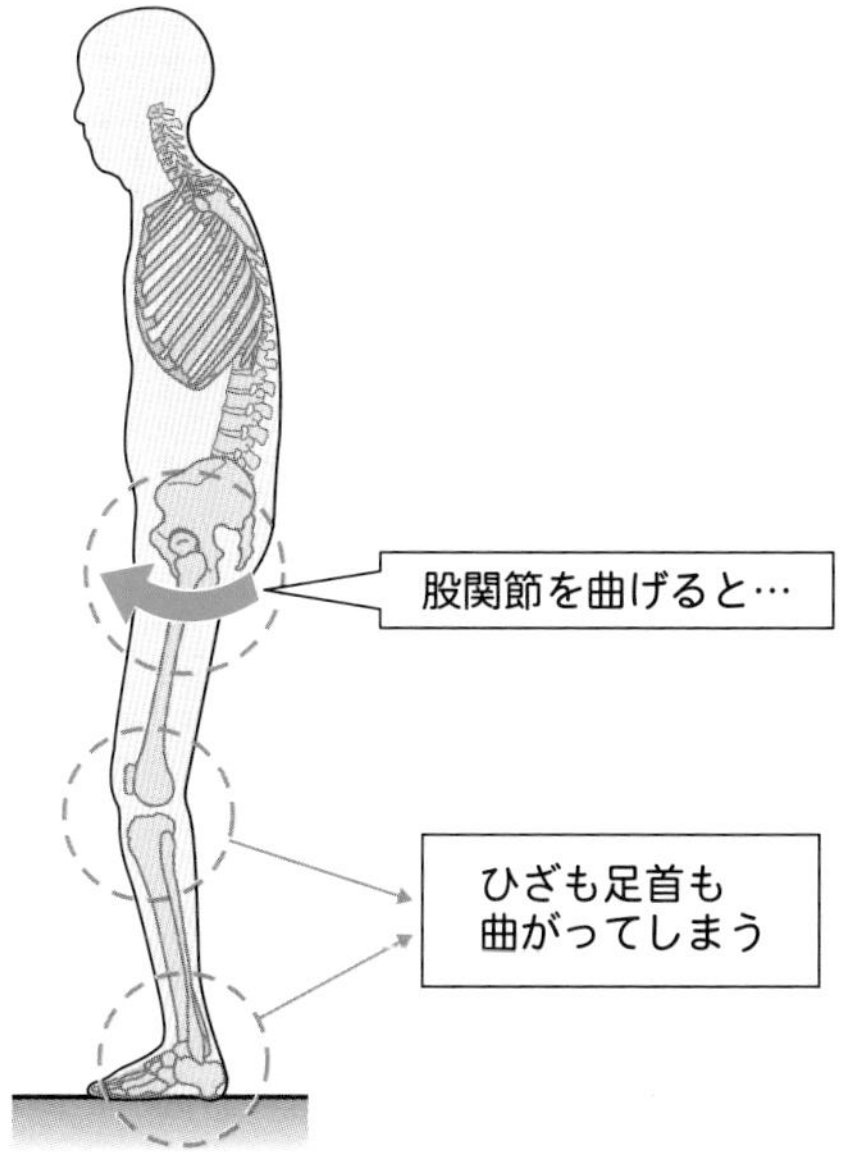
股関節を曲げると…
ひざも足首も
曲がってしまう

体が硬くなる影響（他の部位に負担をかける）

股関節を曲げると必ずひざも曲がり、足首も曲がってしまいます。

股関節に限らず、どこかの関節が硬くなると、隣接する関節にも大きな影響を与えます。このため、歩行に関わる関節が1つでも硬くなると、歩き方に悪い影響を与えてしまうのです。

「良い歩き方」は、第2章で説明しましたが、**柔軟性と姿勢の維持・改善があって初めて達成されること**を知っておいてください。

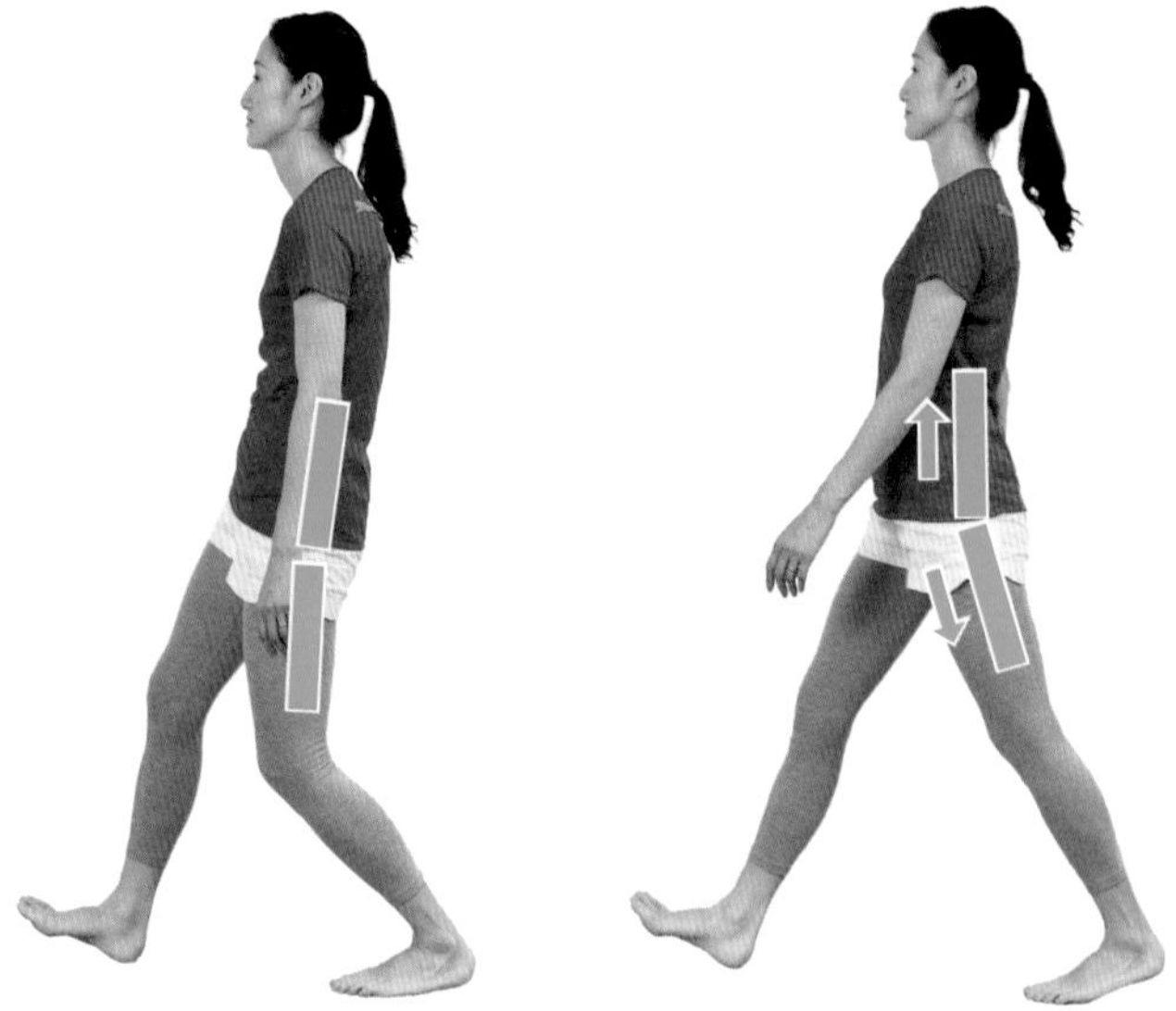

関節の柔軟性が低下した歩行

関節の柔軟性を保った歩行

体の関節の柔軟性と歩き方の関係

体の関節が硬くなると、歩き方に必ず影響を与える。

ケガ・転倒、関節の痛みが多くなる

体が硬くなると、ケガや転倒も多くなります。例えば筋肉が硬くなると、肉離れや腱損傷などのケガが多くなります（下図）。また、靭帯や関節が硬くなると、体重のかけ方が偏ってきますし、転びそうになっても柔軟な対応ができなくなるので、捻挫や転倒などのケガも多くなります。歳を重ねると転びやすくなるのはこのためです。

また、**関節や筋肉の硬さは、様々な痛みと関連があります。**ひざが伸びなくなった状態を例

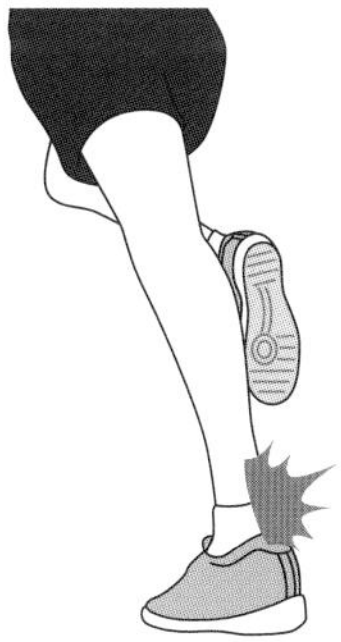
アキレス腱の断裂

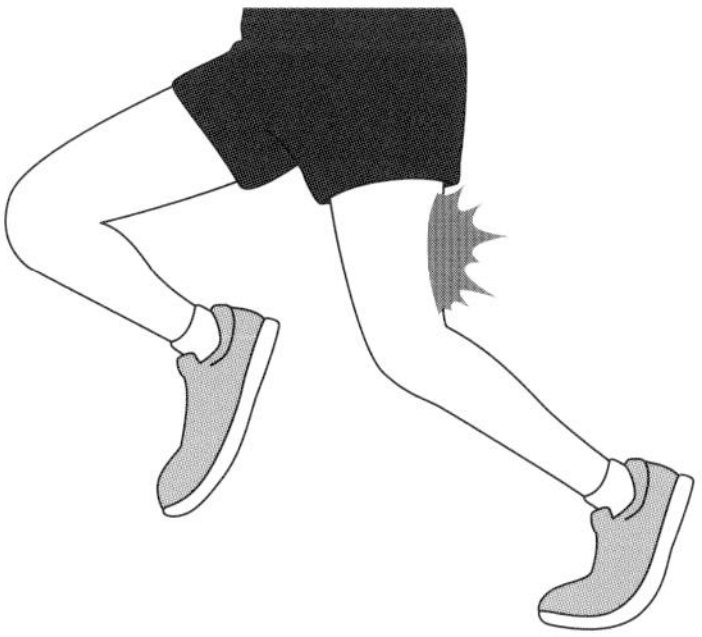
ハムストリングスの肉離れ

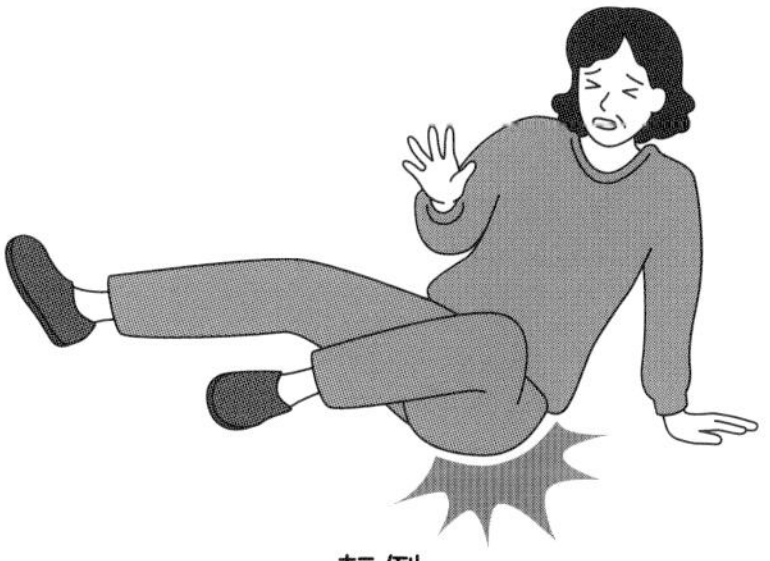
転倒

体が硬くなることの影響（ケガや転倒が多くなる）

筋肉や関節が硬くなると、肉離れや腱損傷などのケガや転倒が多くなります。

に挙げましょう。ひざはまっすぐに伸びているときに最も安定する関節です。つまり、ひざが伸びなくなるというのは、ひざにとって、不安定な状態になるといえます。そのため、ひざの動きを安定させるように筋肉の活動が過剰になります。これだけ考えても、ひざに様々な負担がかかるのも容易に想像できます。

定期的な予防運動のことをコンディショニングといい、私の治療院「コンディション・ラボ」では、この柔軟性を保つための施術や、よりご自身に合うセルフケア、良い歩き方を無意識に誘導する（オーダーメイドインソール）の作製を行っております。興味のある方はこちらのQRコードを御覧ください。

QRコード

体が硬くなる影響（痛みが生じやすくなる）

ひざはまっすぐに伸びているときに最も安定する関節です。このため、ひざが伸びなくなると、ひざは不安定な状態になります。

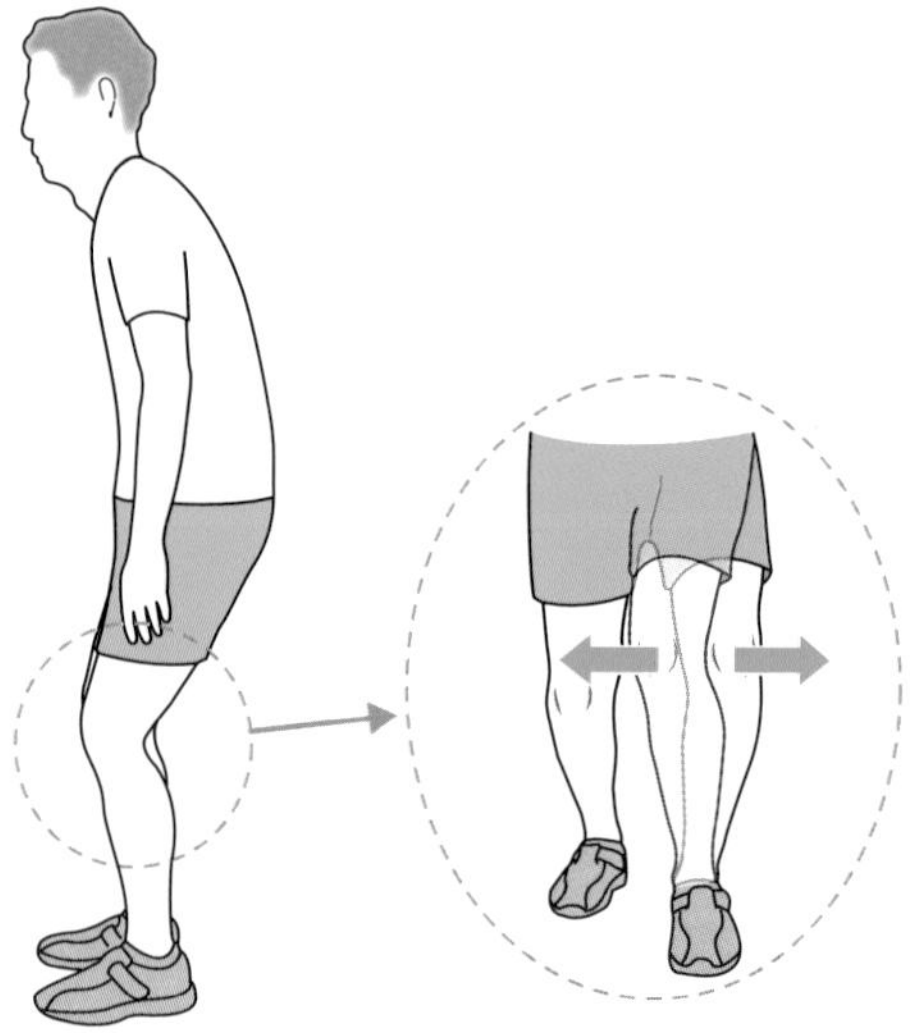

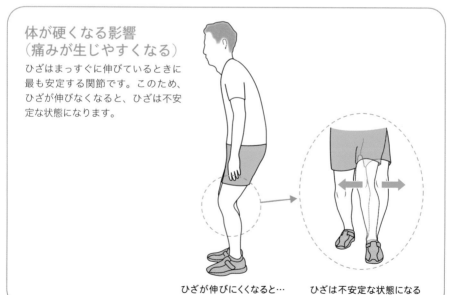

3 体のどこが硬くなるのか

この項目は第3章で最も重要なところです。そのため内容をしっかり理解しながら読み進めてください。

加齢に伴い、体の様々な部位が硬くなることは説明しました。では、特にどこが硬くなるのでしょうか。**このことを知っておけば、柔軟性を改善する部位の〝的〟を絞ることができます。**

特に硬くなる部位は、主に次の３つの部位です。それは、「体幹」「股関節」「ひざ」です。歳を重ねると、「体幹」「股関節」「ひざ」の伸びる方向への柔軟性が悪くなるのです（下図）。このため、各々の部位が曲がる方向に変形してきて、伸ばすことができなくなっていきます。

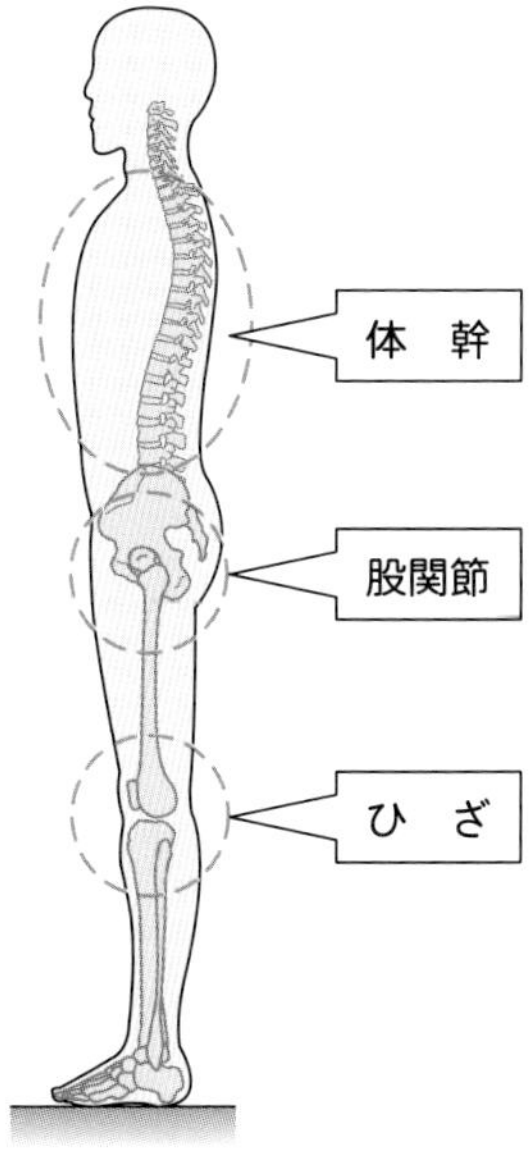

加齢によって硬くなる部位

歳を重ねると、「体幹」「股関節」「ひざ」が伸びる方向への柔軟性が悪くなるのです。

この3つの部位の柔軟性を維持・改善することが、「良い歩き方」にとって最も重要な基本となります。下図の姿勢を見てください。この姿勢は、高齢者によく見られる姿勢ですね。これがまさに**「体幹」「股関節」「ひざ」**が曲がってしまっている姿勢です。**この姿勢になっている自分を想像して、あなたはどう思いますか。**こうなる前に予防したいと思いますよね。また、こうなってしまった後も何とか少しでも改善したいと誰もが思うものです。こうなってから改善することは決して不可能ではないのですが、最善策はこうならないように事前に予防することなのです。

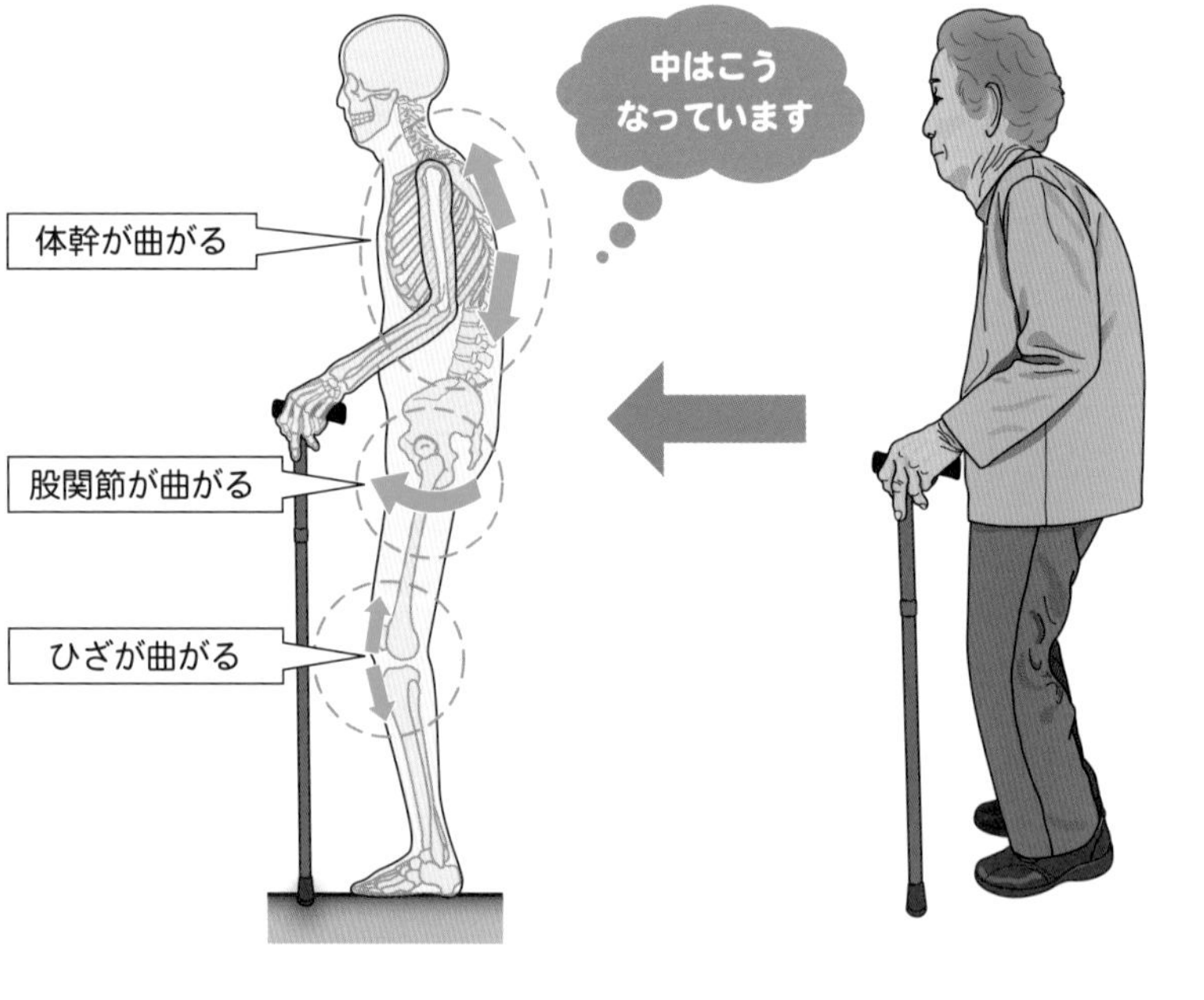

よくみるお年寄りの姿勢

「体幹」「股関節」「ひざ」の曲がりは相互に関連し合っています。例えば、体幹を丸めた姿勢をとってください。そうすると、股関節やひざも自然に曲がってしまうのが分かります（下図の右）。また逆に、**ひざと股関節**を軽く曲げた姿勢をとってみてください。そうすると、体幹が丸まってしまうのが分かります（下図の左）。つまり、**「体幹」「股関節」「ひざ」**の曲がりは相互に関連し合っていることが分かります。

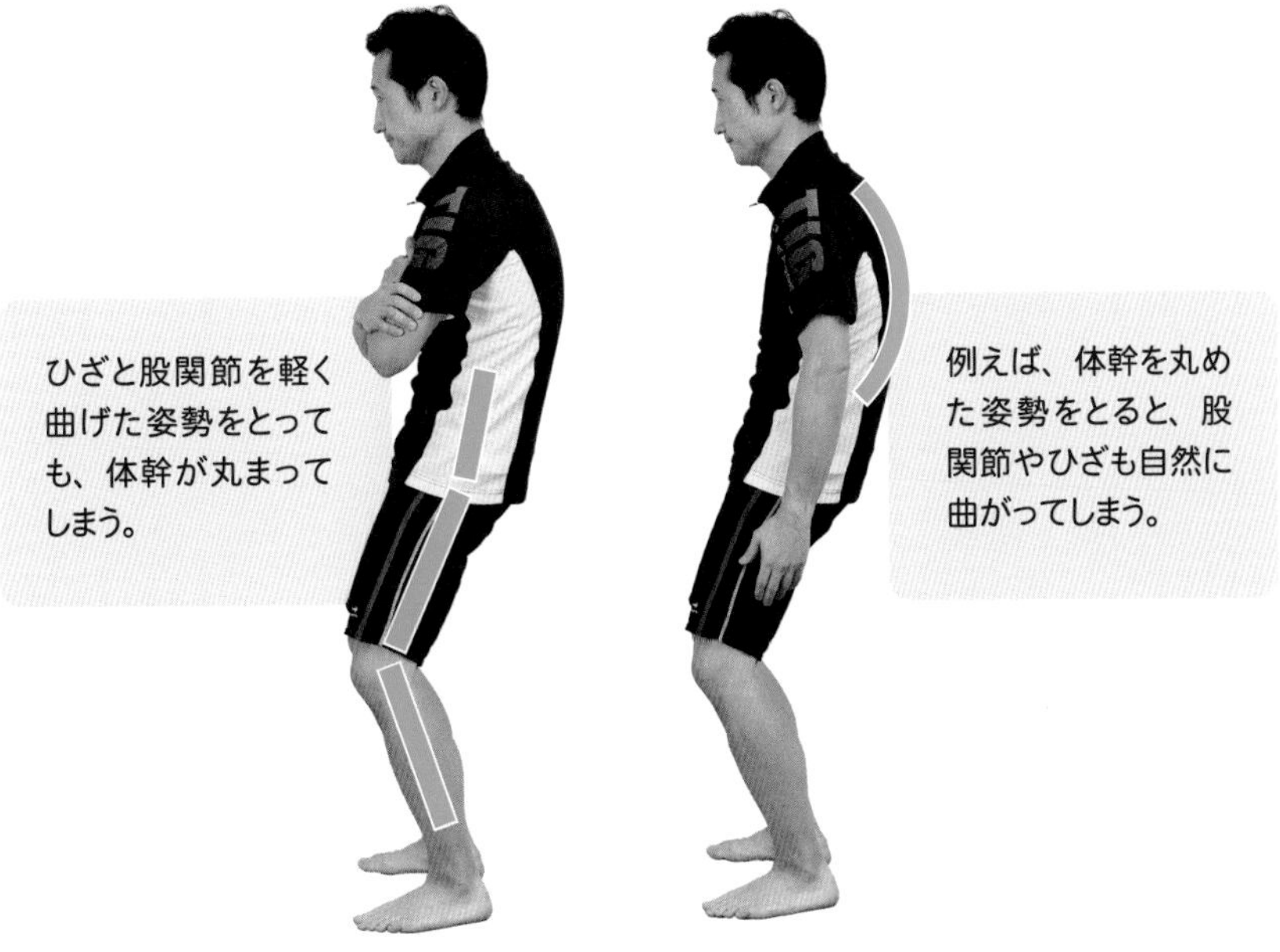
ひざと股関節を軽く曲げた姿勢をとっても、体幹が丸まってしまう。
例えば、体幹を丸めた姿勢をとると、股関節やひざも自然に曲がってしまう。

体幹・股関節・ひざの関連性

運動機能の衰えを最小限に保つ秘訣は、これら3つの部位が曲がってくることを予防し、伸びた状態を維持することです。つまり、左ページの図の**「体幹が伸びる」「股関節が伸びる」「ひざが伸びる」**で示している3つの角度をできる限り維持することが重要となります。

この3つを維持できている人は、運動機能をかなり維持しやすいといえます。実際に、私はたくさんの中高年以降の患者さんを診てきましたが、**これら3つの部位が曲がってくると急激に体の機能が落ちてくる**ことを日々感じています。逆に、これらの部位の曲がりを改善すると、体の機能が良くなることも多く経験します。

次の項目では、今の体の柔軟性のチェック方法をお伝えします。まずはあなたの柔軟性が現状でどうなっているのかを知っておきましょう。

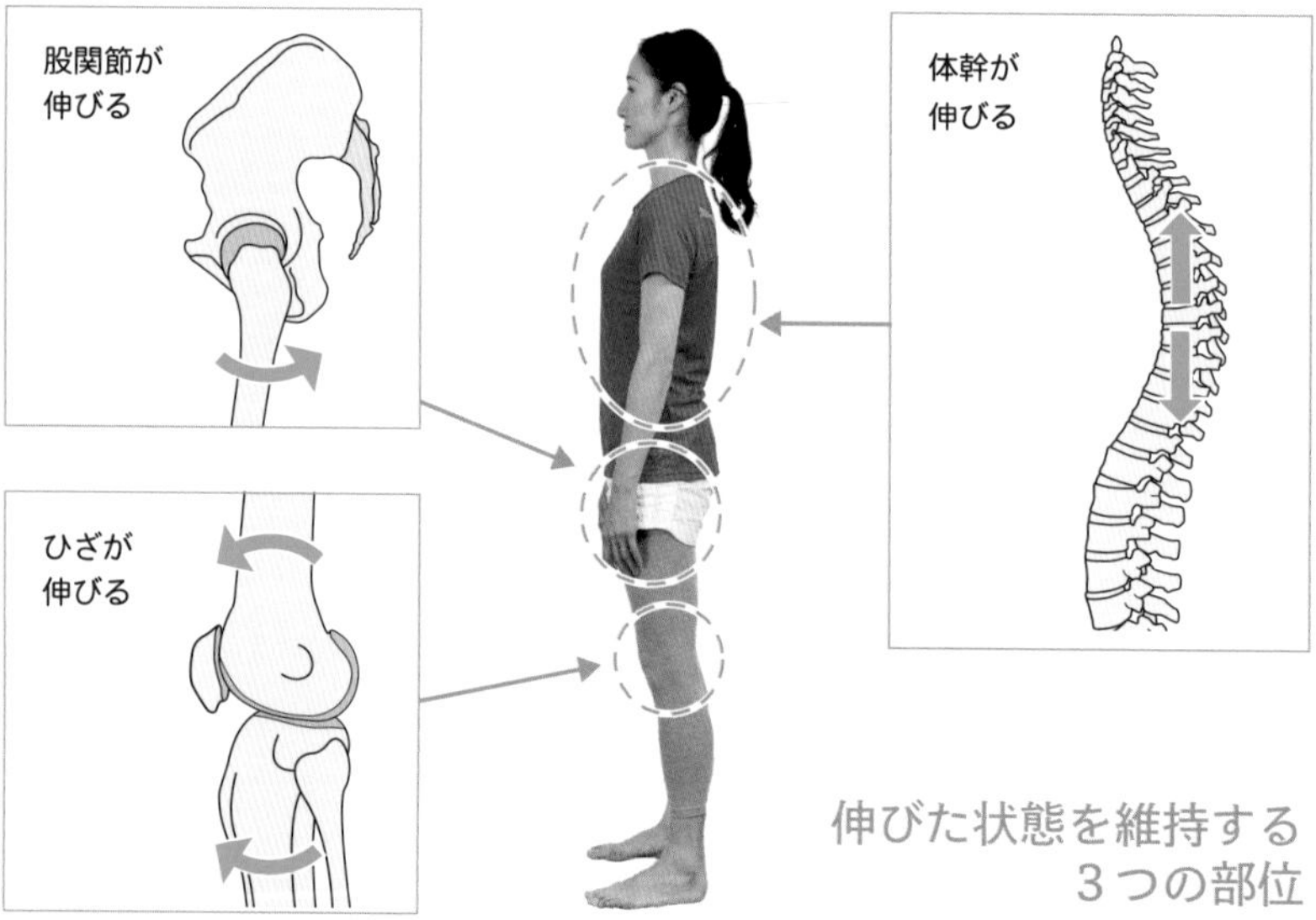

伸びた状態を維持する
3つの部位

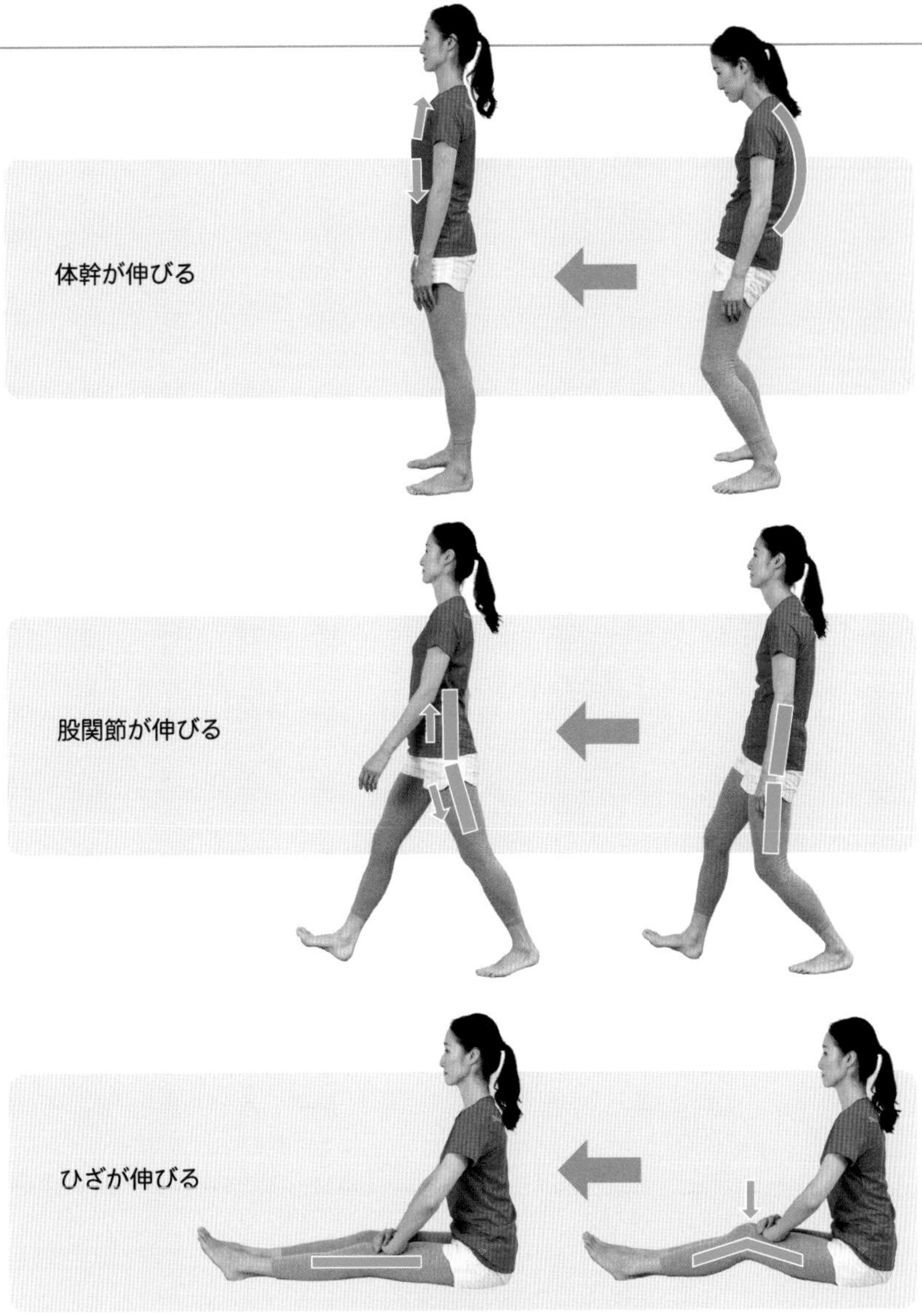

体の柔軟性を維持するためのキーポイント

「体幹が伸びる」「股関節が伸びる」「ひざが伸びる」の３つの角度をできる限り維持することが重要となります。

4 自分の柔軟性をチェックしよう！

それでは、ここから自分でできる**「体幹」「股関節」「ひざ」**の柔軟性のチェック方法をお伝えします。以下の3つのチェック方法を正確に行って頂き、今の自分の柔軟性がどれくらいの状態かをしっかり把握しておきましょう。ちなみに、1つでも「要注意」に該当する項目があれば、定期的にこのチェックを行い、この本で紹介するトレーニングによってさらに改善が得られたか、また時間の経過によってさらに硬くなっていないかを確認することをお勧めします。

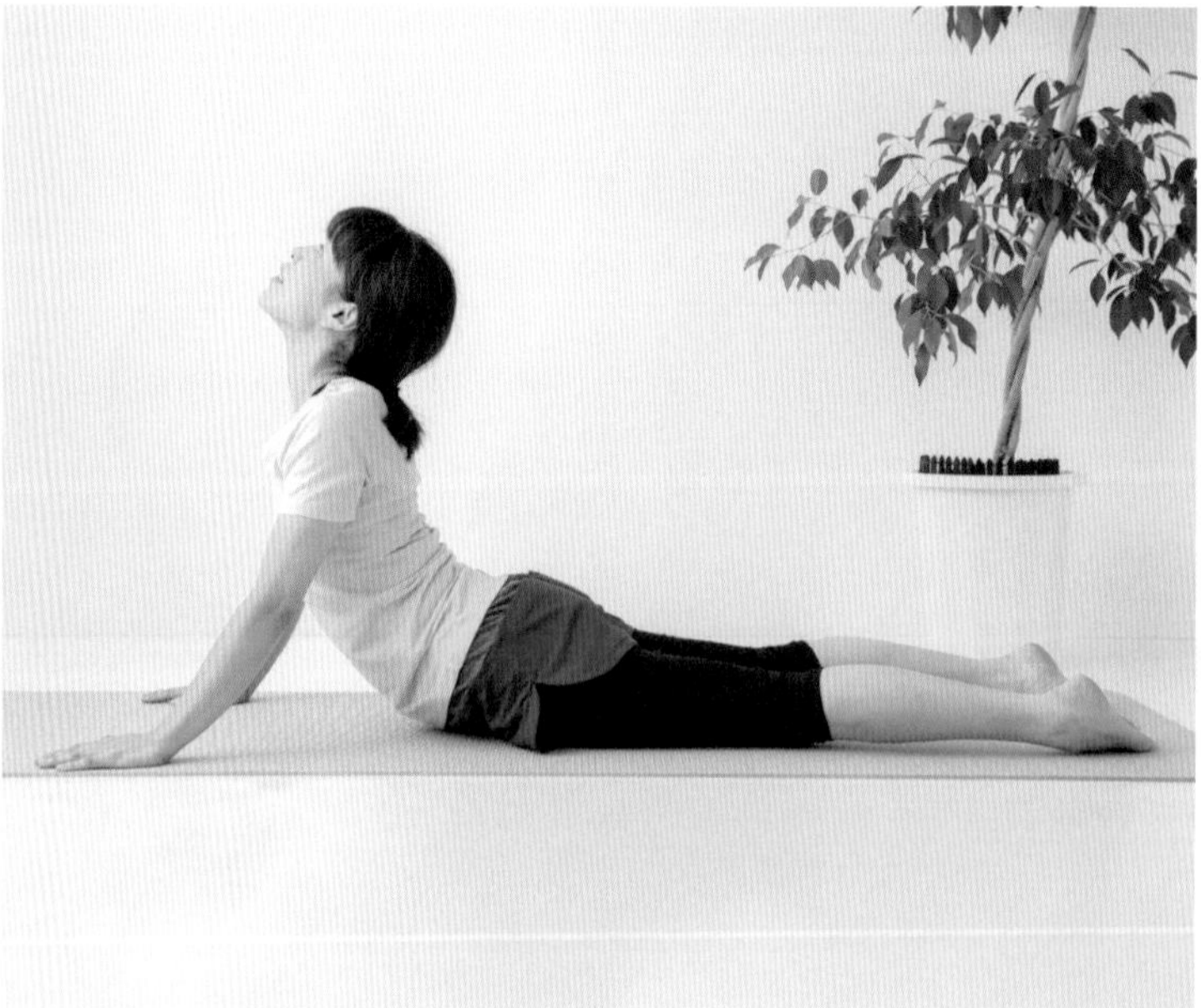

体幹の柔軟性のチェック

うつ伏せの状態となり、手で床を押して肘を伸ばして上半身を後ろに反らします。

正常：痛みなく、股関節がついたまま肘をしっかり伸ばせるか確認します。

要注意：肘が伸び切らない、股関節が浮いてしまう、もしくはそれまでに痛みがあるようであれば、体幹の柔軟性が低下している可能性があります（86ページ参照）。

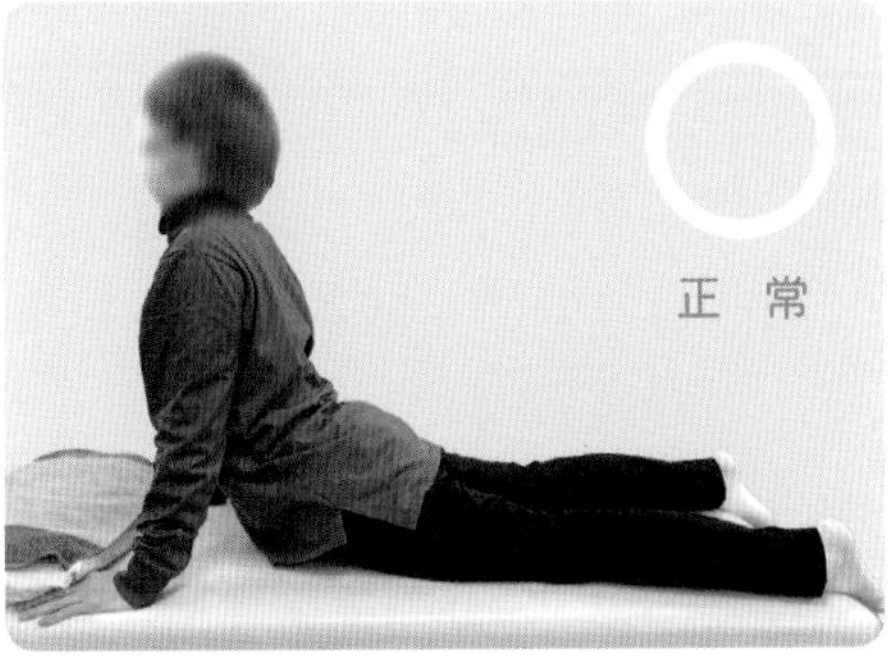

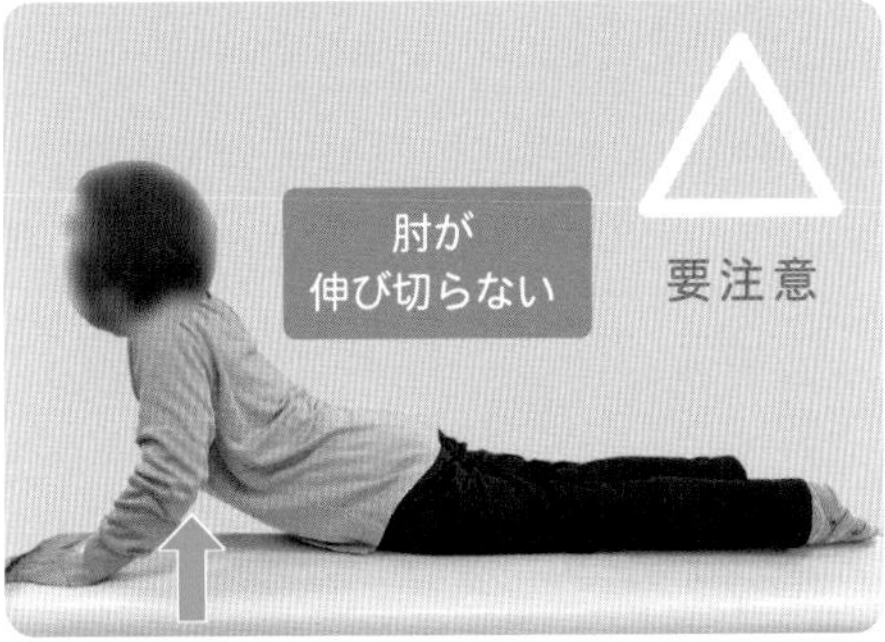

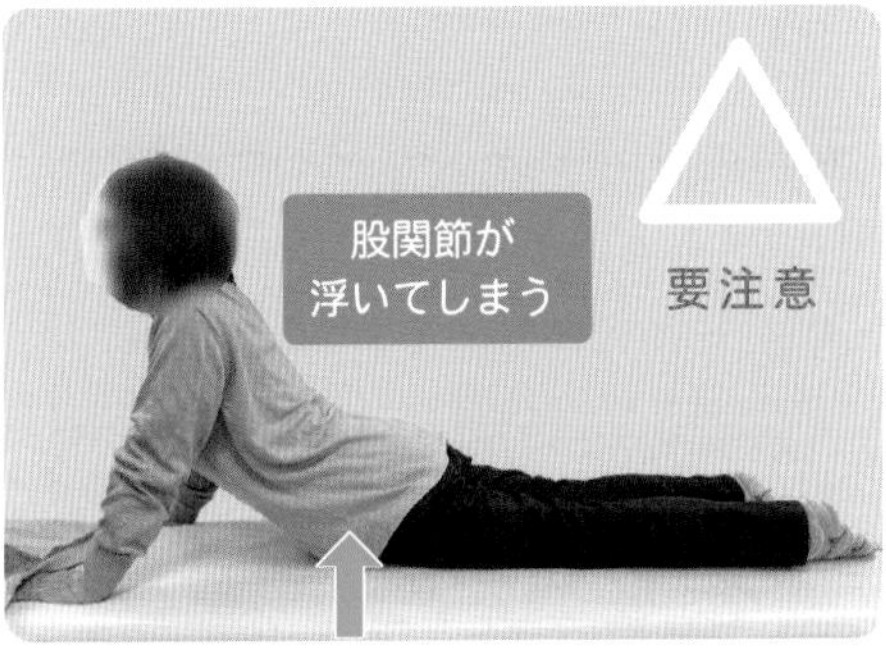

股関節の柔軟性のチェック

仰向けになって、片方の脚（あし）を両手で抱えます。これを左右行います。

正常：反対のひざが曲がらずに、抱えた脚が胸につきます。
要注意：反対のひざが曲がってしまうようであれば、反対側の股関節の柔軟性が低下している可能性があります（92ページ参照）。

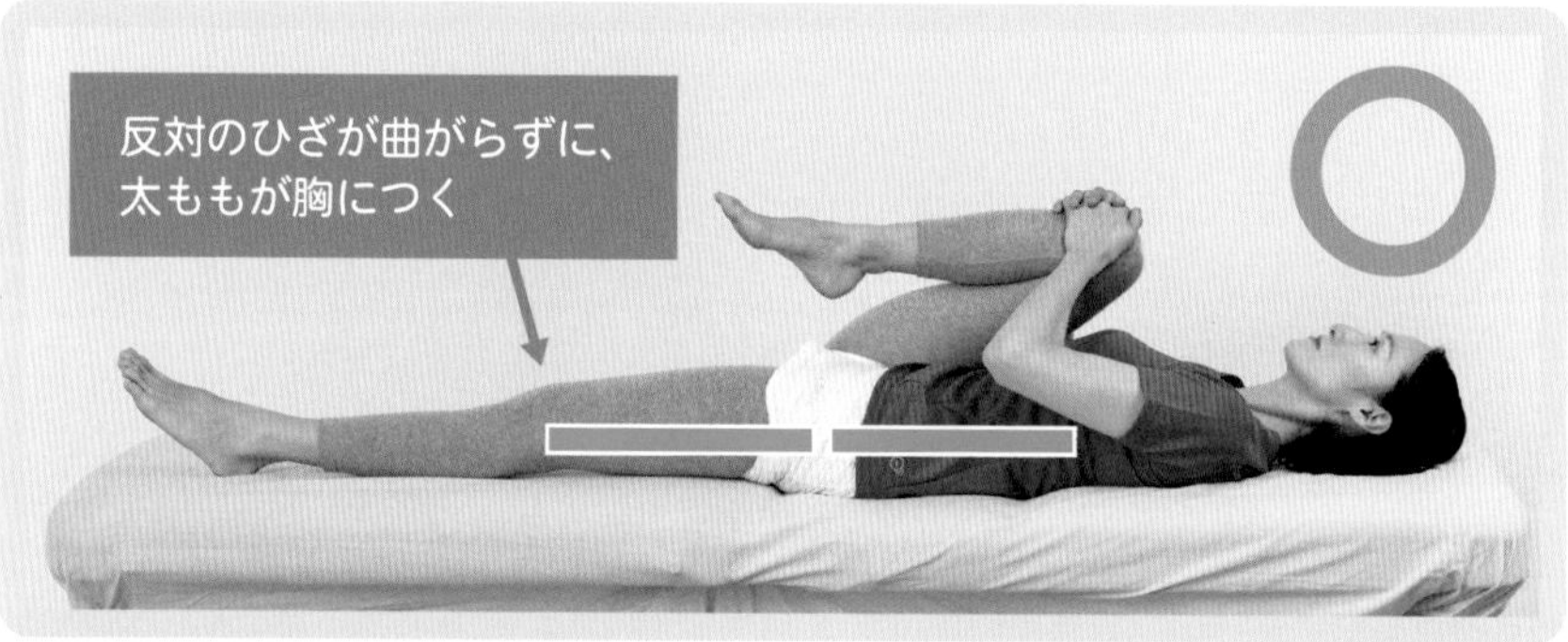
反対のひざが曲がらずに、
太ももが胸につく
○

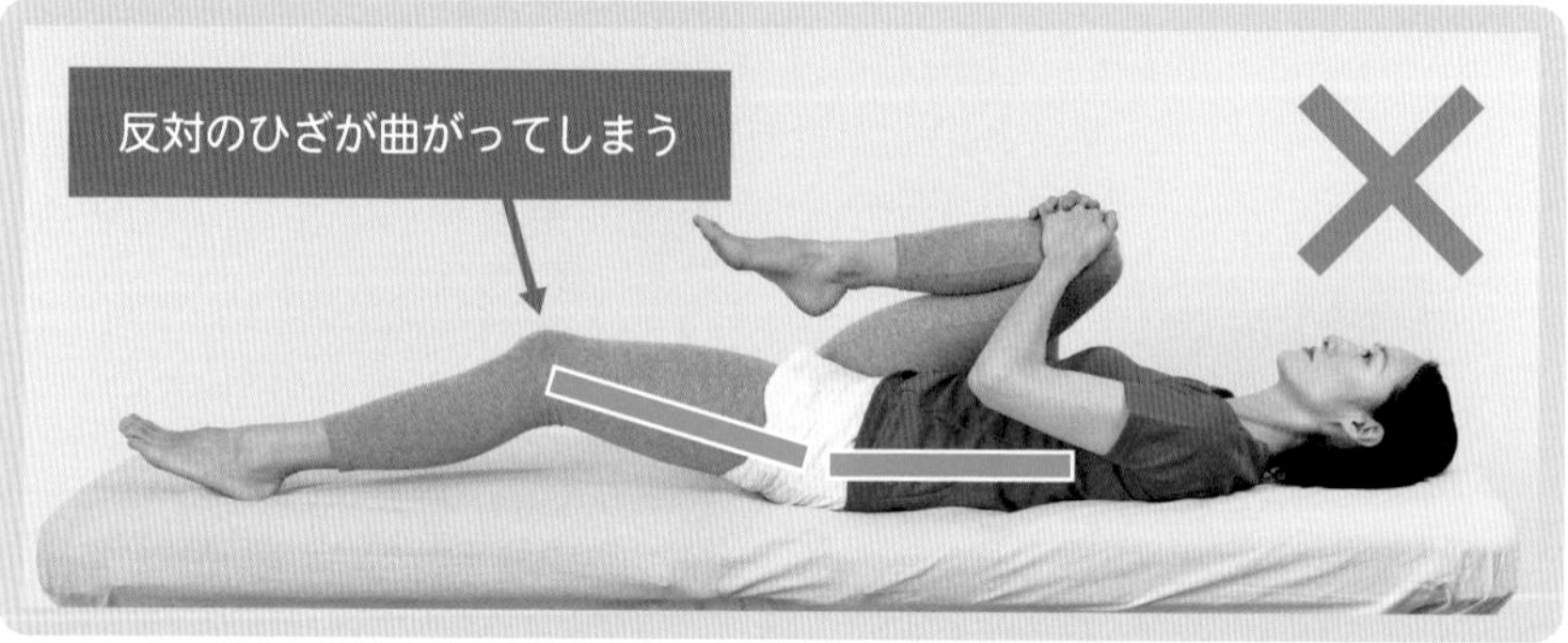
反対のひざが曲がってしまう
×

ひざの柔軟性のチェック

硬い床に脚（あし）を伸ばして座り、ひざの上の部分を手で下に押します。

正常：ひざの裏が、床にべたっとつきます。
要注意：ひざの裏が床につかなかったり、左右差を感じるようであれば、ひざの柔軟性が低下している可能性があります（100ページ参照）。

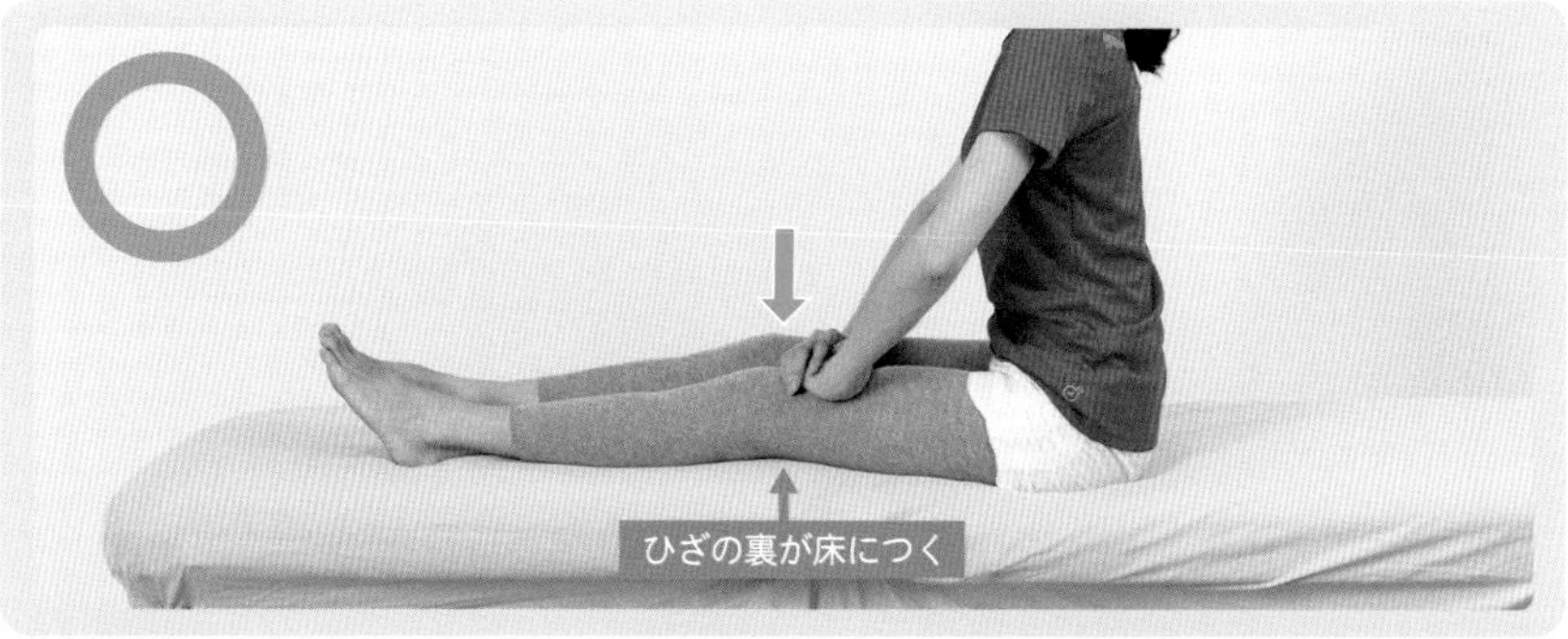
ひざの裏が床につく

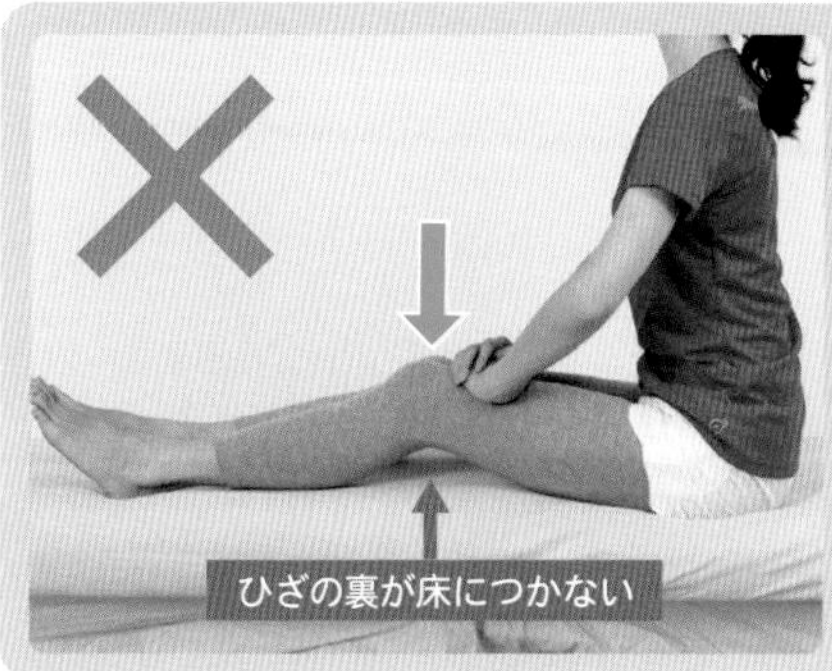
ひざの裏が床につかない

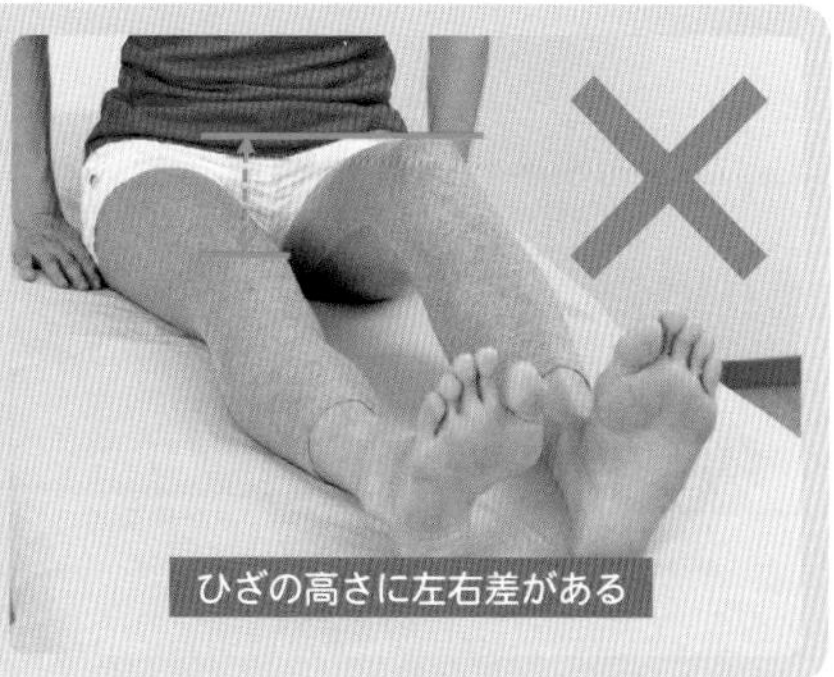
ひざの高さに左右差がある

どうでしたでしょうか。1つでも「要注意」に該当する項目があれば、すでに**〝体の衰え〟**が始まっていると考えて良いでしょう。またすべての項目で問題がなかった読者の方も、それで安心してよいわけではありません。人生は長いわけですから、最も大切なことは、より良い状態をできるだけ長く維持することです。

そのことを踏まえ、このあと説明する柔軟性を維持および改善するためのトレーニングをしっかり覚えて頂き、より良い状態を維持することが大切なのです。それでは、ここから**「体幹」「股関節」「ひざ」**の3つに分けて、柔軟性を改善および維持するためのトレーニングについて説明していきます。

体幹の柔軟性のチェック

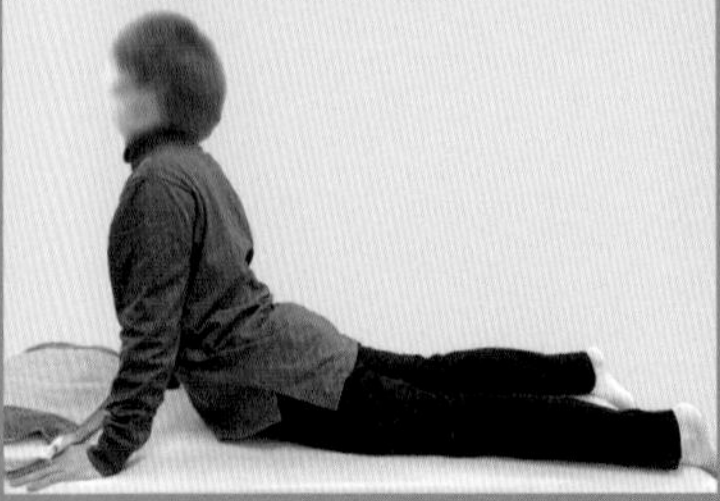

要注意の場合は…

体幹の柔軟性低下！
85ページへ

反りトレ
86 ページで詳しく

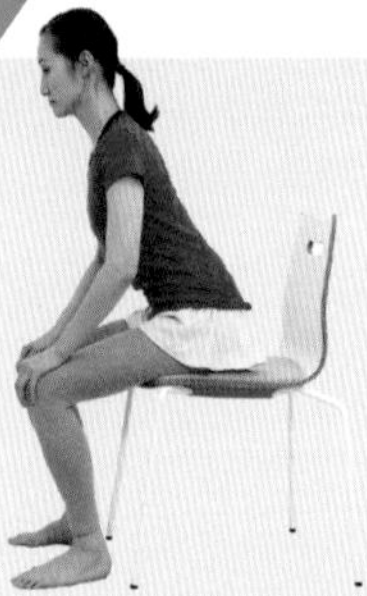

のびトレ
87 ページで詳しく

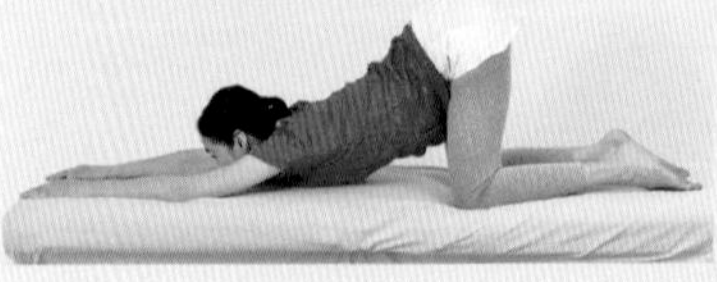

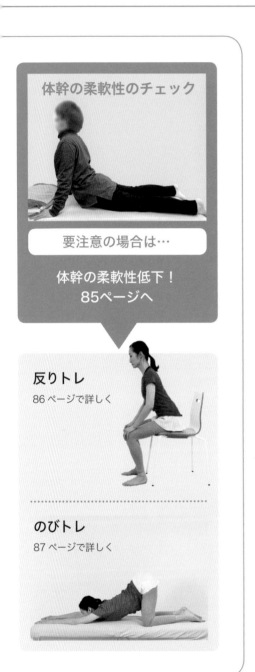

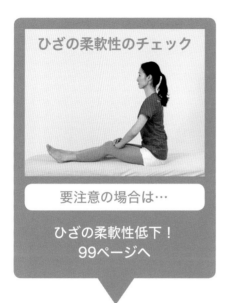

ひざの柔軟性のチェック

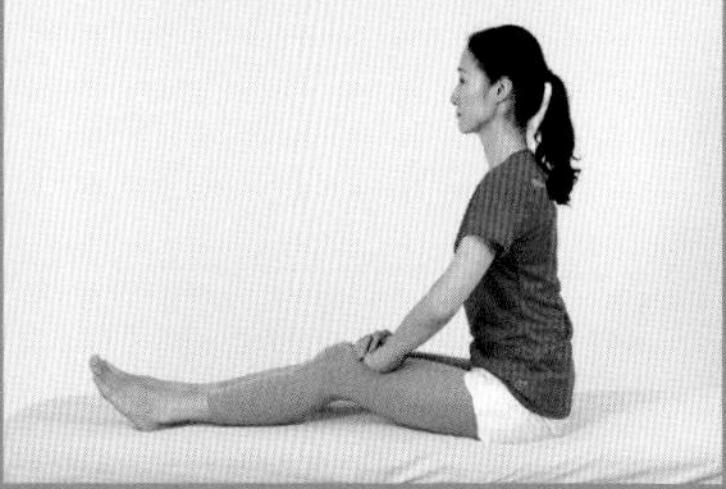

要注意の場合は…

ひざの柔軟性低下！
99ページへ

屈伸トレ

100 ページで
詳しく

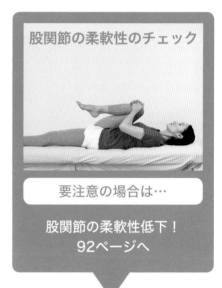

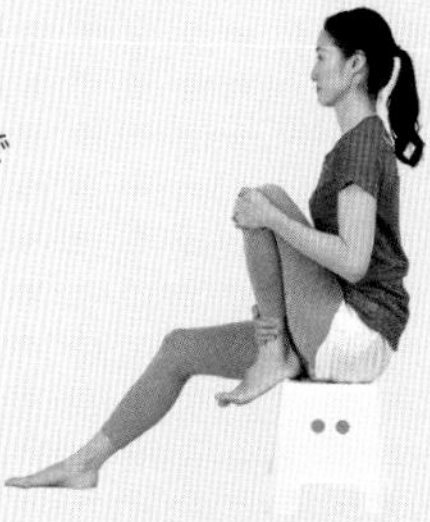

押しトレ

101 ページで
詳しく

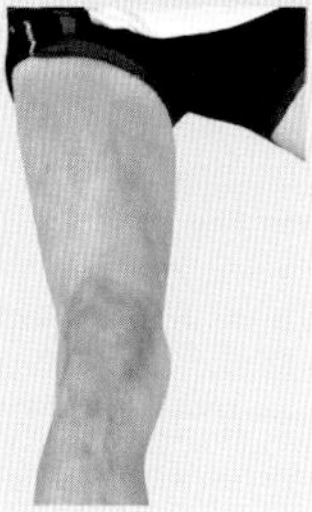

股関節の柔軟性のチェック

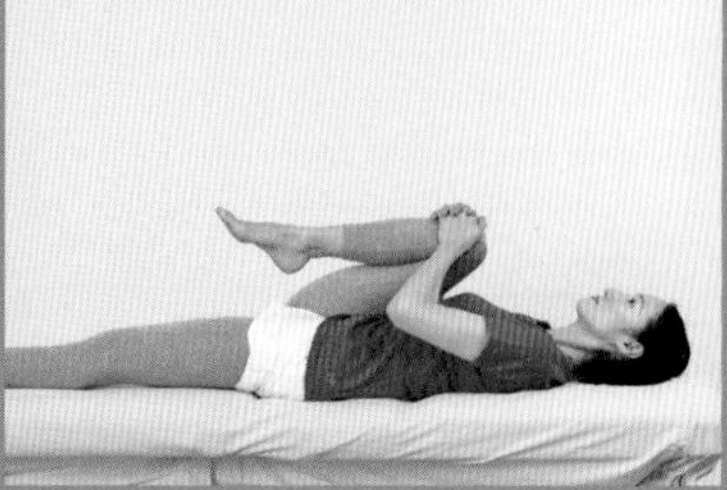

要注意の場合は…

股関節の柔軟性低下！
92ページへ

大腰筋トレ

92 ページで
詳しく

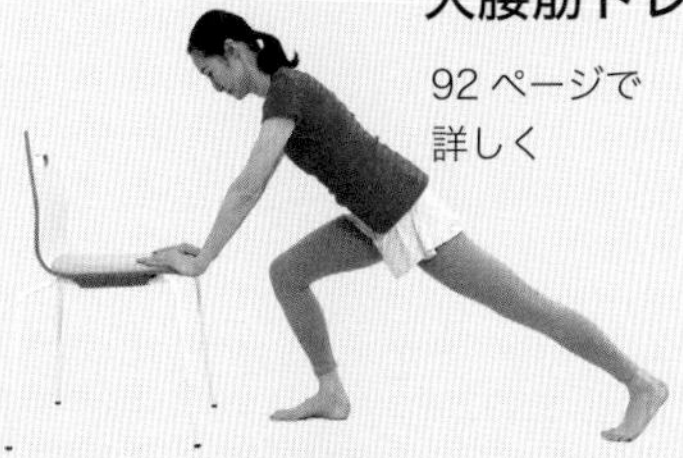

しりトレ

94 ページで
詳しく

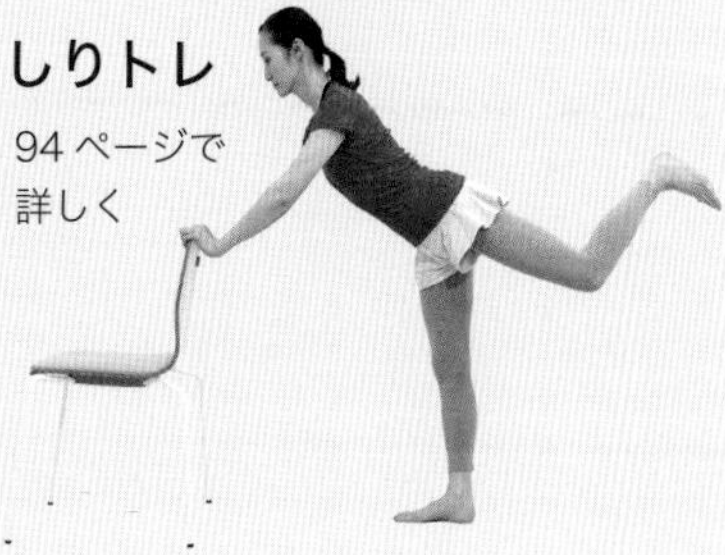

5 体幹が硬くなるのを予防しよう！

硬さは体幹から始まる

「体幹」とは、何となく胴体の部分を示すことは誰でも分かりますが、どの部分を指すのかご存知でしょうか。具体的には、頭部と左右の手足（四肢）を除いた部分をいい、体の中心にあることから、近年では**「コア」**と呼ばれることも多いです（下図）。コンビニの雑誌コーナーを覗いてみると**「体幹」**や**「コア」**のトレーニングに関する雑誌を多く目にするようになりました。それだけ老若男女問わず、**体幹**が体の機能に重要な部位だと分かってきたということがいえます。

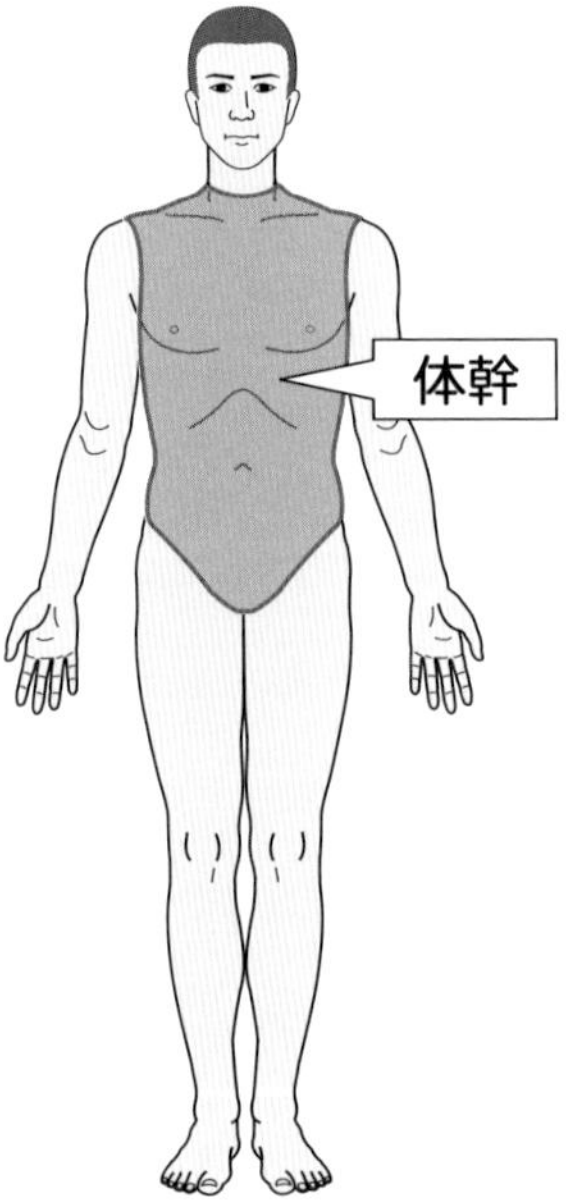

体幹は歳を重ねるとはじめに硬くなる部位です。

83ページの上図の左のように、体の硬い若者は床に手が届きません。上図の右の女性は高齢ですが、前屈すると手が床にべったりつきます。どちらの方が体が硬いのか、この図を見ると若者の方が硬いように思えます。しかし、手を上に伸ばしてもらうと、若者の**体幹**は平行四辺形になり柔らかいことが分かります（下図の左）。それに対して、高齢者では**体幹**を柔軟に変形することができず、手の上がりも小さいのが分かります。つまり**体幹**に関しては、高齢者はほぼ例外なく硬くなってしまうのです。

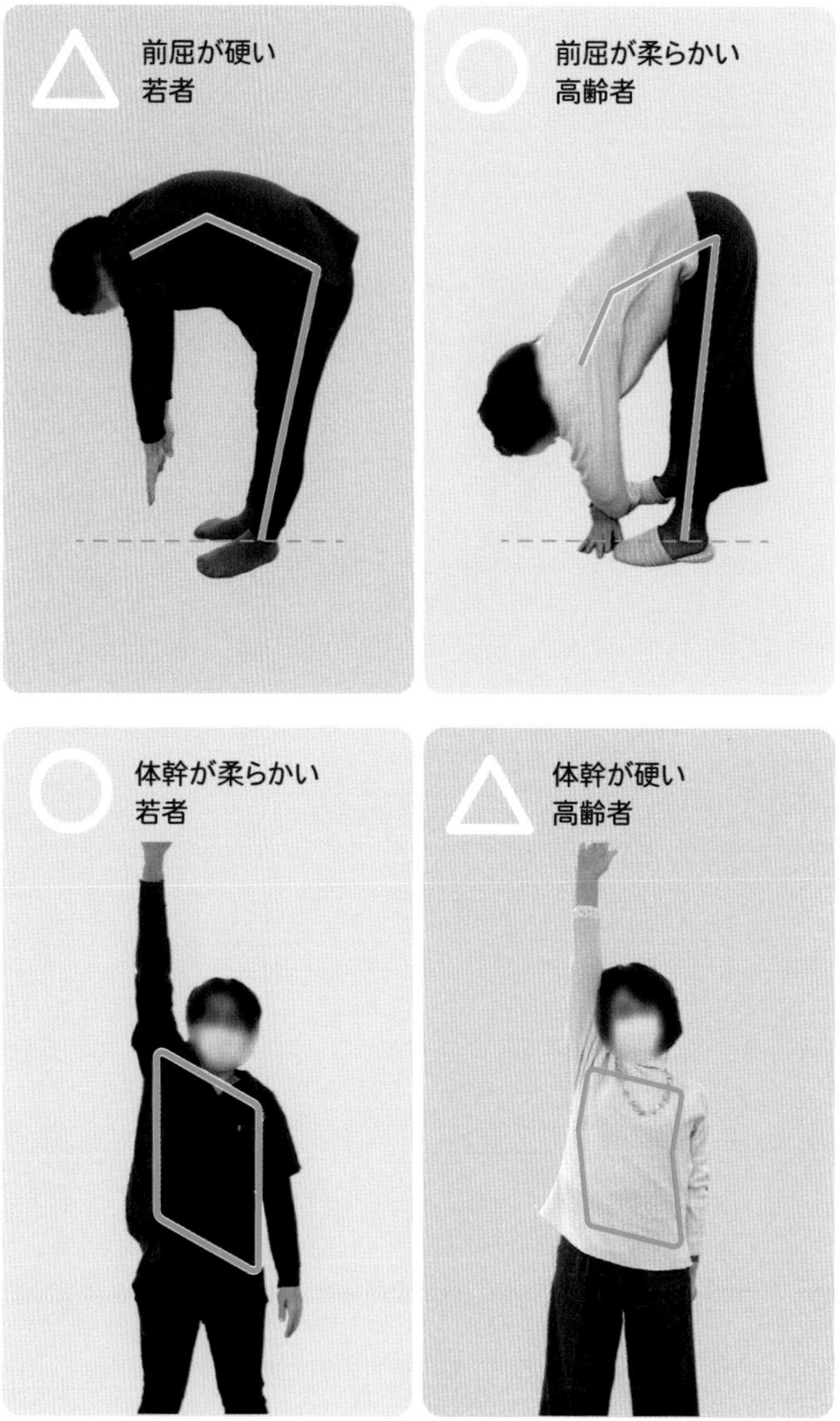

若者と高齢者の体幹の硬さの比較

高齢者では、太もも裏の筋肉（ハムストリングス）は柔らかいが体幹の関節は硬くなっている実際に、若い人ではブリッジの運動が容易に行うことができますが、加齢によって50歳を超えたあたりからできない人が増えてきます。なぜなら、この運動は**体幹**を後ろに反る柔軟性が必要だからです。

そして、**体幹**が硬くなると、あっという間に左図のような高齢者の姿勢に変わっていきます。そういった意味で、**体幹**の硬さは最も予防しておきたい部位だということができます。

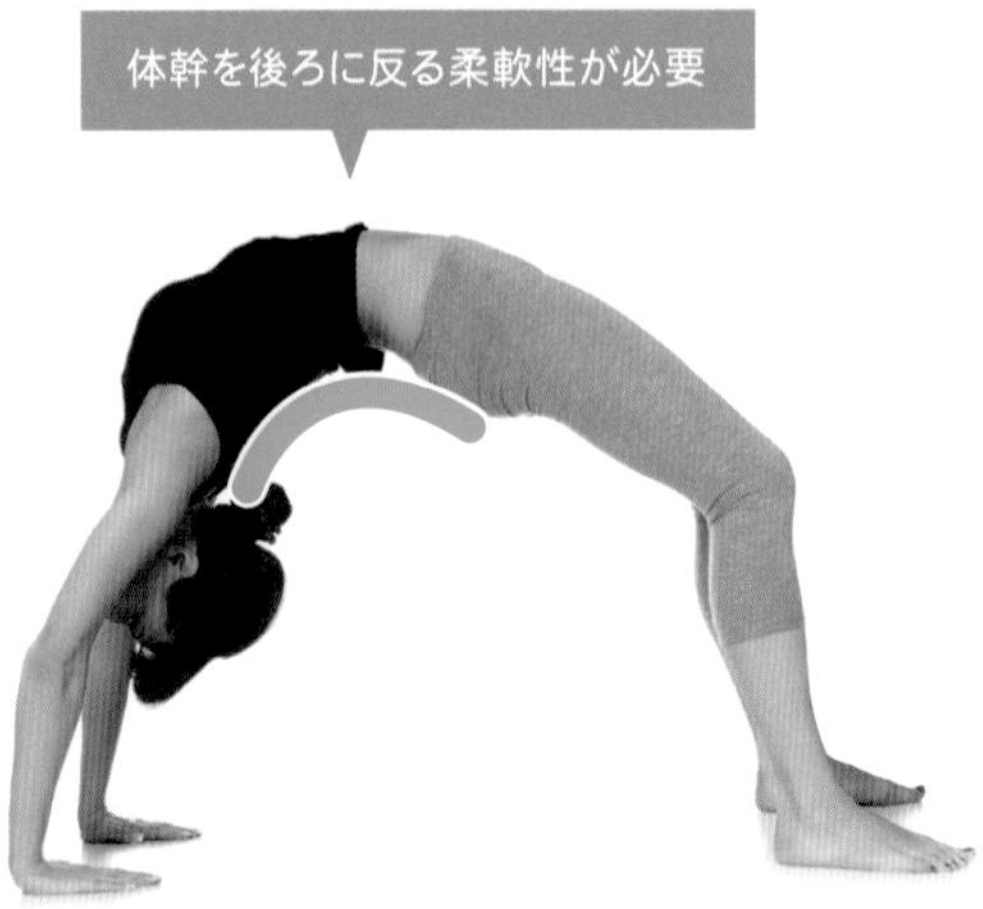

ブリッジ

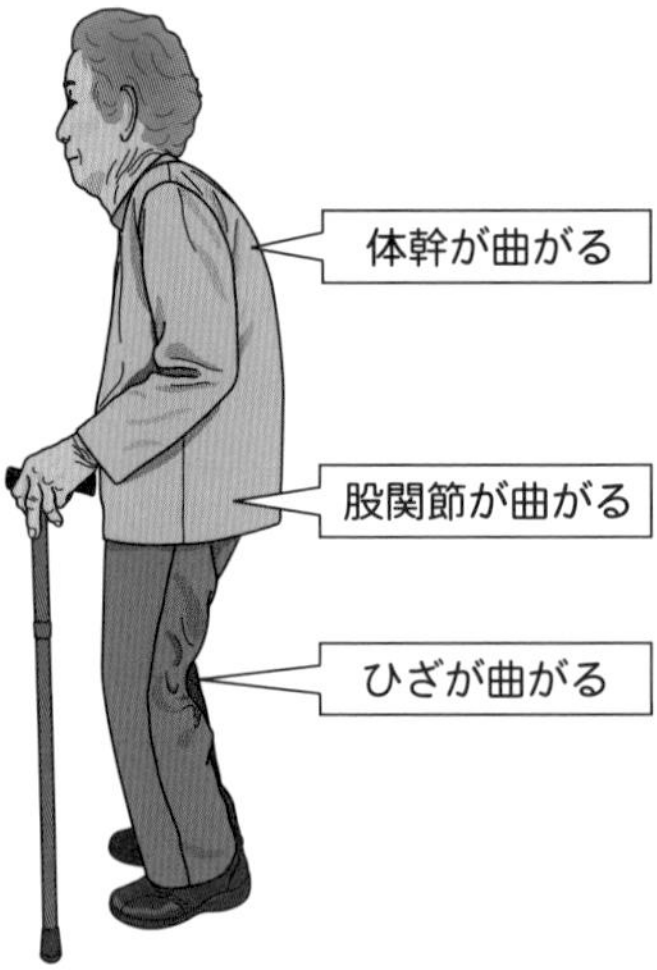

高齢者の姿勢

体幹の柔軟性を維持および改善するためのトレーニング

体幹は後ろに反る動きが硬くなることによって丸まってきます。そのため、後ろに反るための柔軟性を維持・改善することと、**体幹**が曲がるのを防ぐ筋肉を鍛えることが大切です。以下に私が最も大切にしている2つのトレーニング、**「骨盤からの腰反らし（反りトレ）」**と**「猫のび体操（のびトレ）」**を紹介します。

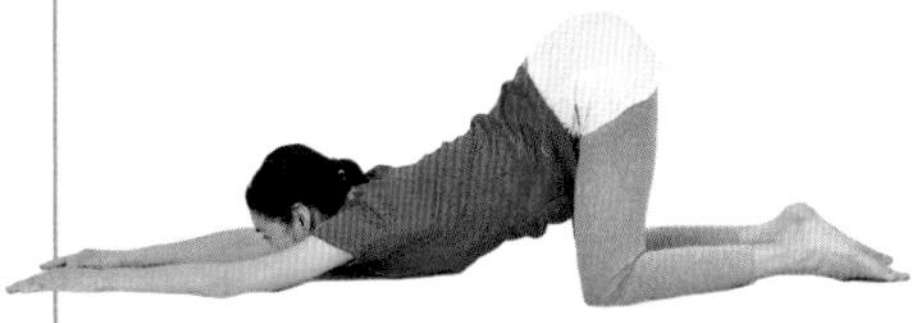

猫のび体操
（のびトレ）

87 ページで詳しく紹介

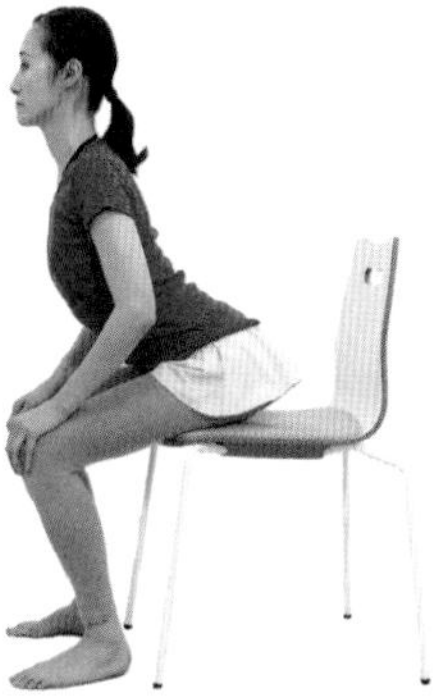

骨盤からの腰反らし
（反りトレ）

86 ページで詳しく紹介

骨盤からの腰反らし（反りトレ）

体幹が丸まることを予防するためには柔軟性が重要ですが、背筋の筋力が維持されていることも大切です。背筋の中でも背骨の最も近くにある多裂筋という筋が特に重要です。この筋は加齢に伴い、非常に弱くなりやすい筋です。

反りトレは、体幹を反らす動きを促すだけでなく、この多裂筋を強く収縮させることができる効果的なトレーニングです。特に腰が丸まりやすい方にお勧めです。運動を行ってみて、もし痛みが出るようなら、痛みの出ない範囲で行ってください。またその場で痛みが出なくても、あとで痛みが出るようであれば、その運動は控えてください。

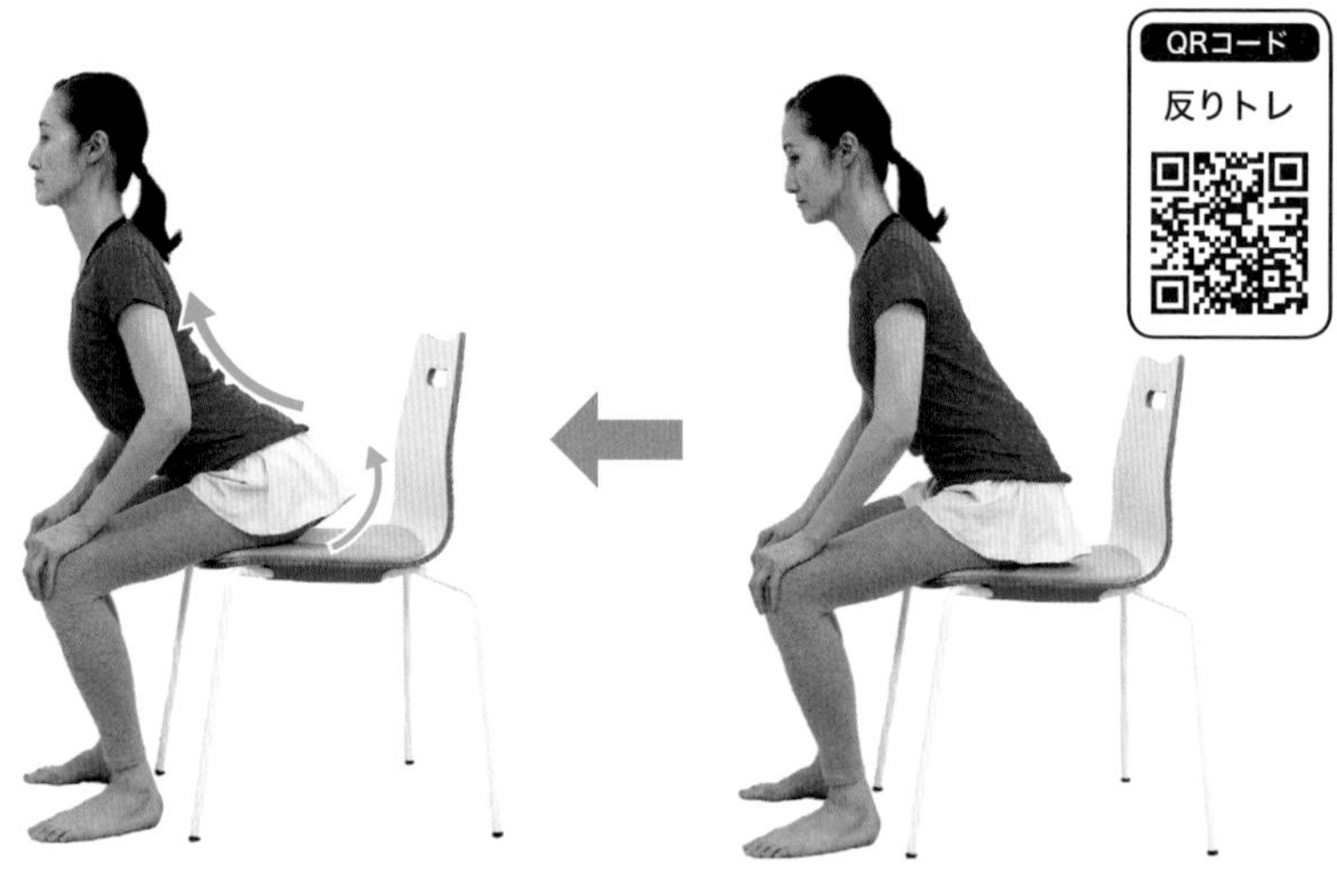

両手をひざの上において、少し前かがみになります

体重をお尻からももの裏に移動しながら、お尻の割れ目が上に向くように力を入れます

骨盤からの腰反らし（反りトレ）

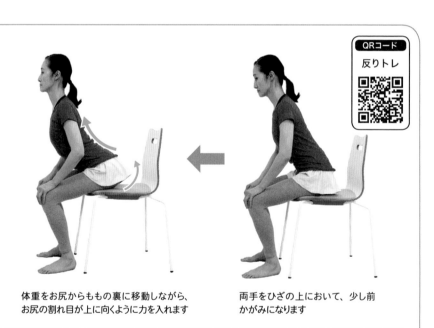

猫のび体操（のびトレ）

のびトレは、**体幹**のうち、特に胸椎（背中の部分）を効果的に伸ばすことができるトレーニングです。下図の施行方法を理解し、正確に行うことができれば、気持ち良く背中を反らせることができると思います。特に、背中が曲がってくる方にお勧めしています。

運動を行ってみて、もし痛みが出るようなら、痛みの出ない範囲で行ってください。またその場で痛みが出なくても、あとで痛みが出るようであれば、その運動は控えてください。

QRコード
のびトレ

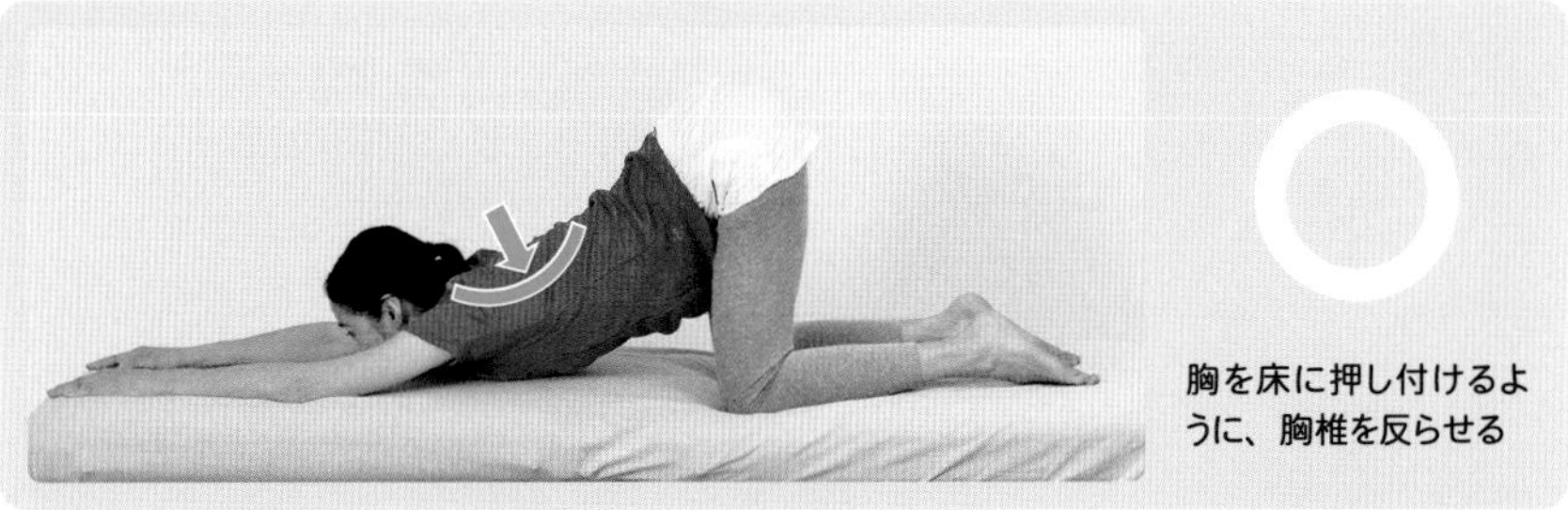

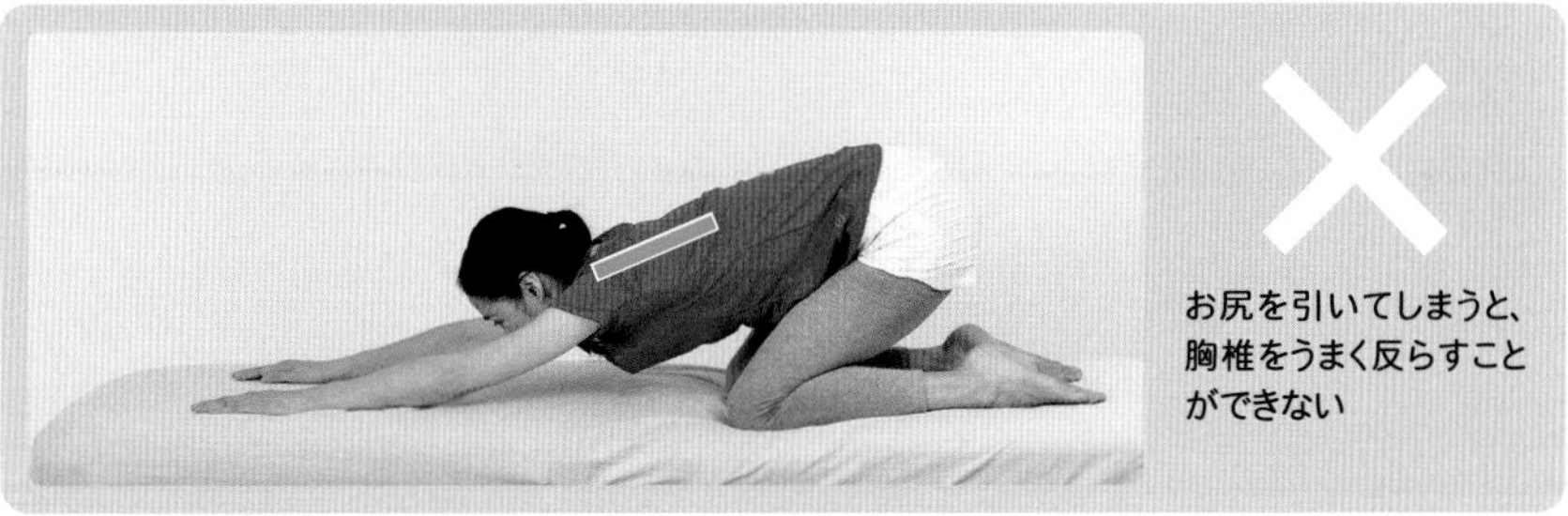
お尻を引いてしまうと、胸椎をうまく反らすことができない

猫のび体操（のびトレ）

6 股関節が硬くなるのを予防しよう！

股関節が硬くなると良い歩き方はできない

良い歩き方を行うためには、**股関節**の柔軟性が不可欠です。下の図を見てください。

人が歩くときには、無意識に次の手順を行っています。

①足を前に出して地面につける。
②足の上に体重を乗せる。
③体幹を前に運び、次の足を前に出してつける。

この一連の動きの中で、図右の脚を前に出すときに**股関節**は前に曲げる動きをします。人の

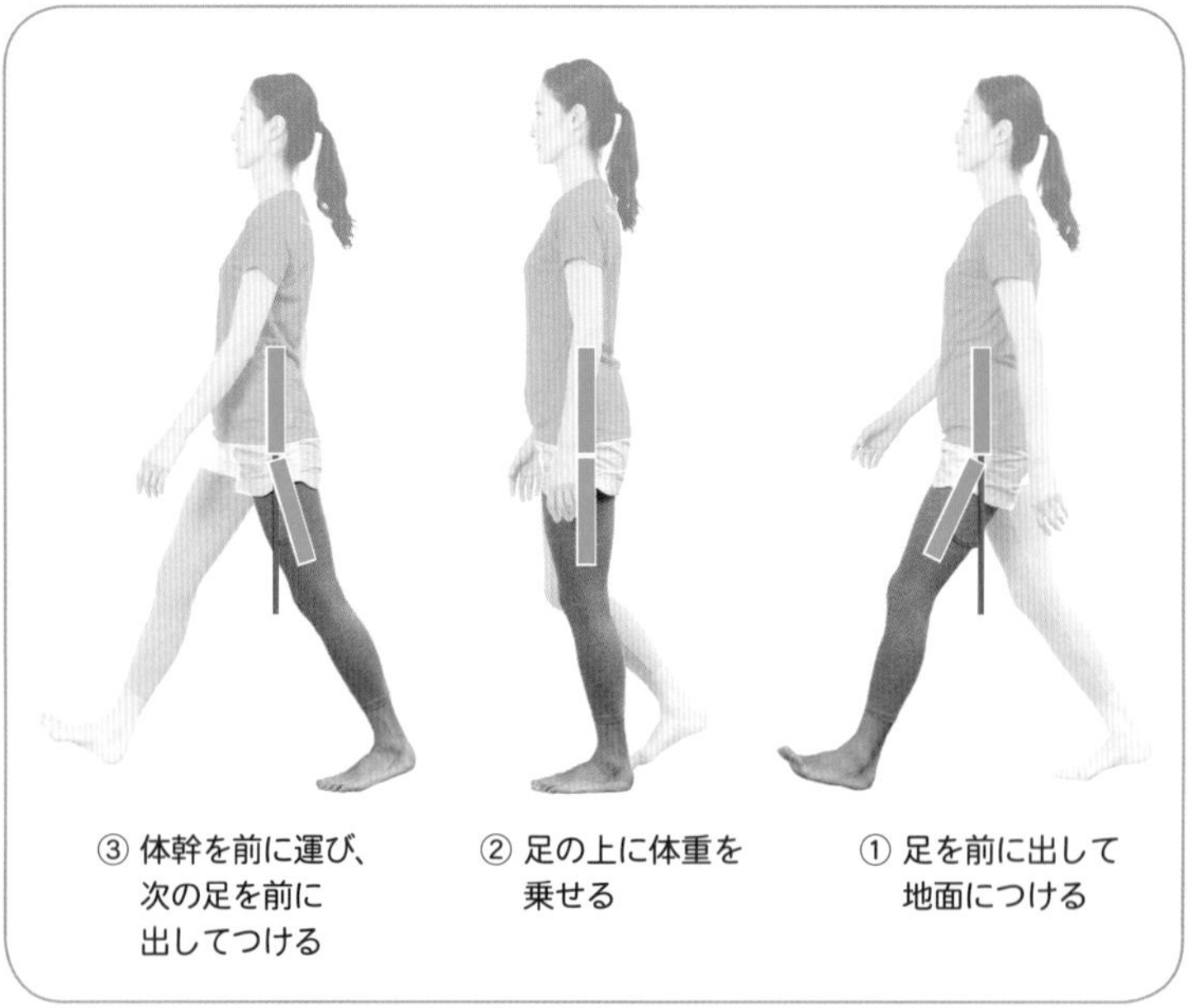

① 足を前に出して地面につける
② 足の上に体重を乗せる
③ 体幹を前に運び、次の足を前に出してつける

股関節は前に曲げる角度が大きいので、このとき使っている角度は、前に曲げることのできる全体の角度からすると、それほど大きくないことが分かります（下図の右）。そのため、**股関節**が硬くなり、前に曲げる角度が多少狭くなっても、歩き方が悪くなることはそれほど多くはありません。

一方、88ページの下図の左のように、体幹を前に運ぶときには、**股関節**は後ろに伸ばす動きをします。下図の左のように、人の**股関節**はそもそも後ろに伸ばす角度が小さいため、使える角度を目一杯使っていることが分かります。そのため、**股関節**を後ろに伸ばす動きが硬くなるとどうしても「後ろの歩幅」が狭くなってしまうのです。これが「良い歩き方には**股関節**の柔軟性が不可欠である」と述べた理由です。

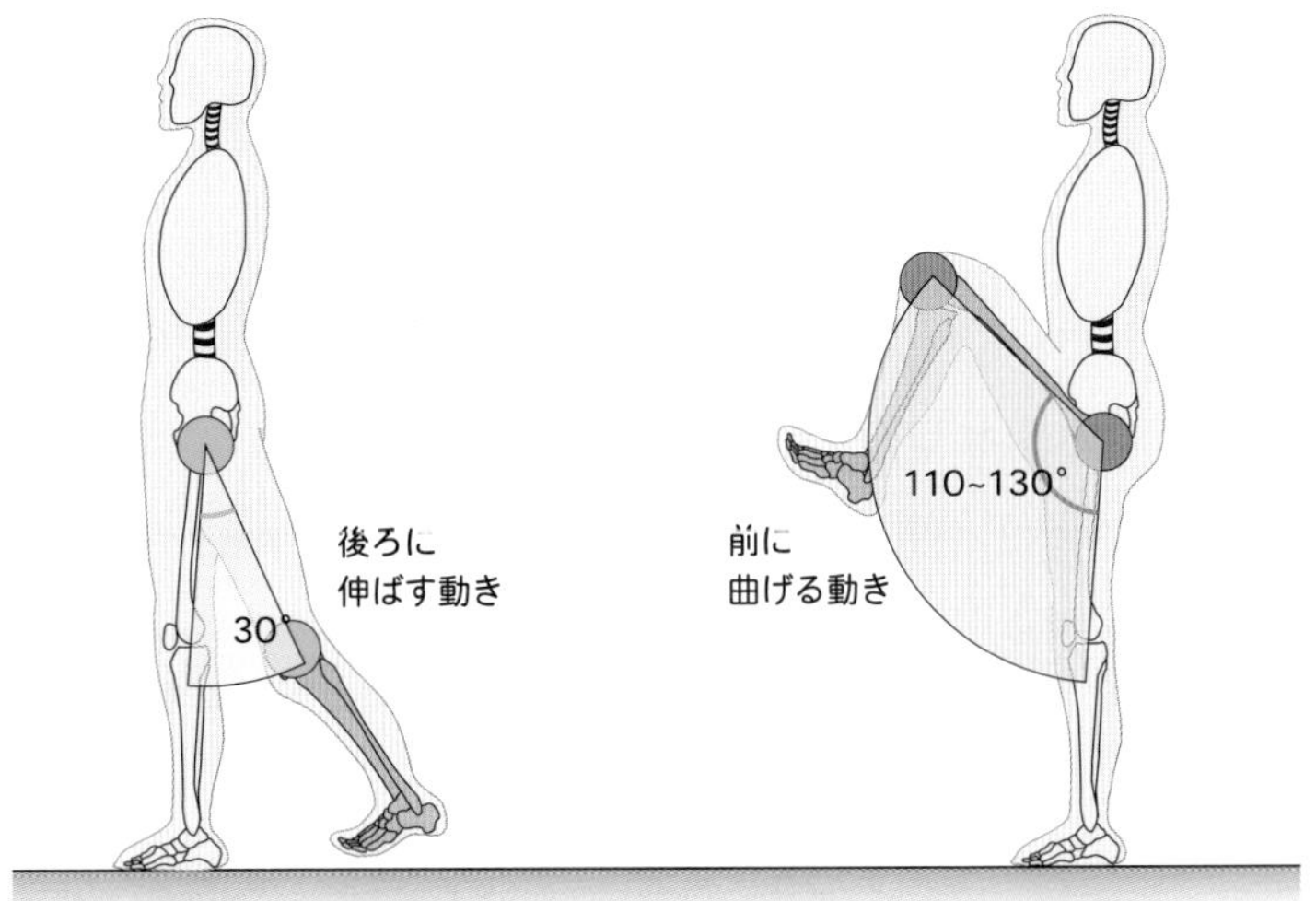

股関節は前に曲げる動きより、後ろに伸ばす動きの方が圧倒的に小さい

このことを理解するために下図を見てください。この図の右は「良い歩き方」で、左は高齢者の歩き方です。高齢者の歩き方では、**股関節**の後ろに伸ばす動きが硬くなるため、「後ろの歩幅」が狭くなり、小刻みにしか歩けないようになります。実際に、街を歩いている高齢者を見ると、このような歩き方をしている人が多いと思います。

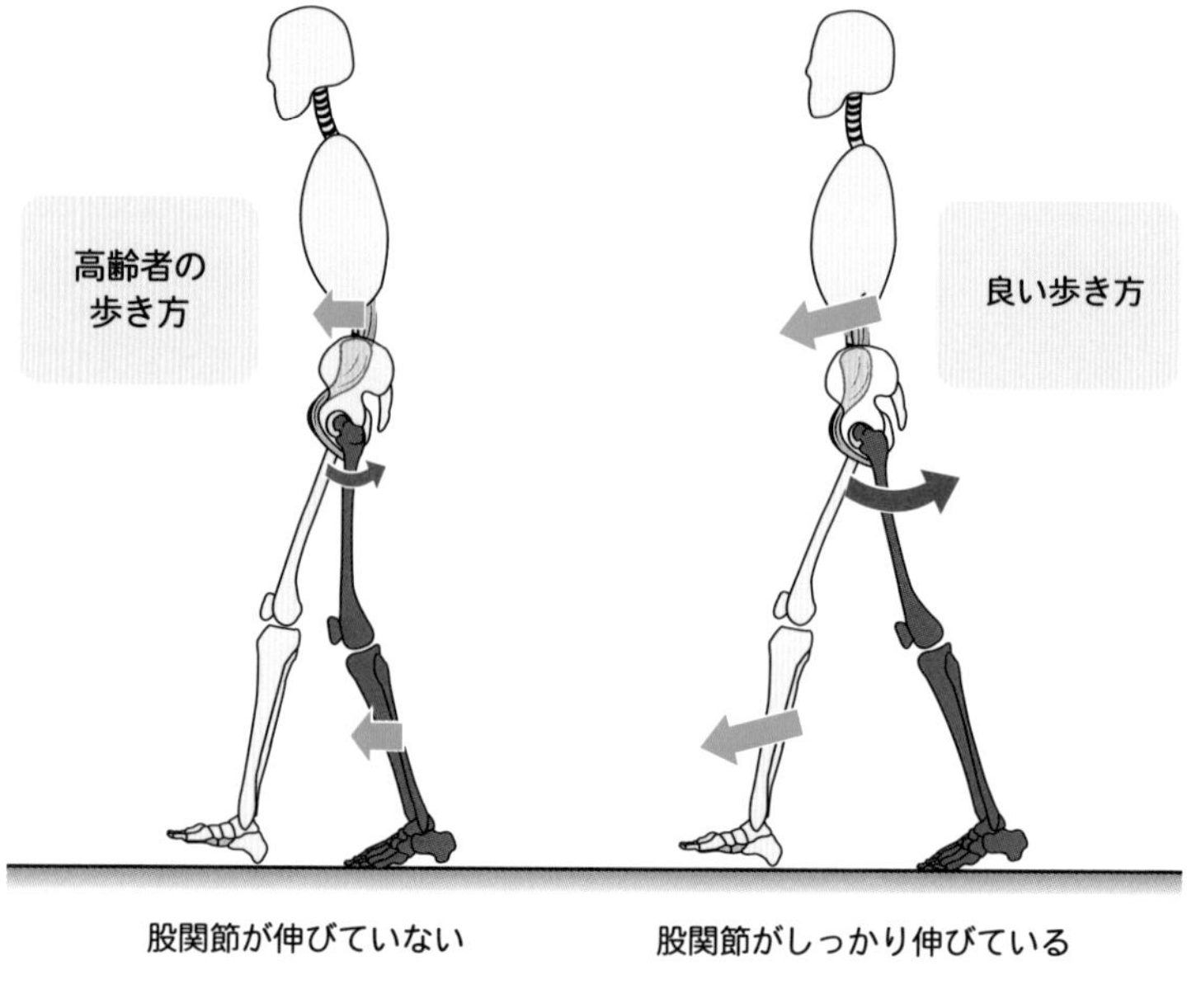

良い歩き方と高齢者の歩き方

また、**股関節**を後ろに伸ばす動きが硬くなってしまうと、立っているときにどうしても**股関節**が曲がりやすくなります。このため、これに付随してひざが曲がり、足首も曲がってしまいます。これは高齢者によくみられる姿勢だと思いませんか。つまり、**股関節**の柔軟性は、歩き方や、姿勢に強く影響していることが分かります。

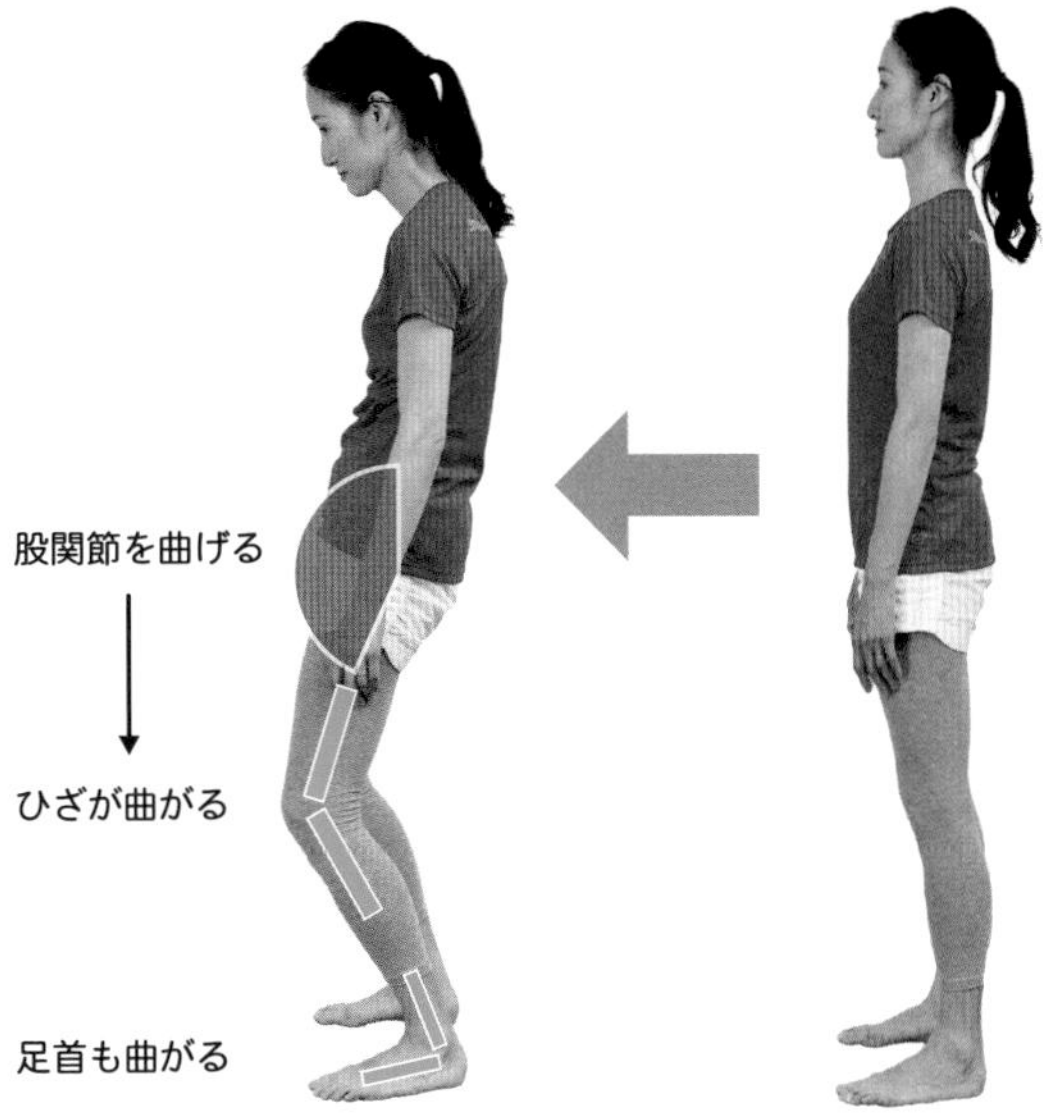

股関節を伸ばす動きが硬くなる影響

立った状態で股関節を曲げると、どうしてもひざが曲がり、足首も曲がってしまいます。

股関節の柔軟性を維持および改善するためのトレーニング

股関節が硬くなるのを予防するのは、脚を後ろに伸ばす動きです。それを踏まえ、股関節の柔軟性を維持・改善することと、股関節が曲がるのを防ぐ筋肉を鍛えることが大切です。以下に私が最も大切にしている2つのトレーニングを紹介します。

大腰筋トレーニング（大腰筋トレ）

大腰筋トレを行う際は、椅子の座面と同じくらいの高さの台を用意し、その前に立ちます（椅子で行ってもよいのですが、動いてしまうかもしれません。そのため、椅子で行う場合、安定性が良い条件を作って行います）。台の上に両手を置き、片側の脚を後ろにします（93ページ図1）。そして、ひざを曲げないように体を垂直に立てます。すると、後ろ脚の股関節の前面が伸びる感じがすると思います（93ページ図2）。この状態で3秒ほど止めたら、さらに反対側も同じ動作を行います。この運動を左右交互に行います（93ページ図3）。

この運動はたくさんの患者さんに教えていますが、高齢者でもできる運動です。**「後ろの歩幅」を維持するために、特に有効なトレーニング**ですので、是非、試してみてください。

運動を行ってみて、もし痛みが出るようなら、痛みの出ない範囲で行ってください。またその場で痛みが出なくても、あとで痛みが出るようであれば、その運動は控えてください。

QRコード
大腰筋トレ

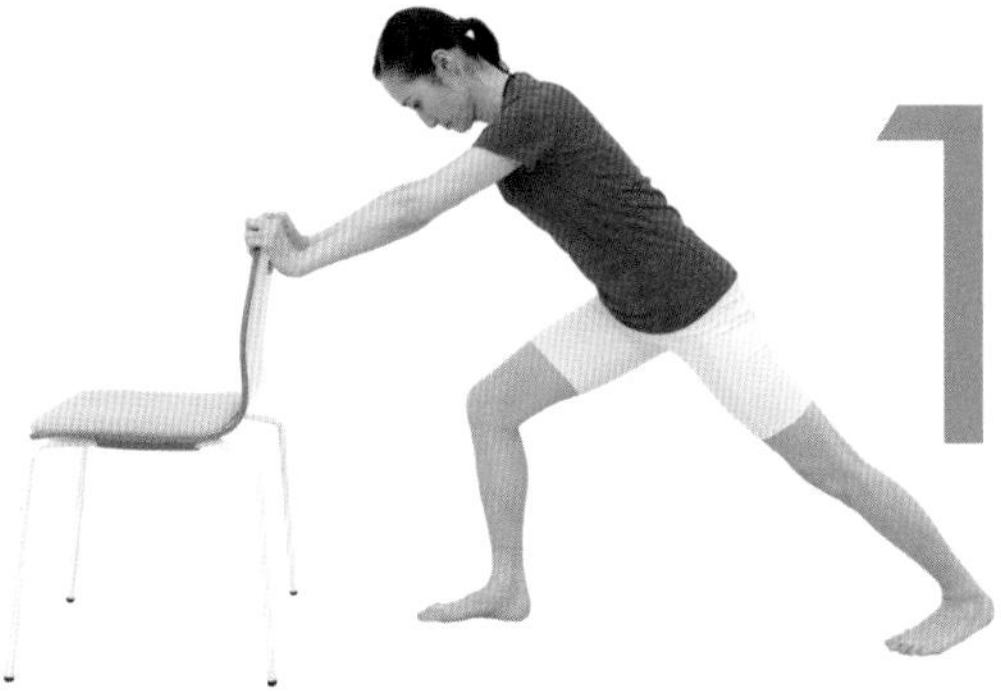

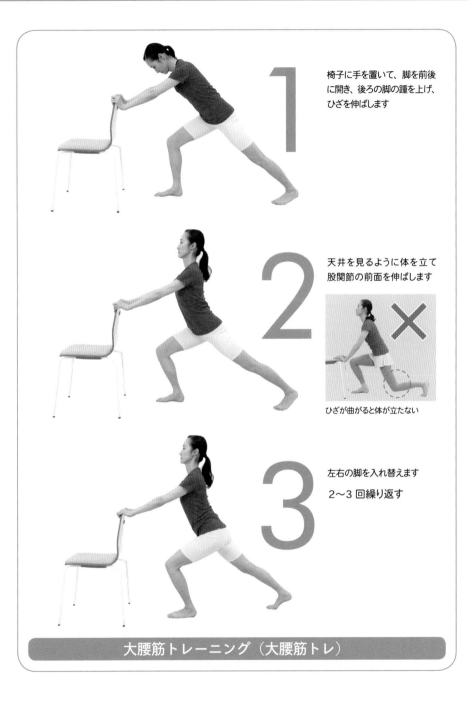

1

椅子に手を置いて、脚を前後に開き、後ろの脚の踵を上げ、ひざを伸ばします

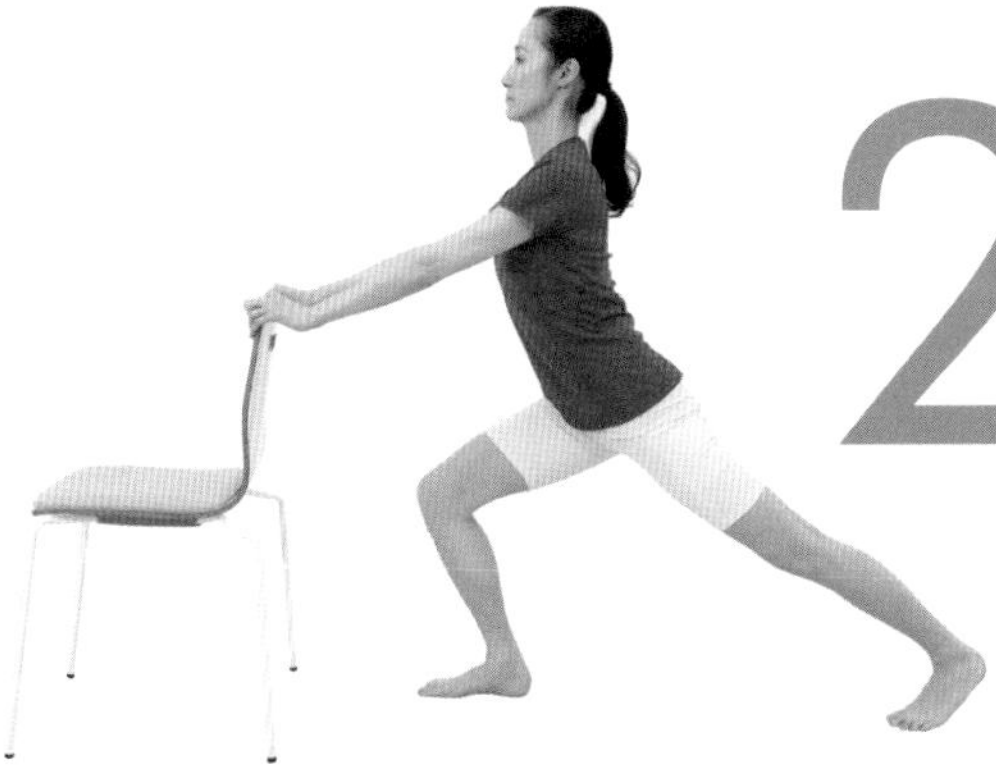

2

天井を見るように体を立て股関節の前面を伸ばします

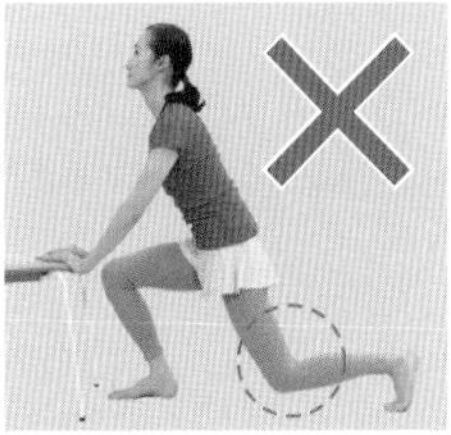

ひざが曲がると体が立たない

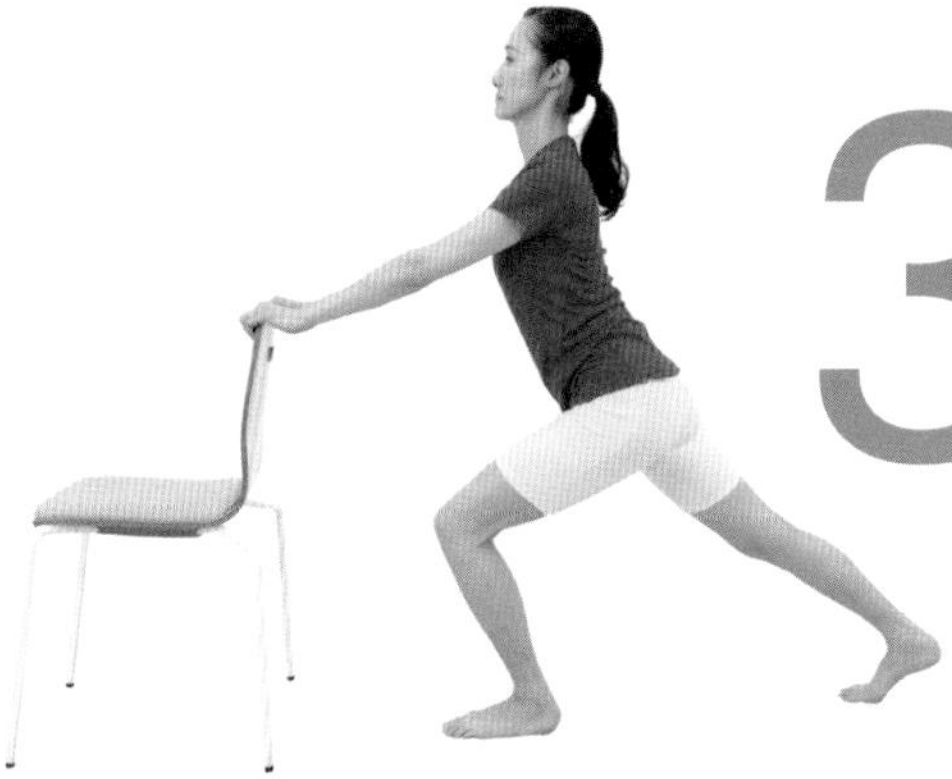

3

左右の脚を入れ替えます

2〜3 回繰り返す

大腰筋トレーニング（大腰筋トレ）

脚の後ろ上げトレーニング（しりトレ）

しりトレを行う際は、椅子の背もたれ側に立ちます。背もたれに両手を置き前かがみになります（95ページ図1）。この姿勢から、ひざを軽く曲げて、足の裏が天井に向かうように脚を後ろに上げます（95ページ図2）。脚を上げて少し止めたら下ろして、さらに反対側も同じように脚を上げます。この運動を左右交互に繰り返します（95ページ図3）。

運動を行ってみて、もし痛みが出るようなら、痛みの出ない範囲で行ってください。またその場で痛みが出なくても、あとで痛みが出るようであれば、その運動は控えてください。

QRコード
しりトレ

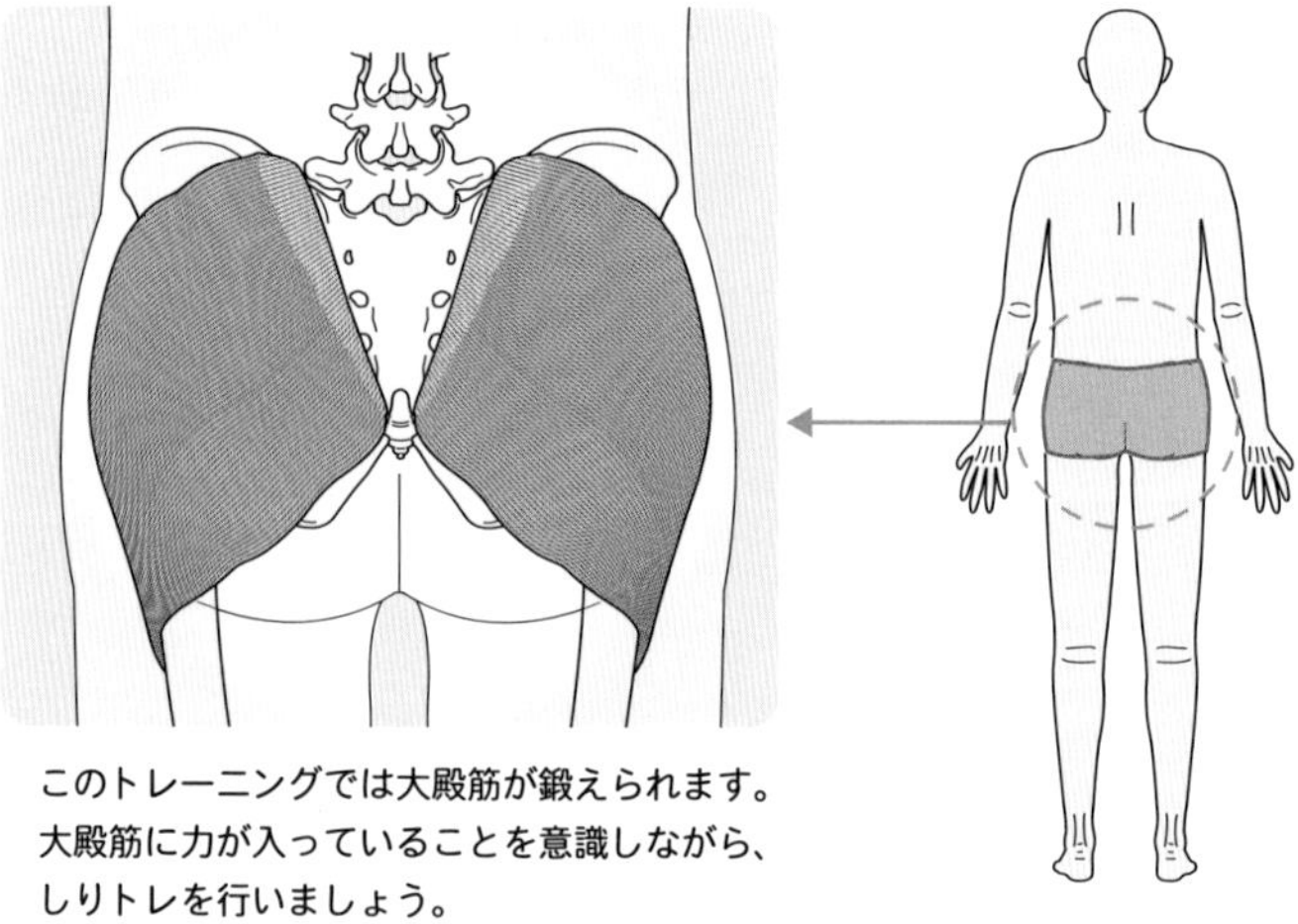

このトレーニングでは大殿筋が鍛えられます。大殿筋に力が入っていることを意識しながら、しりトレを行いましょう。

脚の後ろ上げトレーニング（しりトレ）で鍛えられる筋肉

1

壁に椅子をあて、
背もたれに両手を
置き前かがみにな
ります

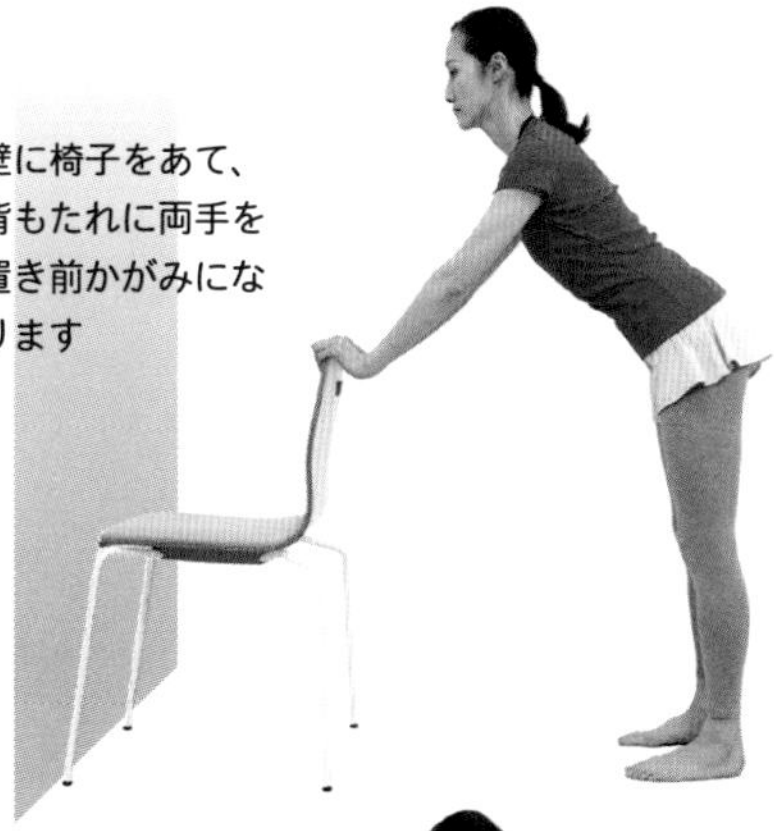

2

ひざを曲げて、
足の裏を天井に
向けて上げる

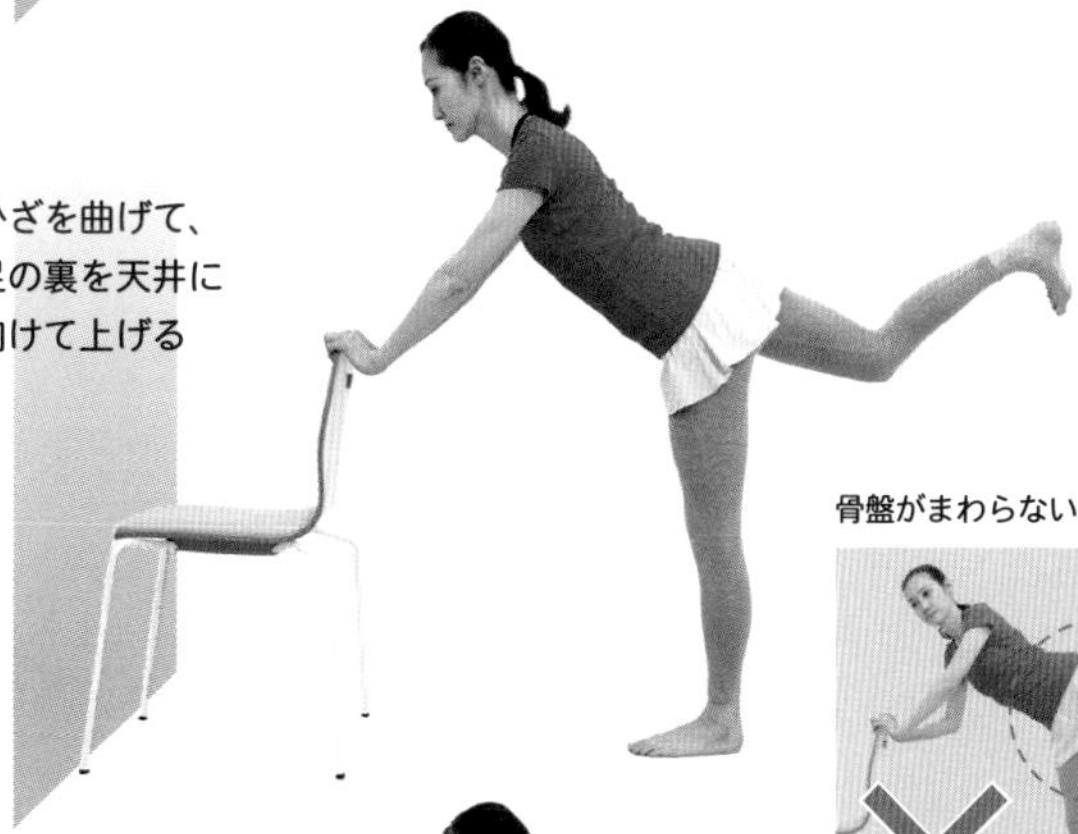

骨盤がまわらないように維持する

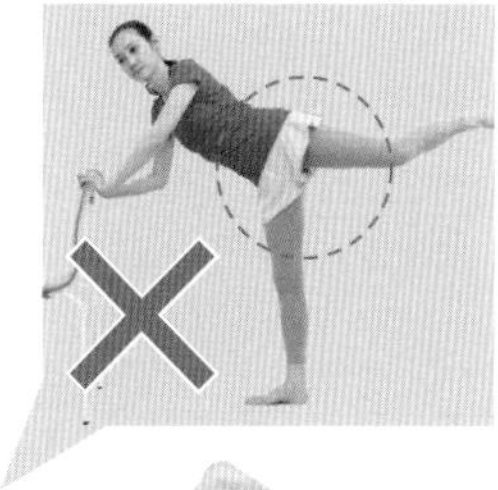

3

この運動を交互
に行います

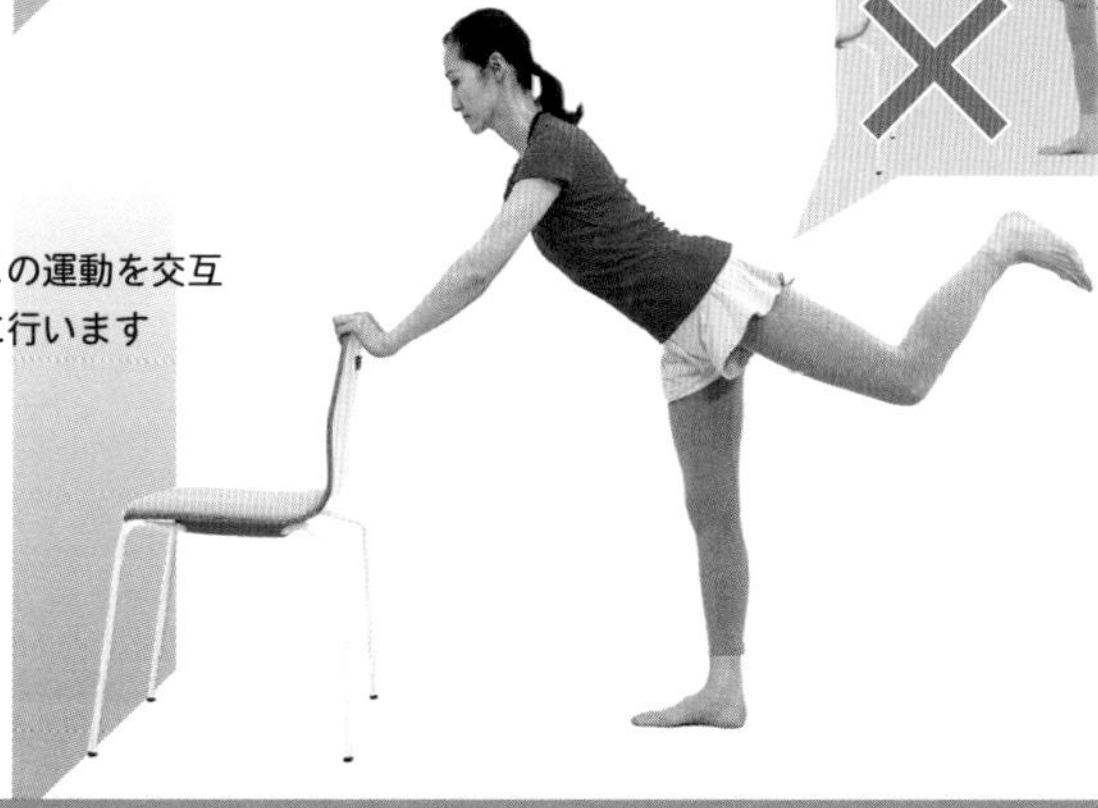

脚の後ろ上げトレーニング（しりトレ）

7 ひざが硬くなるのを予防しよう！

ひざの硬さは、痛みや変形に直結する

●ひざが悪いほとんどの人はひざが伸びない

病院で若年者から高齢者まで多くの患者さんを診てきてはっきり言えるのは、とにかくひざの悪いほとんどの人は、ひざが伸びなくなっているということです。

ひざがしっかり伸びることは、ひざの機能を維持するためにとても大切です。なぜなら、ひざはしっかり伸びることで、はじめて機能を十分に発揮できる関節だからです。そしてひざを曲げた状態で使うと、伸びた状態で使うよりはるかに不安定な状態になるので、痛みを生じるようになるのです（97ページ上図）。若者でもケガをした後にひざが伸びない状態を残してしまうと、長期的にみて痛みが生じるようになったり、別の部位を故障したり、さらに変形を起こしたりします。また、ひどい場合は、ひざだけでなく、股関節や足関節、体幹の変形を伴うようになることもあります。高齢者ならなおさらです。その影響は若者より大きくなります。

そのため、良い理学療法士はひざの悪い人を診るときに、まずひざの伸びに着目します。そして、左右どちらに痛みがあるかを本人に聞く前に「左ですね」というように、ひざの悪い側を当てることができます（97ページ下図）。そして硬くなったひざを伸びるように治療すると、

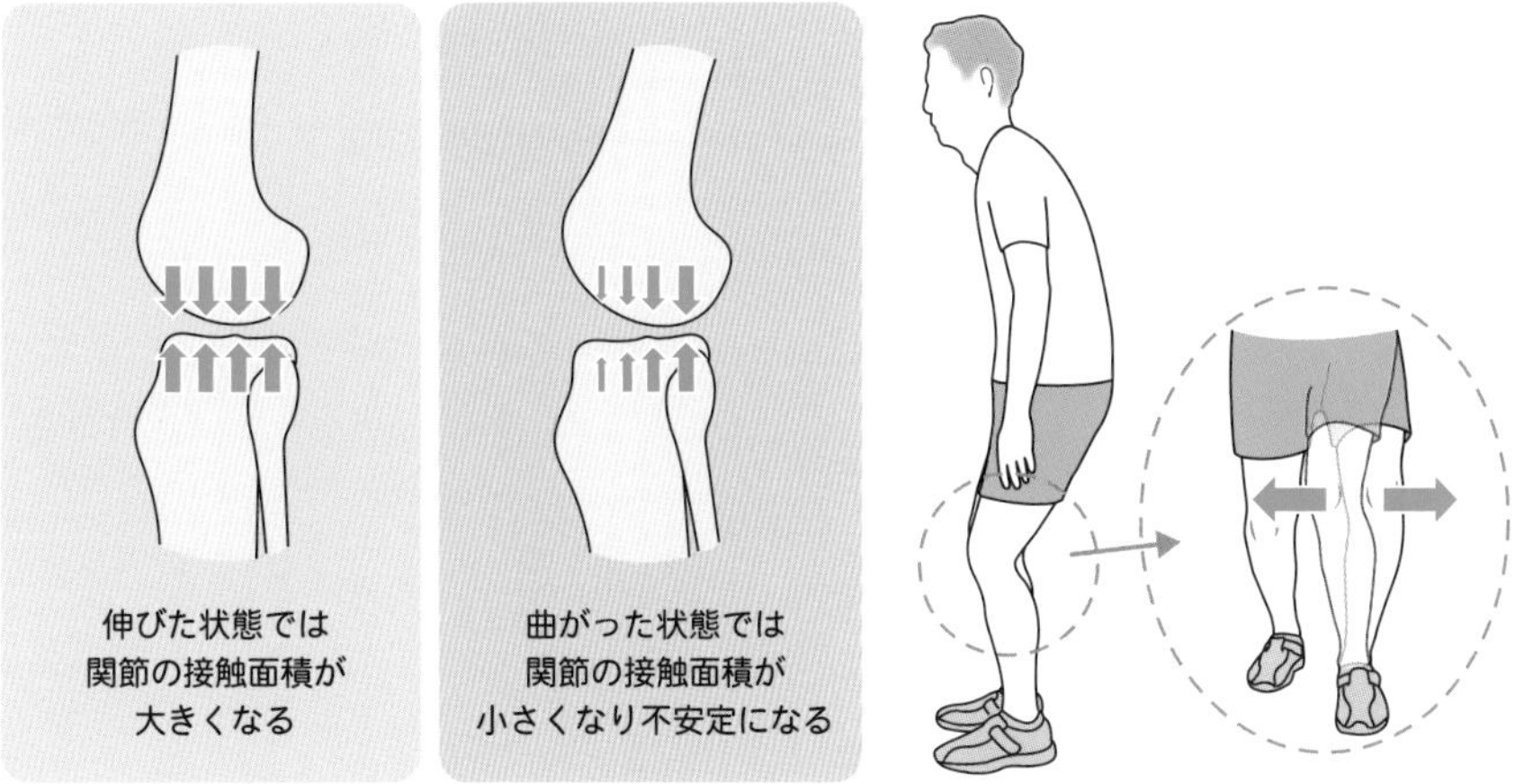
伸びた状態では
関節の接触面積が
大きくなる
曲がった状態では
関節の接触面積が
小さくなり不安定になる

ひざが伸びなくなる影響

ひざはまっすぐに伸びているときに最も安定する関節です。ひざが伸びなくなると、ひざは不安定な状態になります。

それだけでも痛みはかなり軽減されますし、歩きやすくなることが多いのです。このことは、ひざの悪い患者さんをたくさん診ているリハビリの先生なら誰でも感じていることだと思います。

ここまでの内容を読んで頂いただけでも、ひざが曲がらないように予防しておくことがいかに重要であるかが分かります。

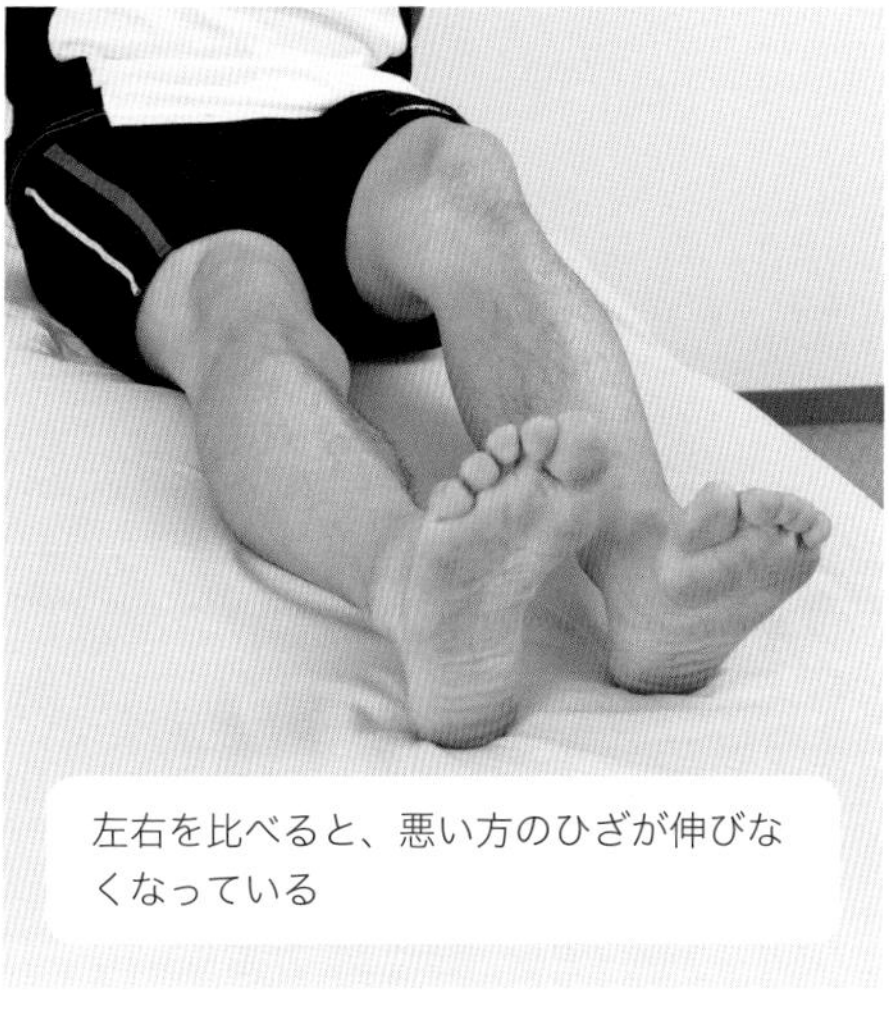

左右を比べると、悪い方のひざが伸びなくなっている

ひざの悪い人の特徴

ひざの悪いほとんどの人は、
ひざが伸びなくなる。

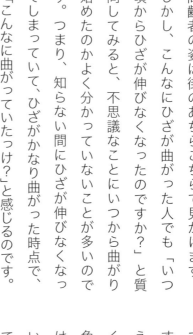

●ひざは気づかないうちに曲がってくる

左図のように、O脚でひざが曲がっている高齢者の姿は街のあちらこちらで見かけます。しかし、こんなにひざが曲がった人でも「いつ頃からひざが伸びなくなったのですか？」と質問してみると、不思議なことにいつから曲がり始めたのかよく分かっていないことが多いのです。つまり、知らない間にひざが伸びなくなってしまっていて、ひざがかなり曲がった時点で、「こんなに曲がっていたっけ？」と感じるのです。

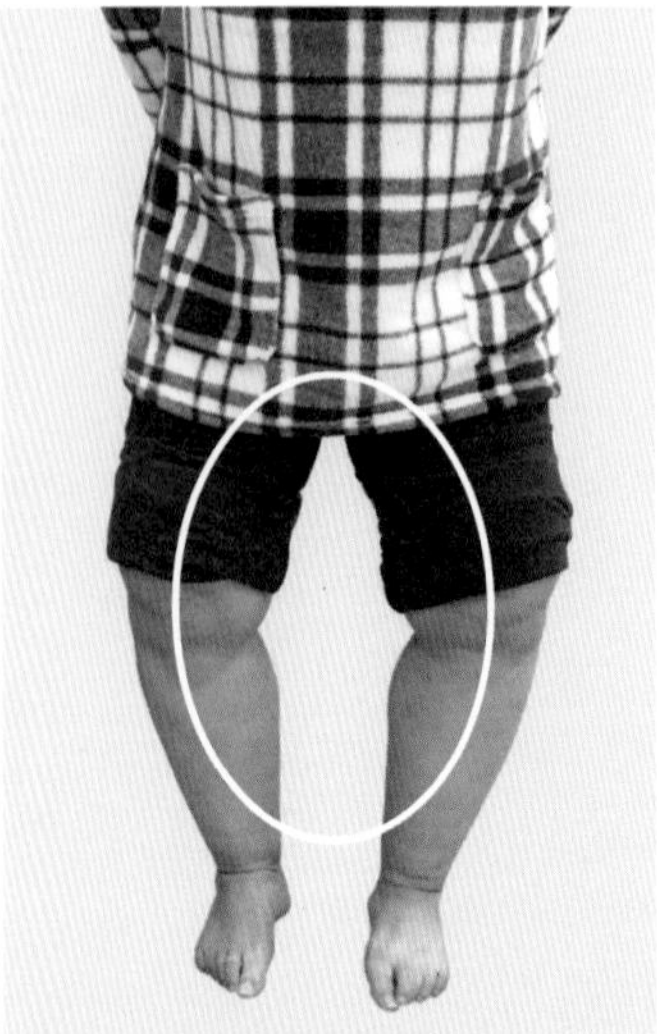
O脚でひざが曲がっている高齢者

太るという現象もこれに似たところがあります。しかし、体重計は多くの家庭にありますので、個人でも数値として確認することができます。このため、「2年前の4月から急に体重が増えたんです」というように具体的に話す人もよくいるものです。しかし、ひざを含め、関節の角度となると、それを数値化するものが家庭にはないので、かなりひざが曲がった高齢者でも、いつからひざが曲がっていたか分からないなんてことが多いのです。

私はよく「ひざが伸びなくなると、あっという間に高齢者の歩き方になりますよ」と患者さんに忠告します。なぜなら、ひざに力が入りにくくなるからです。ですから、**ひざが曲がると歩く速度が遅くなり、歩くのがおっくうになる人もいます。**そして高齢者の姿勢を想像すると、どの人も必ずひざと腰を曲げている姿を想像すると思います。つまり、ほとんどの高齢者がひざが伸びない状態になってくるので、私達も自然にひざが曲がった姿勢を思い浮かべるのです。こうしたことからも、若さを保つためには、ひざが曲がった姿勢にならないように予防することが、いかに重要であるかを分かって頂けると思います。

ひざの柔軟性を維持および改善するためのトレーニング

ひざでは伸ばす動きが硬くなるのを予防することが大切です。それを踏まえ、ひざの柔軟性を維持・改善することと、ひざが曲がるのを防ぐ筋肉を鍛えることが大切です。私が最も大切にしている2つのトレーニングを紹介します。

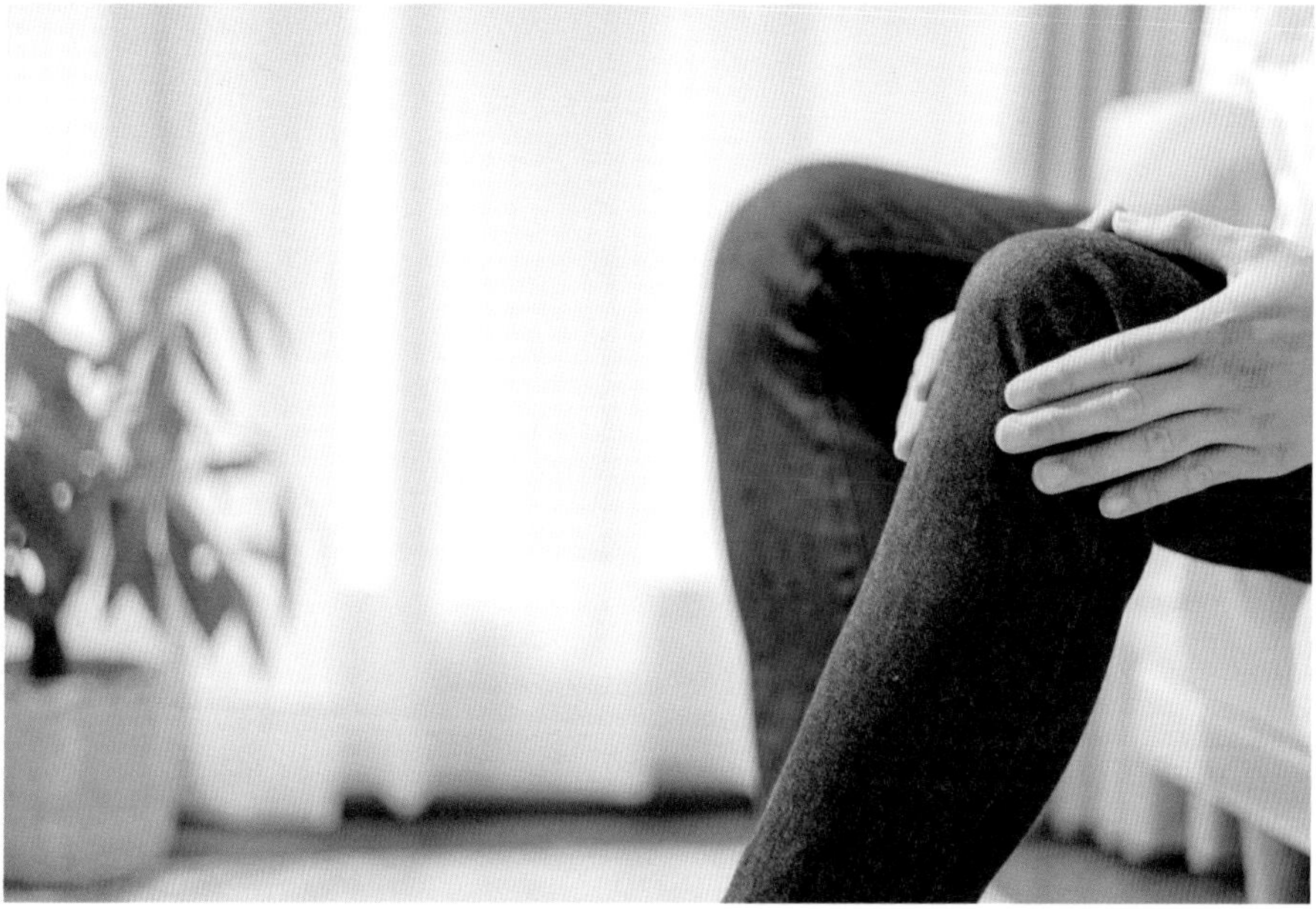

お風呂でのひざの曲げ伸ばし運動（屈伸トレ）

この屈伸トレは、お風呂で行うと良いでしょう。お湯につかった後は、体が柔らかくなっています。さらにお風呂にある椅子は、ひざの曲げ伸ばしがとても行いやすく、下図のように正しく行うことで効果的なトレーニングとなるでしょう。

また、毎日この運動を行うことで、ひざの伸びや曲げが硬くなったときに自分で気づくことができます。硬くならないためのトレーニングであると同時に、セルフチェックとして最適なトレーニングといえます。

運動を行ってみて、もし痛みが出るようなら、痛みの出ない範囲で行ってください。またその場で痛みが出なくても、あとで痛みが出るようであれば、その運動は控えてください。

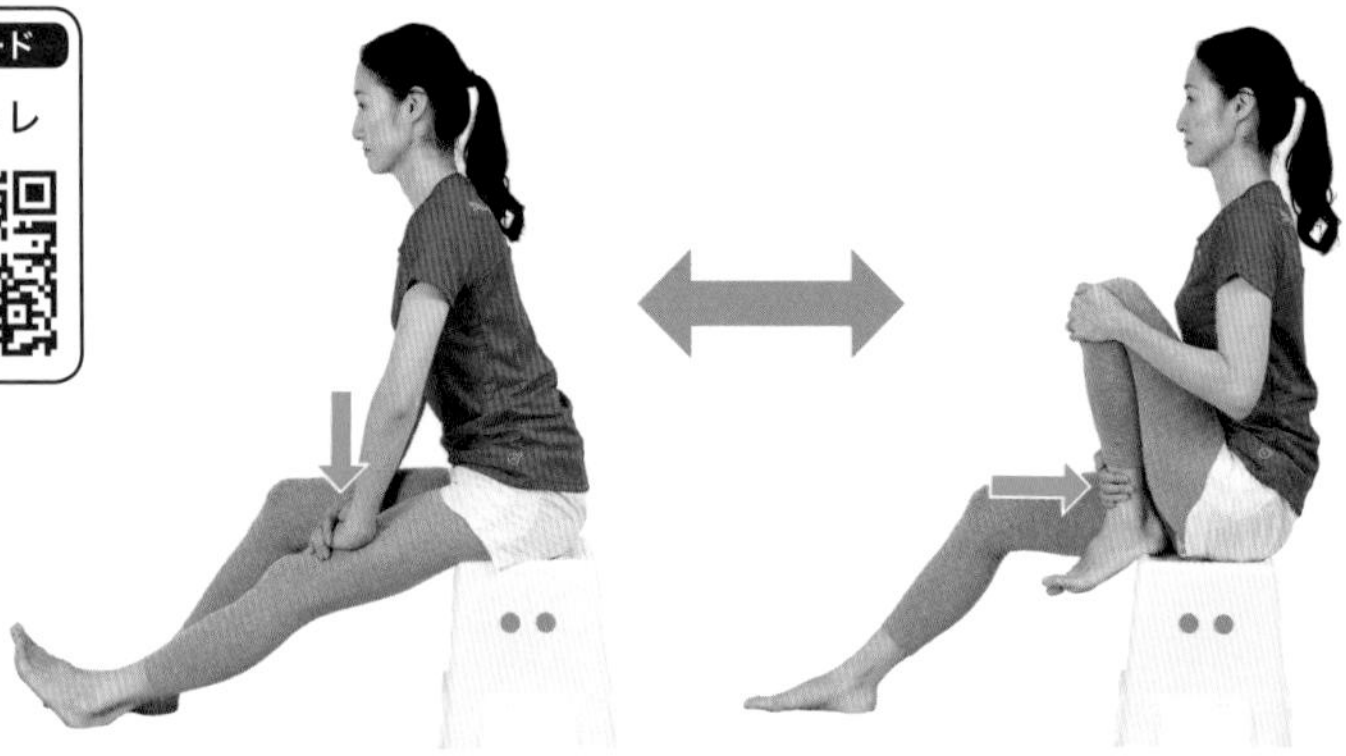
伸ばすときはひざの上を
手で上から押して
しっかり伸ばすようにする
曲げるときは踵ができるだけ
お尻に近づくようにする

お風呂でのひざの曲げ伸ばし運動（屈伸トレ）

ひざ伸ばし（押しトレ）

この押しトレは、立っていても、座っていても、仰向けでもできますが、下図のようにひざを伸ばして座った姿勢で行うのがよいでしょう。ひざを伸ばして座った状態で、ひざ裏を床に押しつけるように5秒間太ももにしっかり力を入れます。このトレーニングでは、ひざの前の筋肉の収縮を促すと同時に、ひざの後ろにある筋肉を緩ませる効果もあります。特にひざを伸ばすときにひざの裏側がつっぱる人に有効なトレーニングです。また、太ももの筋力を強化する効果もあります。

運動を行ってみて、もし痛みが出るようなら、痛みの出ない範囲で行ってください。またその場で痛みが出なくても、あとで痛みが出るようであれば、その運動は控えてください。

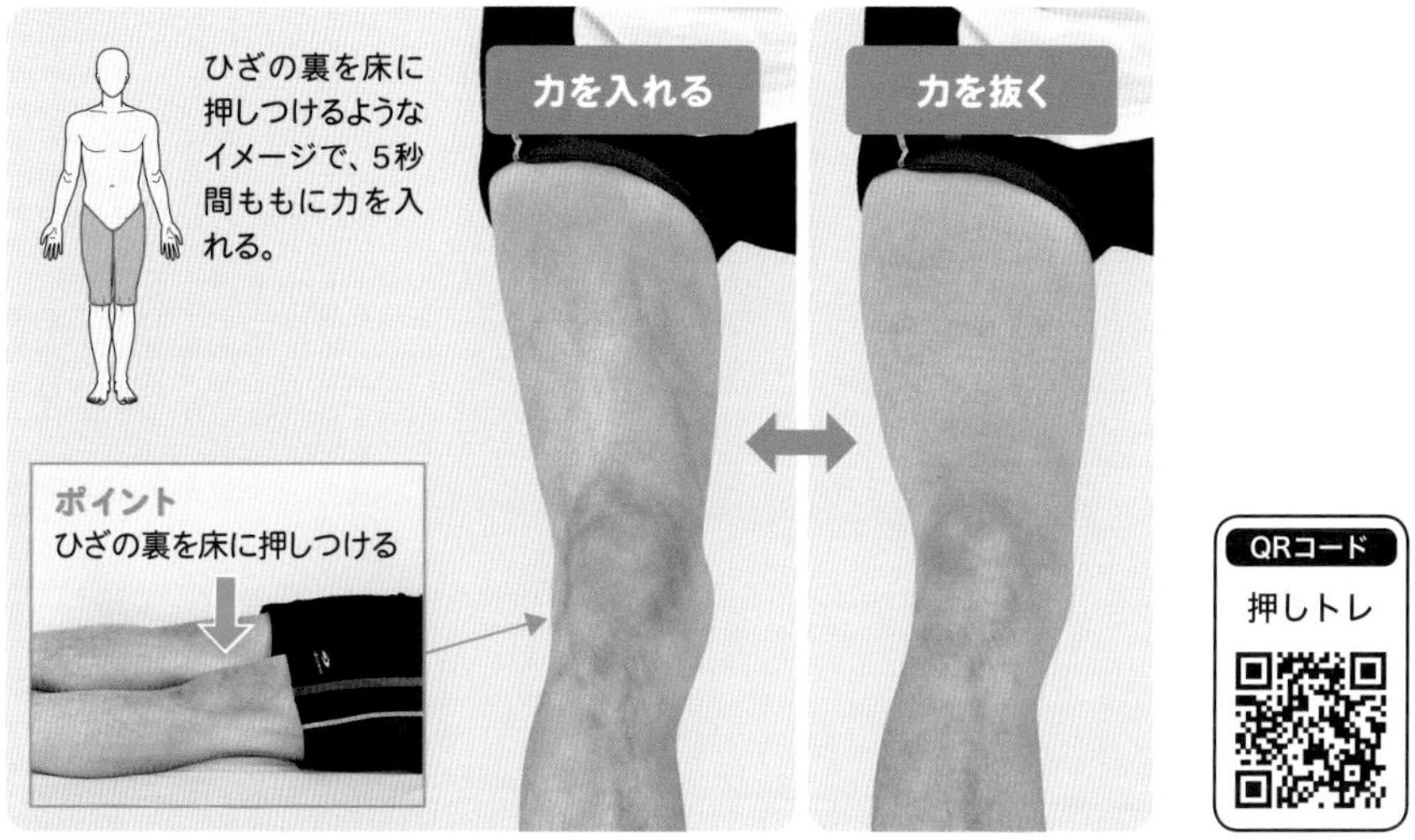

ひざの裏を床に押しつけるようなイメージで、5秒間ももに力を入れる。
ポイント
ひざの裏を床に押しつける
力を入れる
力を抜く
QRコード

ひざ伸ばし（押しトレ）

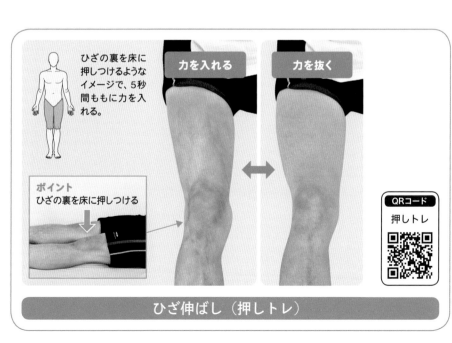

8 姿勢が悪くなるのを予防しよう！

老いは姿勢から始まる

ここまで、体幹、股関節、ひざが硬くなるのを予防する方法を説明し、この3つの部位が伸びた状態を維持・改善することが大切であることをお伝えしてきました。なぜ大切であるかというと、**これらの3つの部位が硬くなると急速に姿勢が悪くなっていくからです。**下図を見てください。この2人の顔のシルエットは、同じものです。しかし、明らかに右の人が若者で、左の人は高齢者だと判断することができます。これは何によって判断しているのでしょうか。実は、私たちが全身を見る場合、姿勢を見て概ねの年齢層を判断しているのです。つまり**体幹**

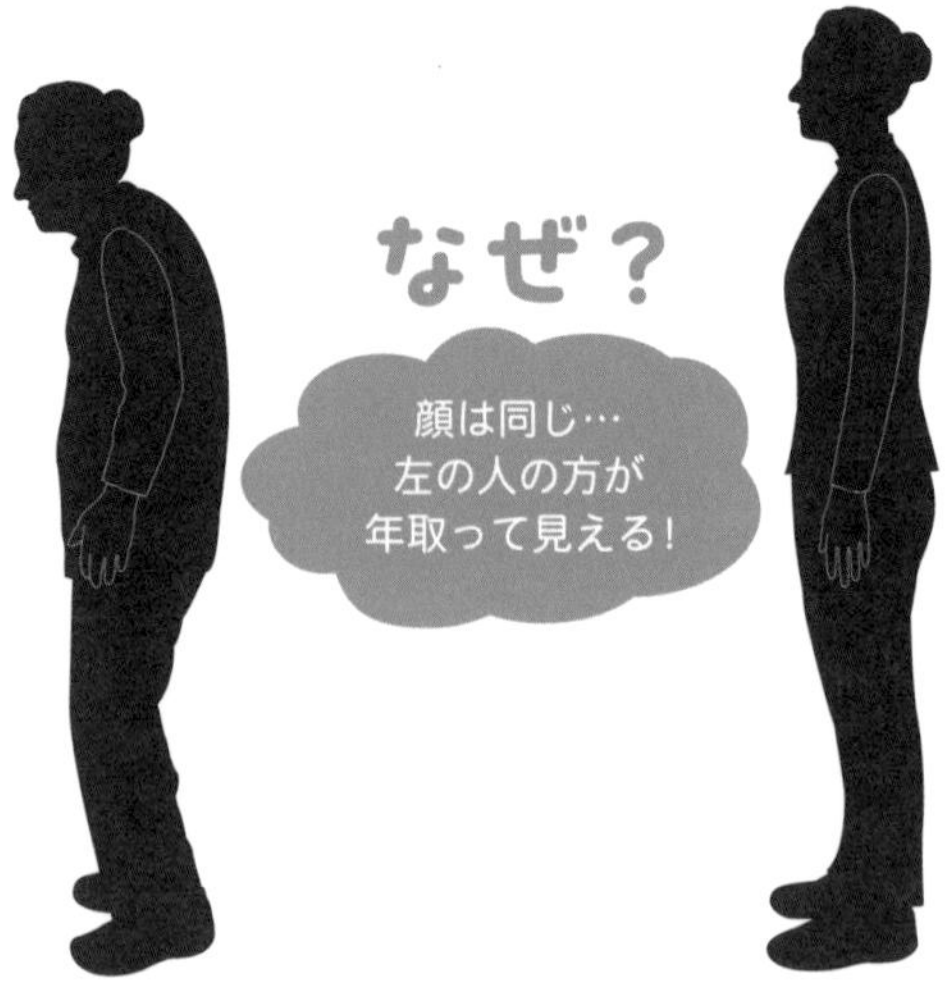

姿勢が見た目に与える影響（同じ顔の２人で比較）

が丸まり、股関節とひざが曲がっているシルエットを見ると、高齢者と脳が勝手に判断するのです。そのイメージがあるからこそ、「高齢者の姿勢を想像してみてください」というと大半の人は体幹を丸め、股関節とひざを曲げた姿勢を想像します。姿勢が悪いということは、すなわち、体幹、股関節、ひざが硬くなることで正しい姿勢をとることができなくなっている状態なのです。

姿勢が悪くなると、体の様々な部位に負担がかかるようになります。鏡の前に立ち、高齢者の姿勢のように、体幹を丸めて、股関節も、ひざも曲げて立ってみてください。すると、ひざのお皿が外に向いて、不格好な姿勢になるのがお分かり頂けると思います（下図）。そしてこの姿勢で歩いてみると、前に進みにくいのが分かります。

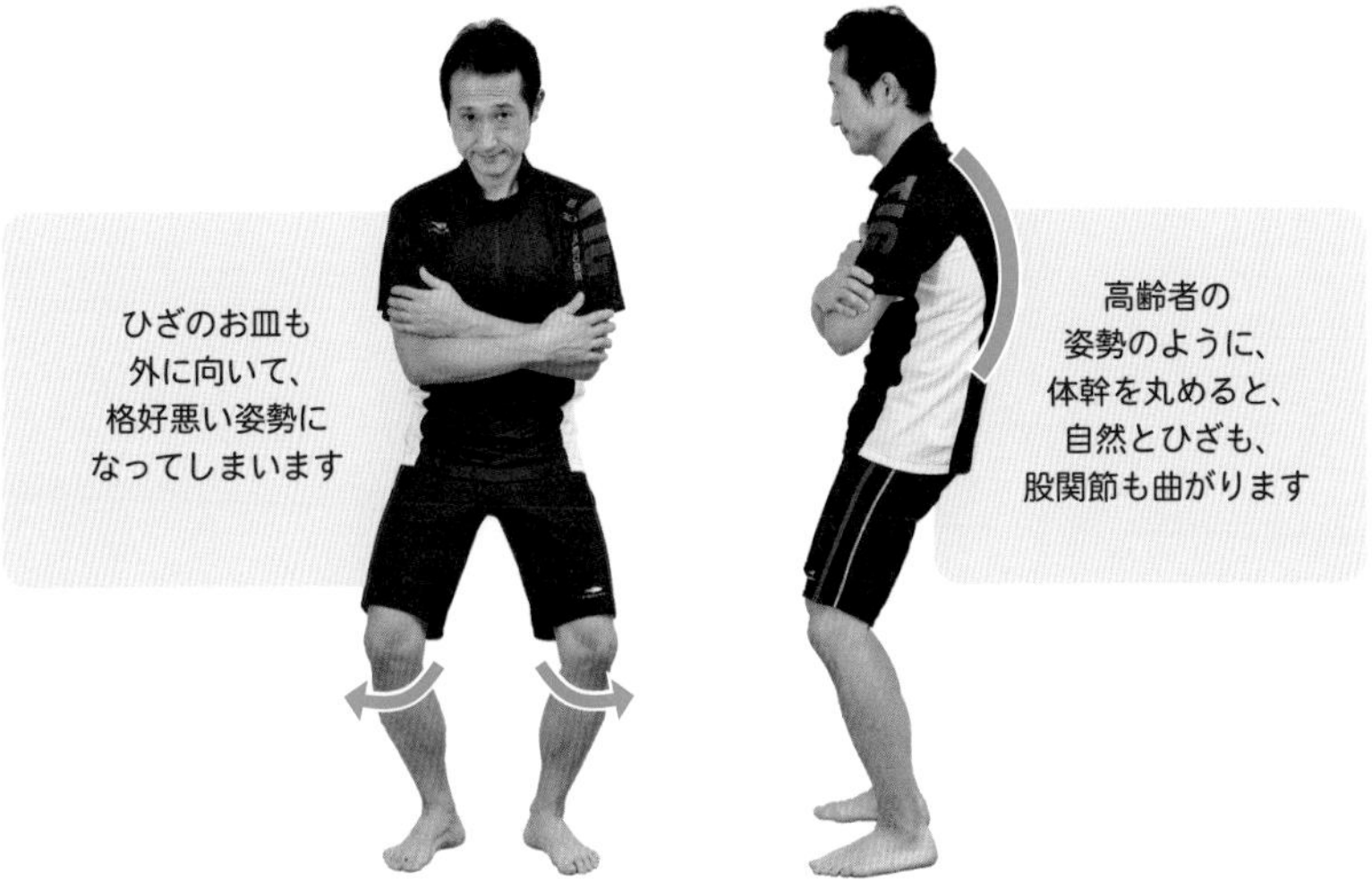
ひざのお皿も
外に向いて、
格好悪い姿勢に
なってしまいます
高齢者の
姿勢のように、
体幹を丸めると、
自然とひざも、
股関節も曲がります

高齢者の姿勢をイメージしてみよう

つまり、この丸まった姿勢になると、そうでないときと比べ、体を動かすのがおっくうになってくるのです。また、このような姿勢になると、偏った部位に負担がかかるようになります。このため、**姿勢が悪くなると、体の様々な部位に負担がかかり、いろいろな部位に痛みや変形を起こすようになります。**

こうしたことから、体幹、股関節、ひざが硬くなるのを予防し、姿勢が悪くなることを最小限にすることが、健康を維持するためには極めて重要なのです。

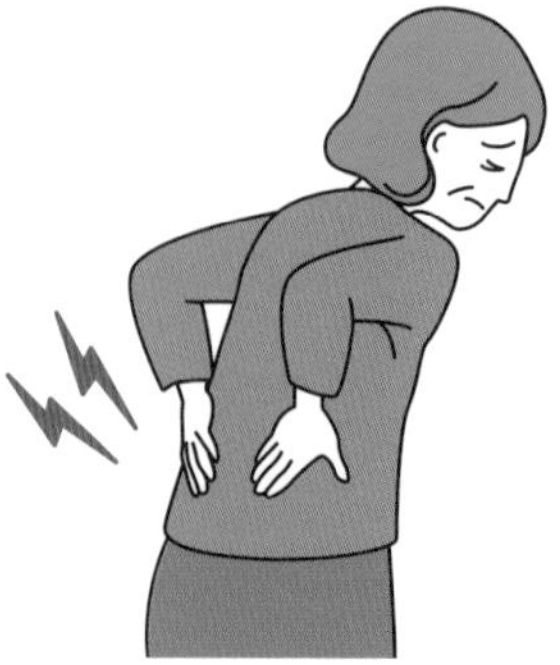

姿勢を維持および改善するためのトレーニング

姿勢を良くするためには、体幹が伸び、股関節が伸び、ひざが伸びた状態で立つことが必要です。加えていうと、下半身、骨盤、体幹を一直線にして立つことが大切です。次に立つときの意識の仕方として私が指導しているトレーニングを2つ紹介します。

立位トレーニング（立ちトレ）

良い姿勢で立つことは、体重のかけ方の偏りを改善し、バランス能力をアップさせる効果があります。また、それだけでなく、見た目がグッと若々しくなる効果もあります。うまくできるようになると、いつでも、どこでも、この**立ちトレ**ができます。

姿勢を整えるポイントは、①体幹、股関節、**ひざをまっすぐにする、②足の裏のど真ん中に体重をかけて立つ**、という2つです（下図）。たった2つだけと思うかもしれませんが、やってみると意外と難しいことが分かります。

鏡の前で立ち、ご自身の立ち方を横から見てください。すると、まっすぐに立っているようでも実はそうでもないことが分かると思います。よくあるのが、106ページの下図赤枠の右のようにお尻が少し出っ尻になり、腰が伸びていない姿勢です。また、106ページの下図赤枠の左のようにお尻が前にあり、背中が丸まる姿勢もよくあります。良い姿勢は全ての動作の基盤となりますので、鏡で確認しながら、良い姿勢を身につけていきましょう。

QRコード
立ちトレ

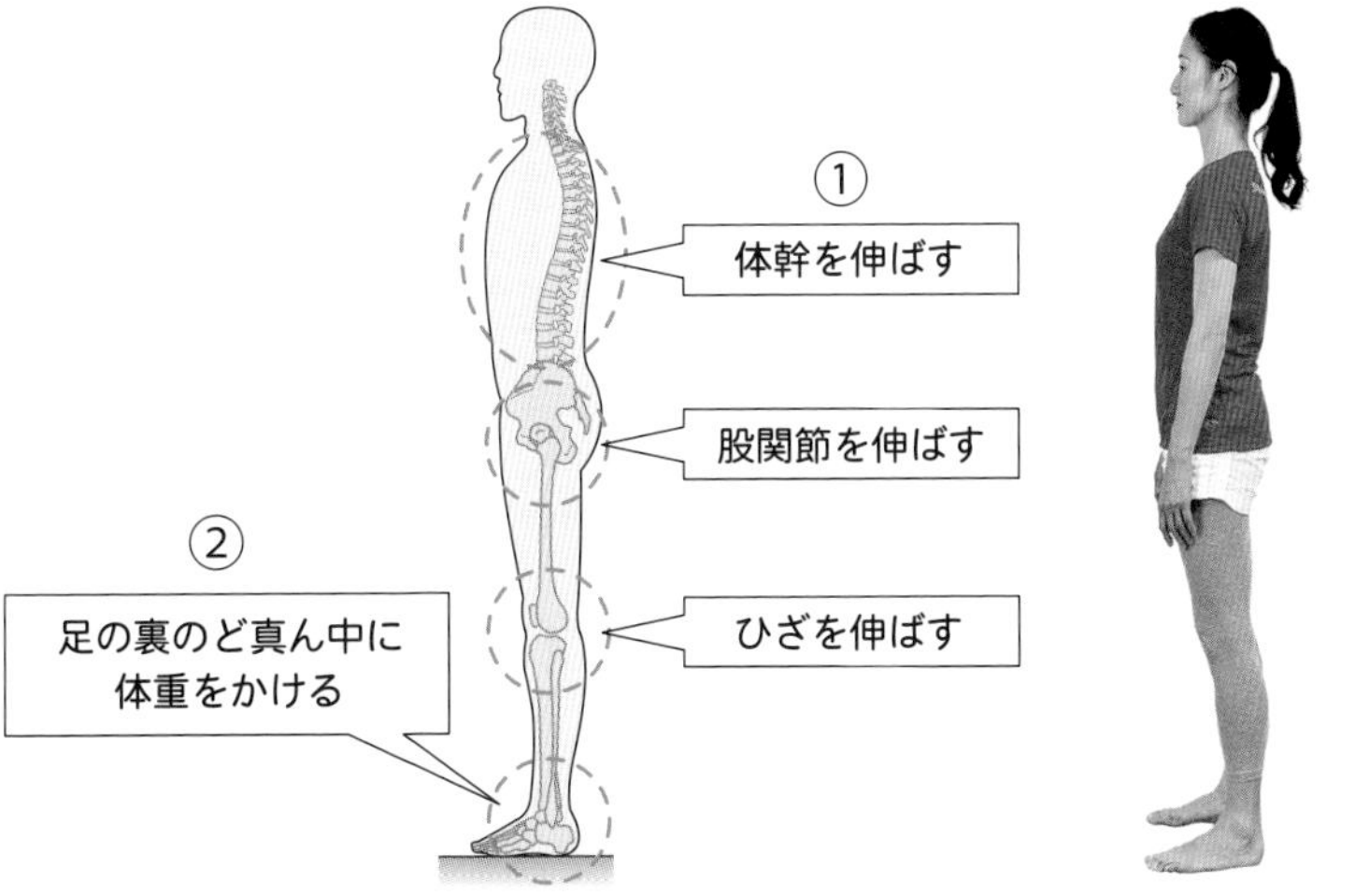
①
体幹を伸ばす
股関節を伸ばす
ひざを伸ばす
②
足の裏のど真ん中に体重をかける

立位トレーニング（立ちトレ）

もしあなたが、107ページの下図赤枠の右のようにお尻が少し出っ尻になり、腰が伸びていない姿勢であれば、「足の裏のど真ん中に体重をかけて立つ」だけでなく、「みぞおちを上に1㎝だけ上げるようにする」ことも意識すると自然と姿勢がきれいになります。普段立っているときに、この2つのポイントを心がけてきれいな姿勢で立つようにしましょう。加えて、力まずに立つことも大切なポイントです。

また、もしあなたが107ページの下図赤枠の左のようにお尻が前にあり、背中が丸まる姿勢であれば、「お尻を軽く引く」「胸を軽く張る」、この2つを意識すると自然と姿勢がきれい

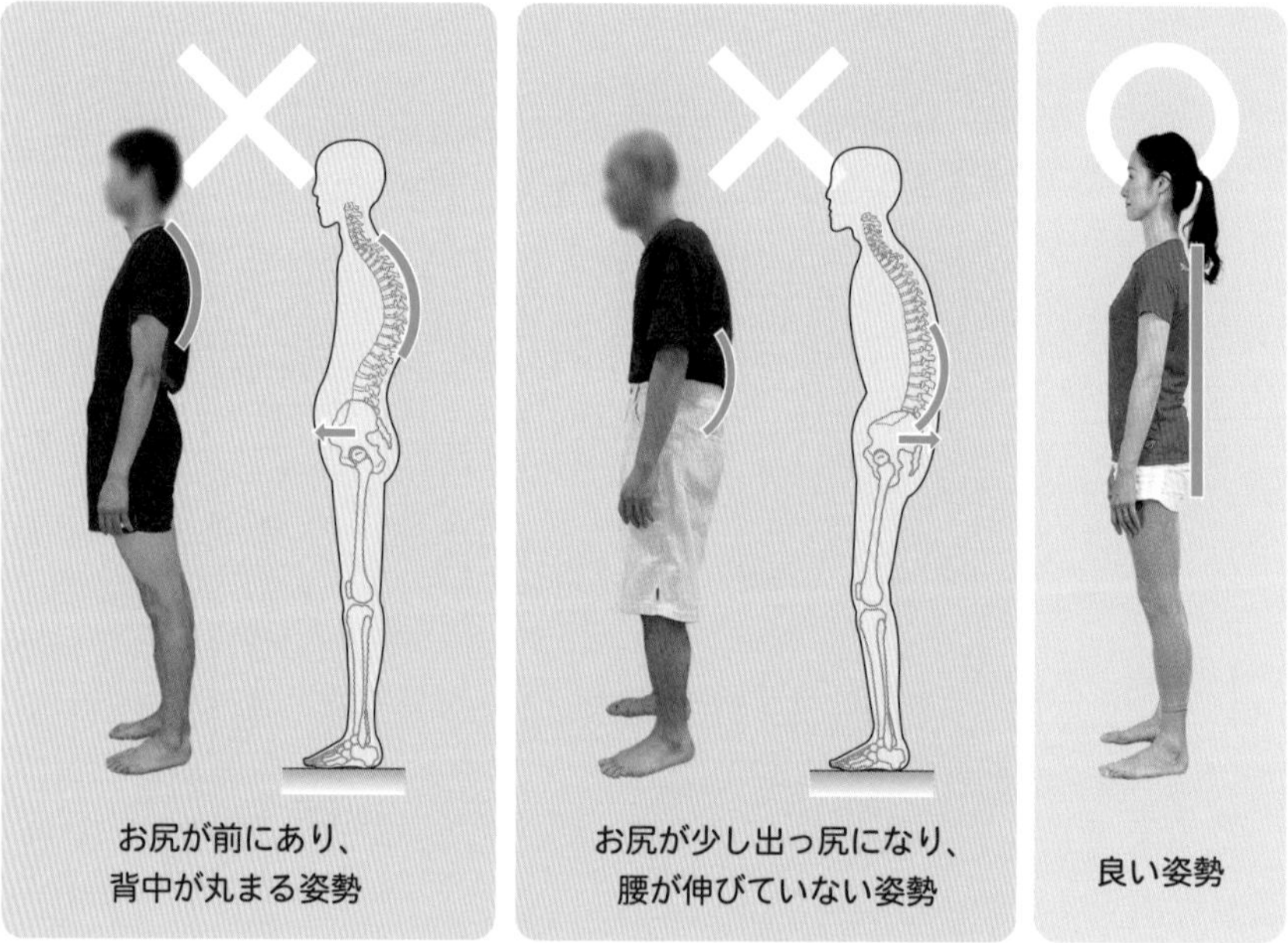

体幹の様々な姿勢

になります。ただし、「お尻を軽く引く」際に、体重が踵にかからないように注意してください。体重はあくまでも「足の裏のど真ん中に乗せる」ことを維持することが大切です。普段立っているときに、これらのポイントを心がけてきれいな姿勢で立つようにしましょう。この場合も、力まずに立つことも大切なポイントです。

運動を行ってみて、もし痛みが出るようなら、痛みの出ない範囲で行ってください。またその場で痛みが出なくても、あとで痛みが出るようであれば、その運動は控えてください。

QRコード
それぞれの特徴に合わせた姿勢の改善方法

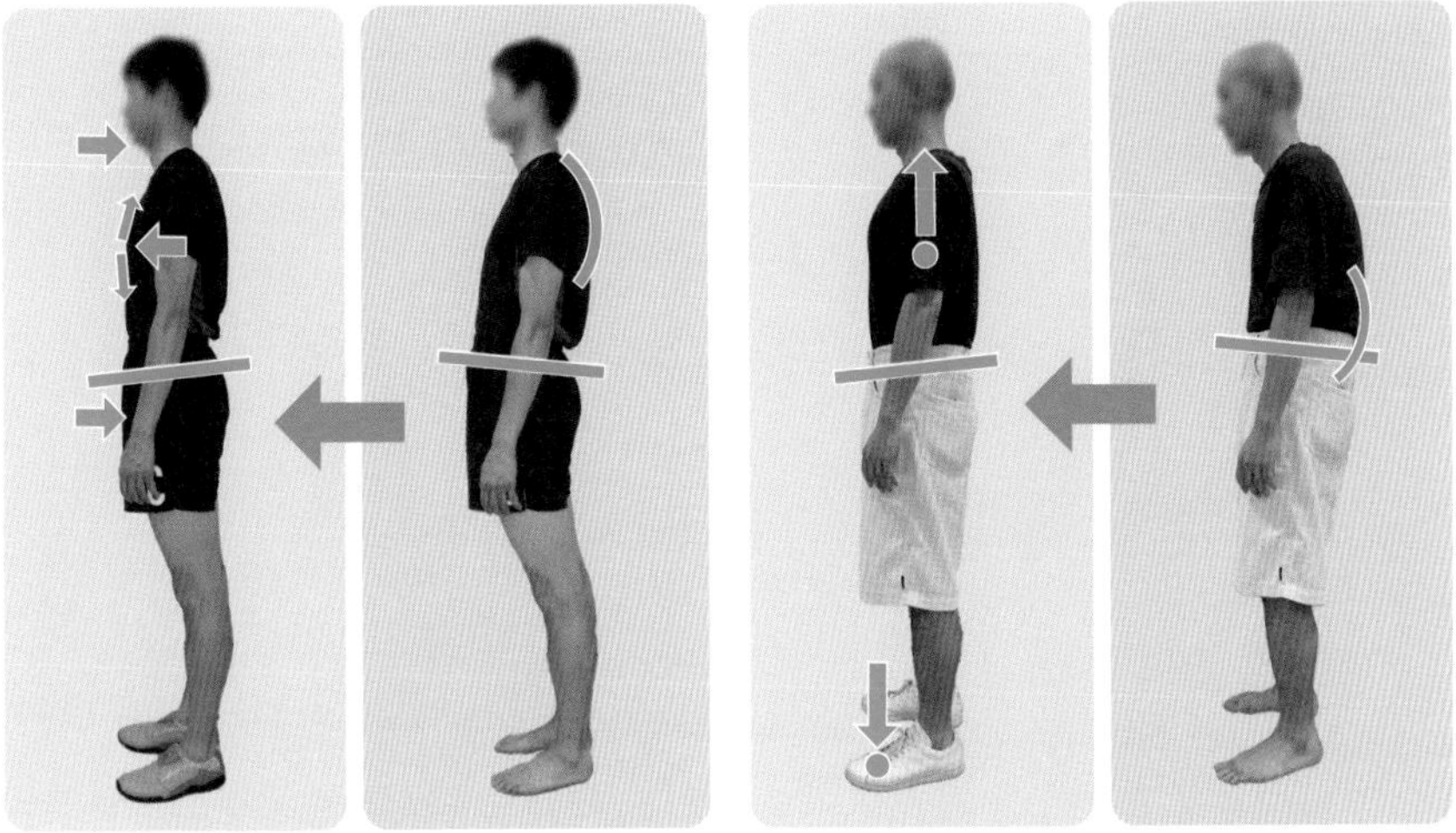

お尻が前にあり、
背中が丸まる姿勢の改善方法

「お尻を軽く引く」、「胸を軽く張る」、この２つを意識すると自然と姿勢がきれいになります。

お尻が少し出っ尻になり、
腰が伸びていない姿勢の改善方法

「足の裏のやや前方に体重が乗るようにする」、「みぞおちが上に上がるようにする」この２つを意識すると自然と姿勢がきれいになる。

片脚立位トレーニング（片脚トレ）

良い立位姿勢が取れるようになったら、**片脚トレ**も行うと、さらに姿勢改善に役立ちます。**片脚でバランスを保てることは、すべての運動の基本となるため**重要です。私は多くの患者さんにこのトレーニングを指導しています。このトレーニングも立ちトレと同様で、姿勢を整えるポイントは、**①体幹、股関節、ひざをまっすぐにする、②足の裏のど真ん中に体重をかけて立つ、**という2つだけです。ただし、片脚となると、良い姿勢を取ることがさらに難しくなります。

まず1つ目のポイント**①体幹、股関節、ひざをまっすぐにする**ですが、行ってみると意外と難しいことが分かるはず

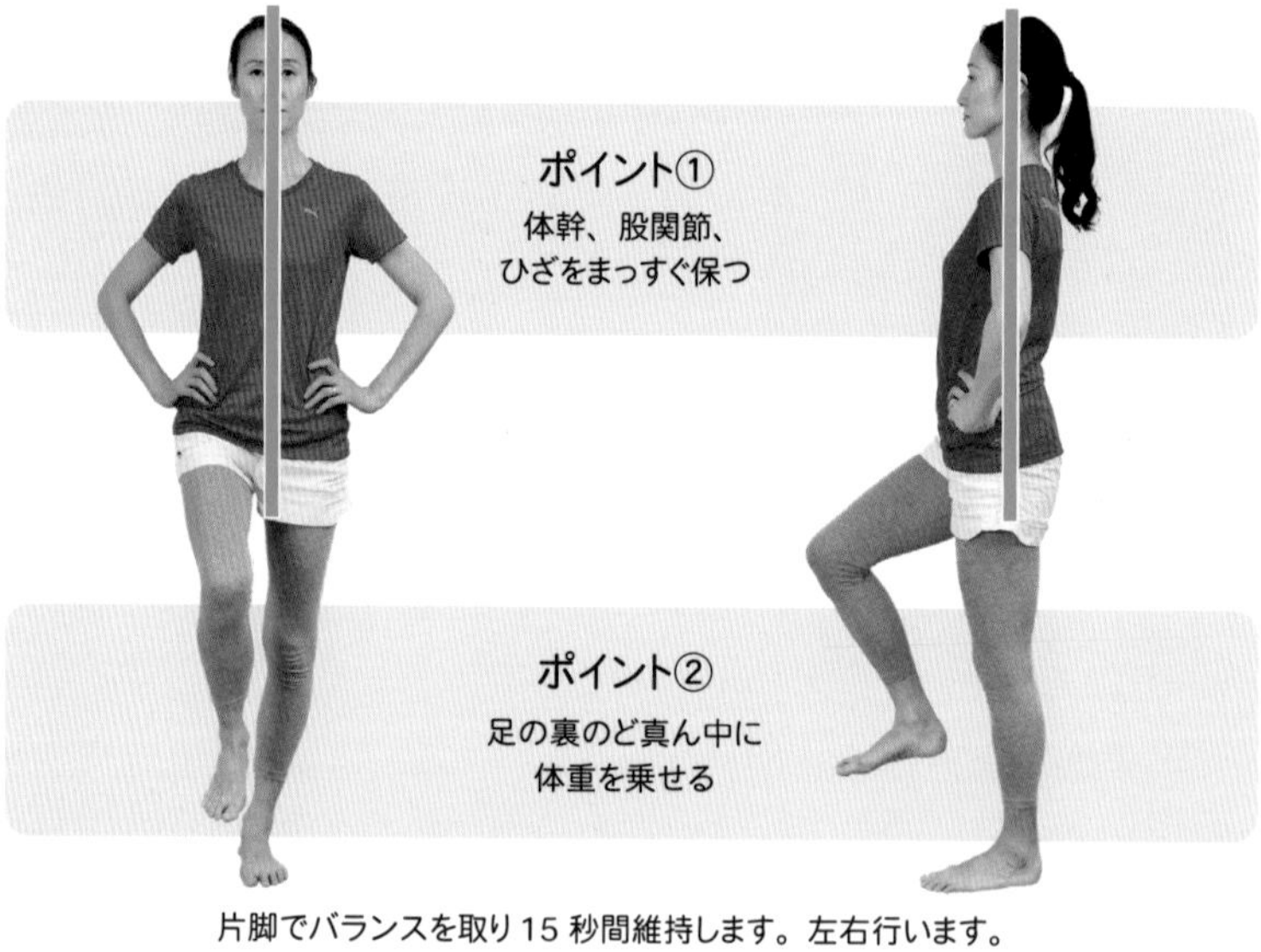
ポイント①
体幹、股関節、
ひざをまっすぐ保つ
ポイント②
足の裏のど真ん中に
体重を乗せる

片脚でバランスを取り15秒間維持します。左右行います。

片脚立位トレーニング（片脚トレ）

です。よくある例として、お尻を後ろに引いたり、上体がのけぞってしまうという人が多くいます。また、内側や外側に傾く人も少なくありません（下図赤枠の左）。鏡の前で行い、実際にどんな状態になっているのかを認識することが大切です。自分の姿勢がどうなっているのかを認識しながら練習することで、**体幹、股関節、ひざ**がまっすぐという感覚を身につけることができます。また、必ず右足↓左足↓右足という具合に、左右交互に行うようにします。これにより、バランスの良い側と比較し、悪い側の姿勢がどのように違うのかがより分かりやすくなり、**体幹、股関節、ひざ**がまっすぐという感覚を身につけやすくなります。

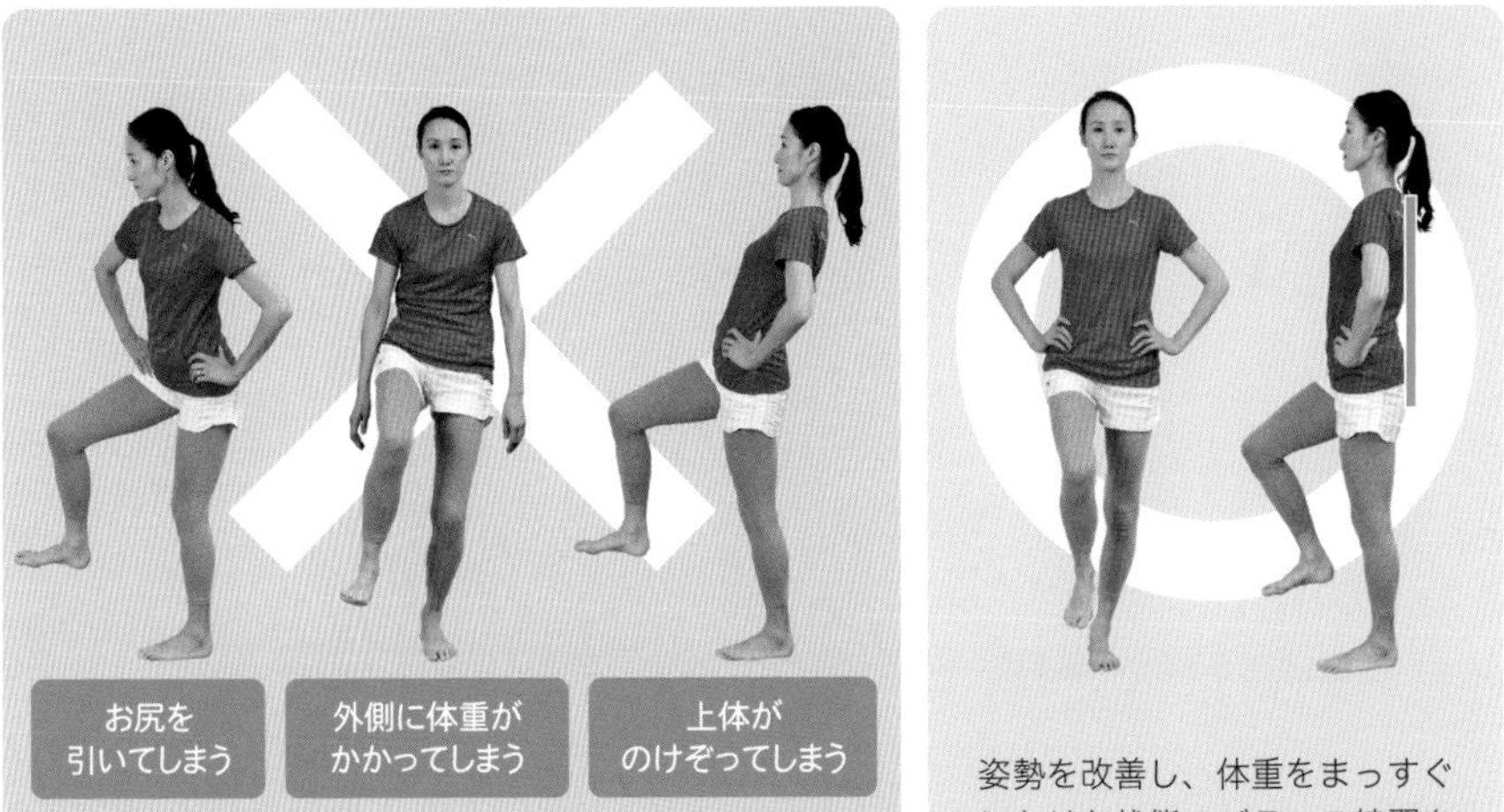
お尻を
引いてしまう
外側に体重が
かかってしまう
上体が
のけぞってしまう

体重のかけ方が偏った状態でバランス練習を行ってもバランス能力の改善はあまり期待できない。

姿勢を改善し、体重をまっすぐにかけた状態でバランス練習を繰り返すと、バランス能力はどんどん改善していく。

「体重のかけ方の偏り」を変えることの効果

次に2つ目のポイント②**足の裏のど真ん中に体重をかけて立つ**ですが、足の指の使い方を覚えると、より上手くできるようになると思います。足の指の使い方は、45ページでも触れましたが、きれいに立つためには絶対に必要なので、ここでもう一度理解しておきましょう。

下図を見てください。左図のように、爪が前を向いて、指の先端部分が床についている人は多いですが、この指の使い方では指に力は入りません。足の指の腹の部分が床についていることが大切です（爪は上を向く）。これにより指に力が入りやすくなり、片脚の安定性が格段に良くなります。

QRコード
片脚トレ

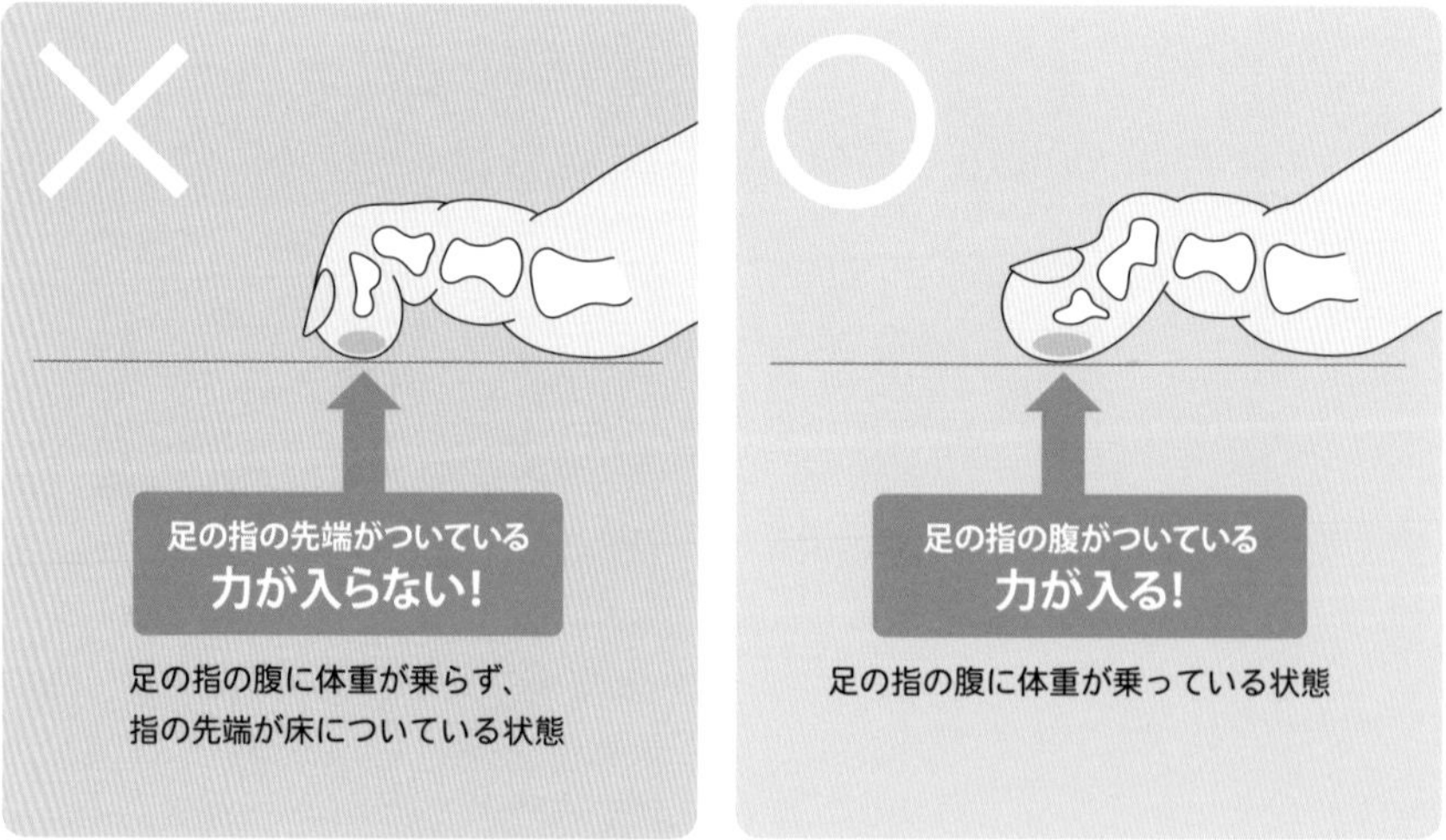
足の指の先端がついている
力が入らない!
足の指の腹に体重が乗らず、
指の先端が床についている状態
足の指の腹がついている
力が入る!
足の指の腹に体重が乗っている状態

足の指の使い方

足の指の使い方も意識しながら練習することで、「足の裏のど真ん中に体重をかけて立つ」という感覚を身につけやすくなります。さらに、必ず右足↓左足↓右足という具合に、左右交互に行います。バランスは、ほとんどの人で左右差があります。左右交互に行うことで、バランスの良い側と比較し、悪い側の足の裏に体重が乗る場合に位置がどのように違うのかがより分かりやすくなります。たったこれだけのことですが、このトレーニングを毎日行うことで、必ず姿勢もバランスも改善します。

運動を行ってみて、もし痛みが出るようなら、痛みの出ない範囲で行ってください。またその場で痛みが出なくても、あとで痛みが出るようであれば、その運動は控えてください。

立ちトレも、片脚トレも、ときどき、鏡などで姿勢をチェックして、無意識でもまっすぐ立てるようにしていきましょう。無意識でもまっすぐ立てるようになれば、テレビを見ながら行っても良いと思います。時間と場所を選ばずにできるのが、この2つのトレーニングの特徴です。ぜひ、生活の中のちょっとした時間に積極的に取り入れてみてください。

第３章を読み終えて、体の柔軟性と姿勢の重要性をご理解頂けたのではないでしょうか。ここまでに８つのトレーニングを紹介しました。もちろん全てを行って頂くことが理想ではありますが、しかし、まずは77〜79ページ「４・自分の柔軟性をチェックしよう！」の項目で、要注意だった部位のトレーニングだけを行うのも良いかと思います。簡単なところから始め、そして効果を感じるようなら少しずつ項目と量を増やしていきましょう。

歩き方だけを気を付けても、体の柔軟性が低下していたり、姿勢が悪い状態では「良い歩き方」を身につけることはできません。**体の柔軟性と姿勢の維持・改善が「良い歩き方」の基盤になる**ことを忘れないでください。

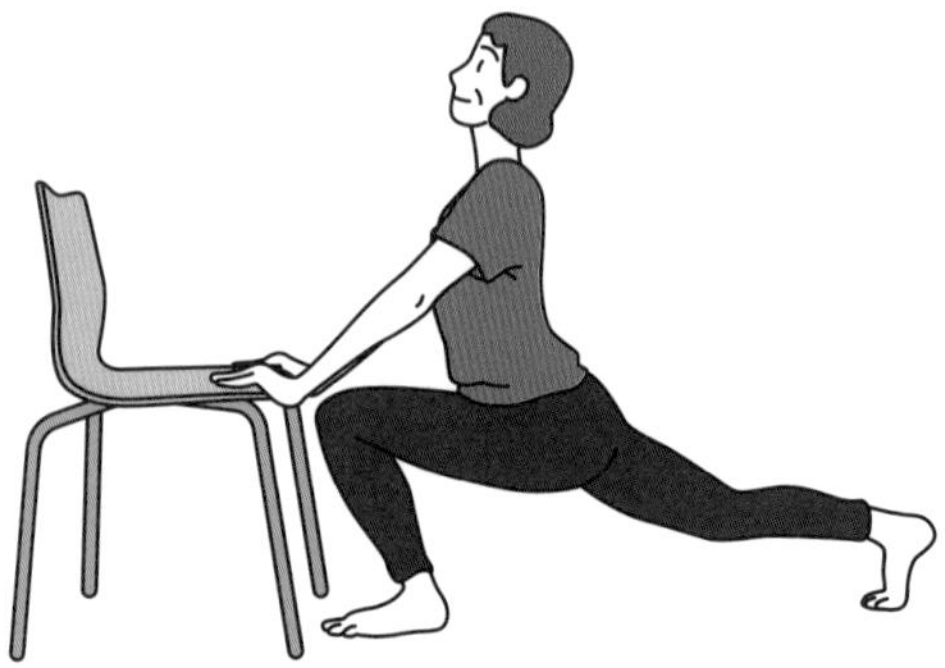

第３章のまとめ

体が硬くなると、姿勢や歩き方が悪くなり、さらにケガ・転倒のリスクが上がったり、関節の痛みなどの不調が多く生じるようになる。

加齢に伴い硬くなる部位は、**「体幹」「股関節」「ひざ」**の３つであり、これらの部位の伸びる方向への柔軟性が失われていく。

体の硬さは体幹から始まり、後ろに反る動きが硬くなることによって、体幹が丸まっていく。そのため、体幹の柔軟性を維持・改善するためのトレーニングとして、「**反りトレ**」「**のびトレ**」を紹介した。

良い歩き方を行うには、股関節を後ろに伸ばす柔軟性を維持・改善することが重要で、加齢に伴い硬くなりやすい。そのため、股関節の柔軟性を維持・改善するためのトレーニングとして、「**大腰筋トレ**」「**しりトレ**」を紹介した。

ひざは伸びる方向への動きが硬くなりやすく、ひざが伸びなくなると痛みや変形に直結する。そのため、ひざの柔軟性を維持・改善するためのトレーニングとして、「**屈伸トレ**」「**押しトレ**」を紹介した。

姿勢が悪くなると、体の様々な部位に負担がかかり、いろいろな部位に痛みや変形を起こすようになる。そのため、良い姿勢を維持・改善するためのトレーニングとして、「**立ちトレ**」「**片脚トレ**」を紹介した。

コーヒーブレイク③

辛い腰・殿部・大腿部の痛みとしびれ

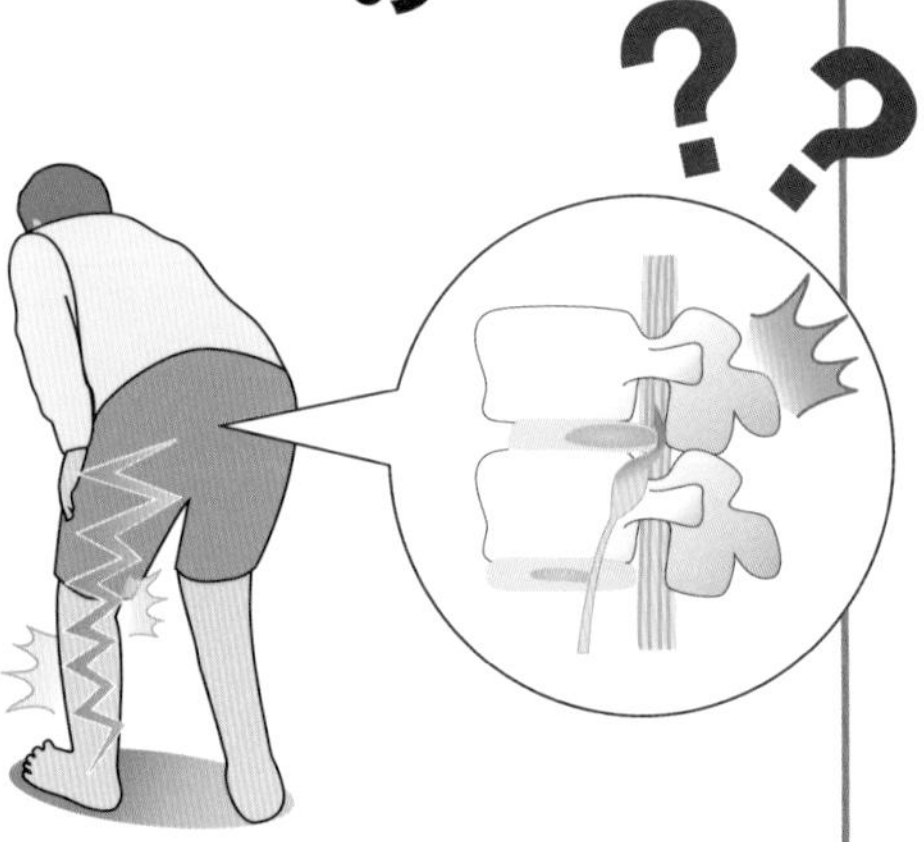

（S・Tさん 58歳　男性　会社員）

きっかけははっきりしないのですが、数年前から腰痛に悩まされるようになりました。それでもなんとか、だましだまし生活していましたが、腰の痛みはだんだん左の殿部から太ももの外側の痛みに変わり、さらに痺れも出るようになって、長時間歩いたり、立ったりしていることがつらくなってきました。

そこで、病院に行ってMRI検査を受けたところ、椎間板ヘルニアと診断されました。鎮痛剤を処方され、電気治療や温熱療法などを続けましたが、痛みが引くことはなく、「もし痛みが取れなければ、手術をするしかないですね」と言われ、不安な日々が続きました。

ネットで調べると、椎間板ヘルニアの手術を受けて下半身に麻痺が残った、手術をしても再発する可能性があるなど、悪い情報ばかりが目に入ります。

そんな折、友人から、「椎間板ヘルニアと診断されて、腰の痛みで苦しんでいた母親が、ある先生に診てもらったら痛みがなくなって、楽に歩けるようになったの。痛みの原因は別にあったみたい」という話を聞き、早速、私もその先生を紹介してもらうことになりました。

それが園部先生との出会いです。

園部先生に診てもらったことで、姿勢が悪いことが脚の外側に負担をかけ、殿部から太ももの外側の痛みを起こしていると言われました。そのため、姿勢改善のための体幹、股関節を中心とした柔軟性改善のトレーニングを教えてもらいました。すると数日で、殿部から太ももの後ろにかけての痛みとしびれがほとんどなくなりました。このことから、私の痛みは、椎間板ヘルニアによるものではなく、体の硬さや姿勢の悪さが原因で、負担がかかっていただけだったと分かりました。

椎間板ヘルニアが痛みの原因と思い込んでいた私にとって、目からウロコの出来事でした。改めて、自分がこれまで健康管理を行っていなかったことを痛感し、今ではご指導頂いたトレーニングを毎日行っています。

第4章

『園部式歩行』で いつまでも健康で長生き！

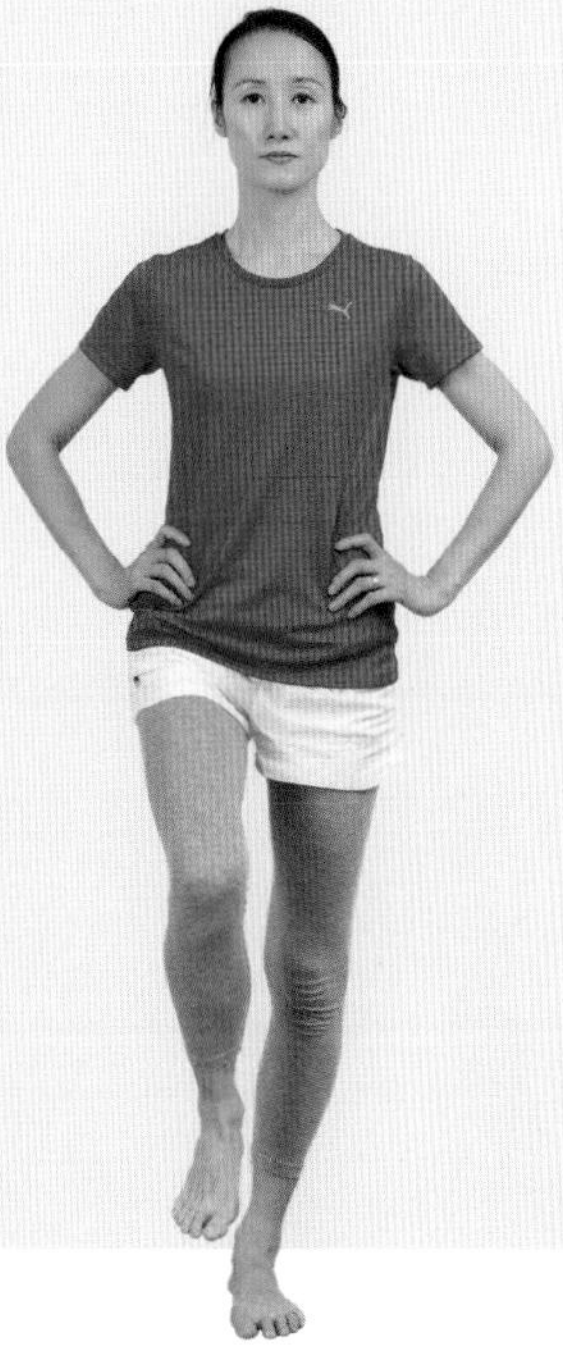

第2章では「良い歩き方の習得と実践」について、第3章では「良い歩き方の基盤つくり」について説明しました。『**園部式歩行**』とは、単なる歩き方のトレーニングではなく、この2つを合わせた、歩行に関わる総合的なトレーニングなのです。

この第4章では『**園部式歩行**』を継続するためのコツや日常生活での取り入れ方を紹介していきます。ご自身の状態に合わせて、『**園部式歩行**』を生活の中に取り入れていきましょう。

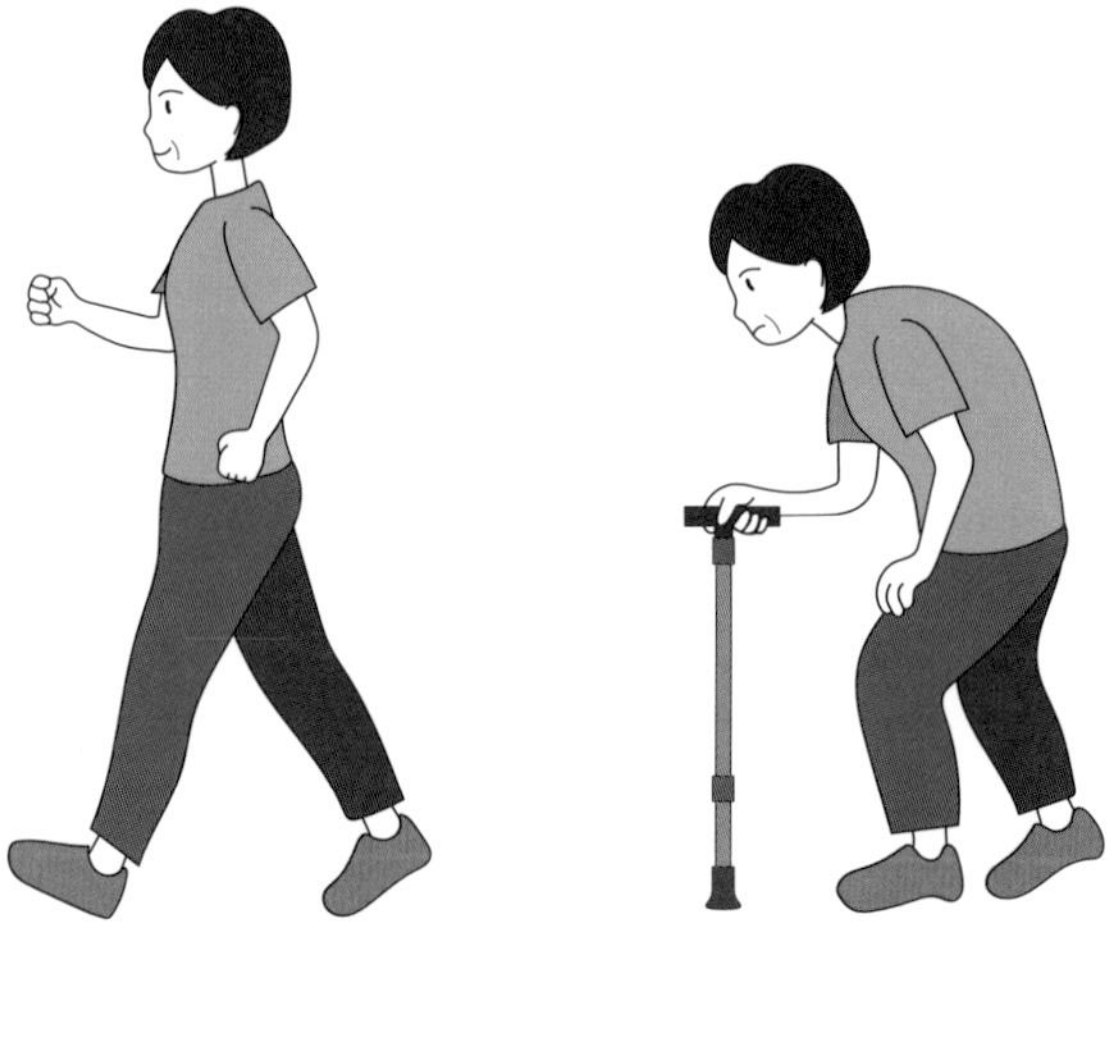

1 継続こそが健康の源

無理のない範囲から始めましょう！

この本をここまで読んでくださった人は、ご自身の健康に関心があり、そしてこの先もずっと健康でいたいという強い想いを持っていると思います。しかし、体のためとはいえ、トレーニングを継続して続けていくのは、なかなか難しいのも事実です。

しかし、**皆さん一人一人の体は、これからずっとお付き合いしていく大切な体です。**このことを強く念頭に置き、大切な愛車をメンテナンスするのと同じように、ご自身の体もちゃんとメンテナンスしてあげることを心がけてみてはいかがでしょうか。

まずは、あまり無理はせずに自分でできる範囲から気軽に始めてみましょう。**何よりも大切な事は継続することです。**もちろん、ときどき休みの日があっても良いと思いますが、継続することが何より大切であることを覚えておきましょう。

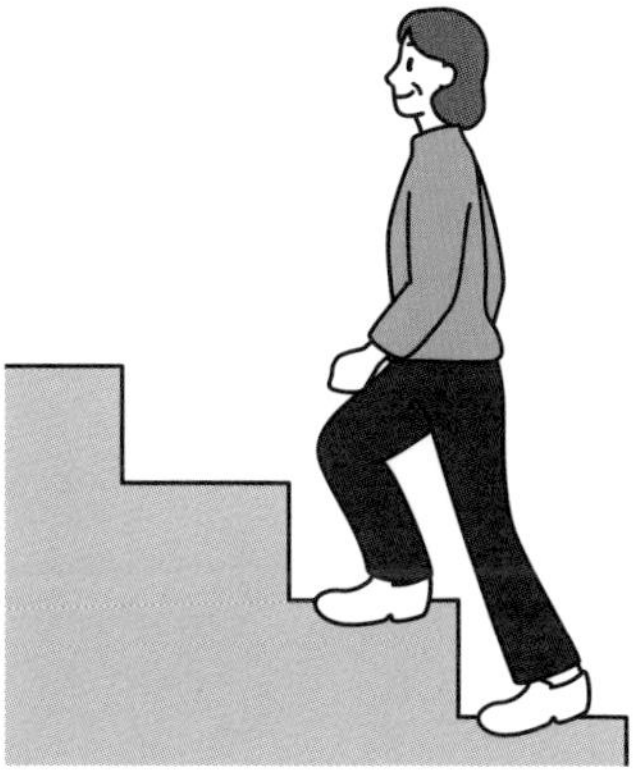

まずは「良い歩き方」でのウォーキングから

最も手軽に始められるのは、ウォーキングを生活に取り入れることでしょう。ただし、ウォーキングは「良い歩き方」で行わなければ意味がありません。「良い歩き方」を習得する前に、ウォーキングを行っても、体のどこかに痛みや強い張り感が生じるようになり、結局は継続が難しくなってしまいます。そのため、はじめは、「**ももトレ**」（41ページ）「**指腹トレ**」（45ページ）「**越えトレ**」（49ページ）の3つのトレーニングを併用して、ウォーキングを行いましょう。

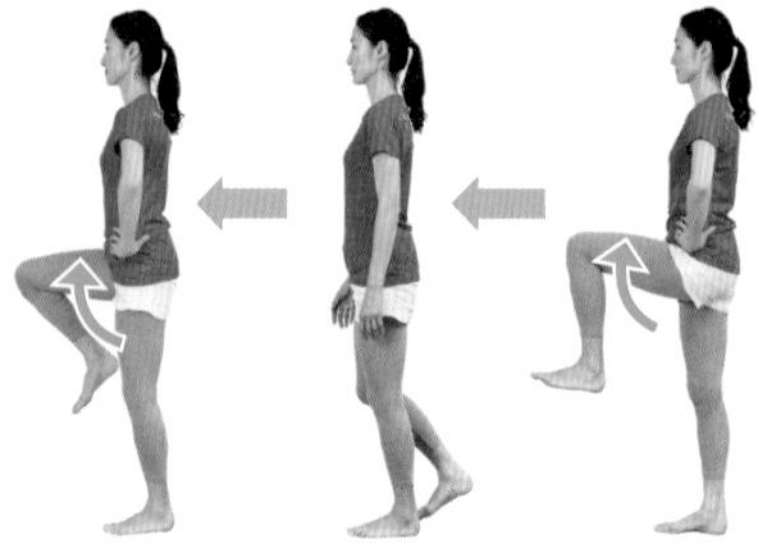

ももトレ（41ページ）

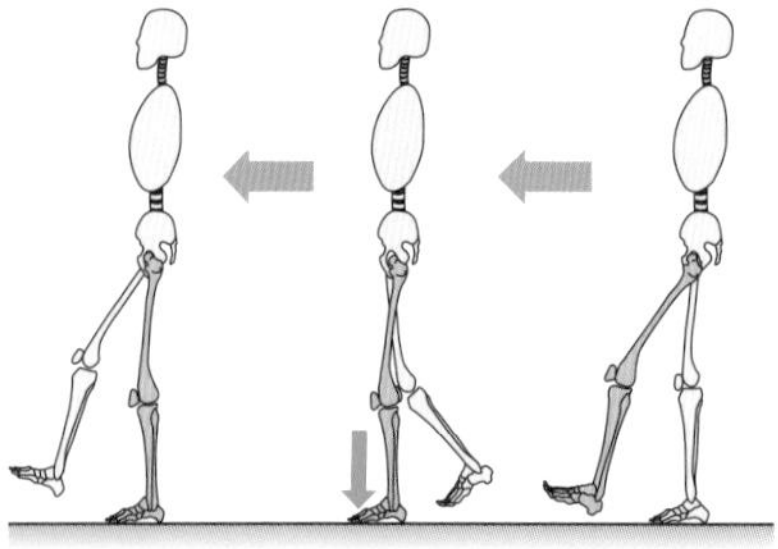

指腹トレ（45ページ）

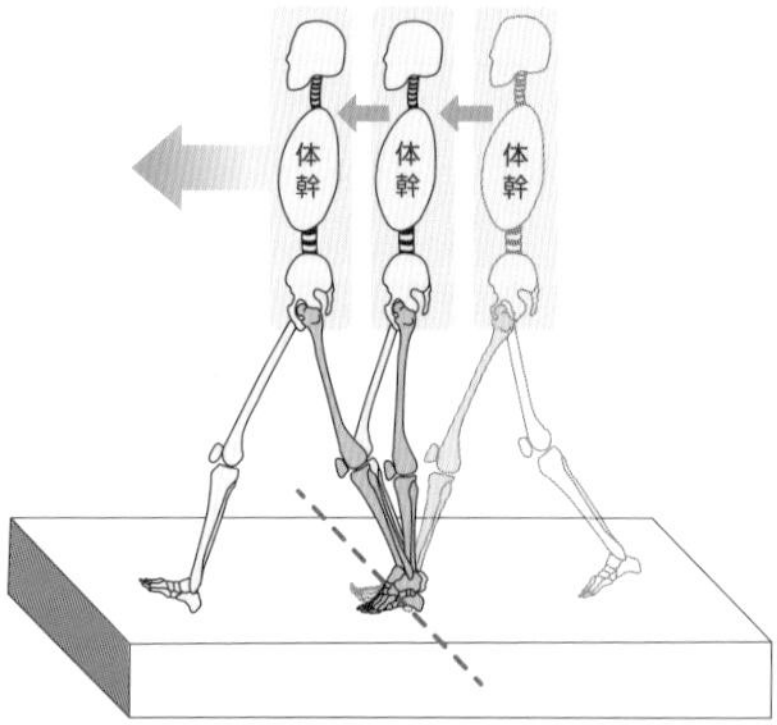

越えトレ（49ページ）

これらの3つのトレーニングを上手く行うことができるようになれば、「前の歩幅」と「後ろの歩幅」の両方の歩幅をうまく使えるようになり、全身の筋肉と関節の動きをまんべんなく使うことができます。そのため、歩くだけで、運動機能を概ね保つことができるのです。また「良い歩き方」を習得できれば、気持ち良く歩くことができますので、それほどストレスを感じずに継続ができると思います。はじめは20分程度の時間を確保しながら行っていきましょう。慣れてきたら徐々に時間を延ばしたり、速度を上げるなど、ご自身の状態に合わせて変えていきましょう。繰り返しますが、大切なことは**〝継続〟**です。無理なく、継続できる時間と速度で行うことが大切です。

また、ご自身の歩き方を定期的にチェックすることも必要です。なぜなら、自分では気づかないうちに歩き方が変わってしまっていることもあるからです。そのため、少なくとも1週間に1度は、「良い歩き方」を習得するための3つのトレーニングを行い、自分の歩き方をチェックしてください。具体的にいうと、「ももトレ」によって**体幹の直立位が保てている**か、「指腹トレ」によって**足の指の腹に乗せこむ感覚ができている**か、「越えトレ」によって**体幹を前方にしっかり運べているか**などのチェックは行うようにしてください。定期的にチェックすることによってご自身の歩き方を軌道修正することができます。

体の柔軟性と姿勢を維持・改善するためのトレーニングも取り入れる

ウォーキングに加え、可能であれば体の柔軟性と姿勢を維持・改善するためのトレーニングを行います。私は、たくさんの患者さんに、それぞれの状態に合わせた様々なトレーニングを指導してきましたが、指導したトレーニングを適切に継続できる患者さんは半分程度しかいないと感じています。つまり、多くの方にとって生活の中でトレーニングを取り入れることは意外と難しいことなのです。このため、できるだけ手軽に始められる「良い歩き方」でのウォーキングからはじめ、そしてさらに健康を維持したいと考える方は、より必要なトレーニングを加えていくといった考え方が良いでしょう。理想よりあくまでも継続できることを重視し、段階的に『園部式歩行』を進めていきましょう。

ただし、次に該当する方は、できれば体の柔軟性と姿勢を維持・改善するためのトレーニングも取り入れることをお勧めします。

① 還暦を超えている

② 77～79ページのチェック項目で柔軟性に問題がある

③ 体のどこかに、痛みや強い張り感がある

これらの1つでも該当する方は、体の柔軟性と姿勢を維持・改善するためのトレーニングを併用して行った方が、結局は効果的なウォーキングができるでしょう。そして人生の晩年まで健康を維持しやすくなります。

体の柔軟性と姿勢を維持・改善するためのト

レーニングは、すべて行う方がよいですが、まずは硬いと感じる部位だけを行うことから始めても良いでしょう。第3章「良い歩き方の基盤つくり」の復習をして、自分で行うトレーニングを選別し、生活の中に取り入れていきましょう。例えば、下図の方のように、背中が丸く、体幹の硬さを感じる方は、「のびトレ」などを取り入れるとよいでしょう。

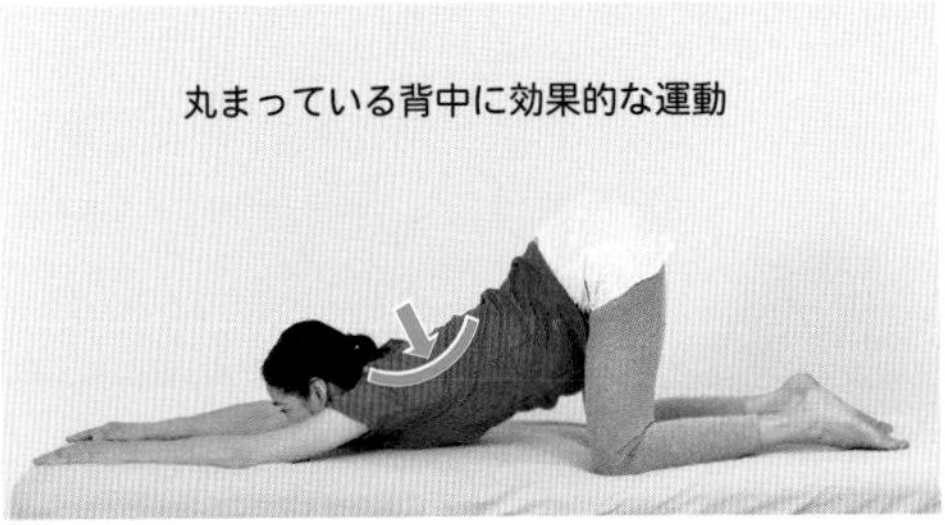

のびトレ（87ページ）

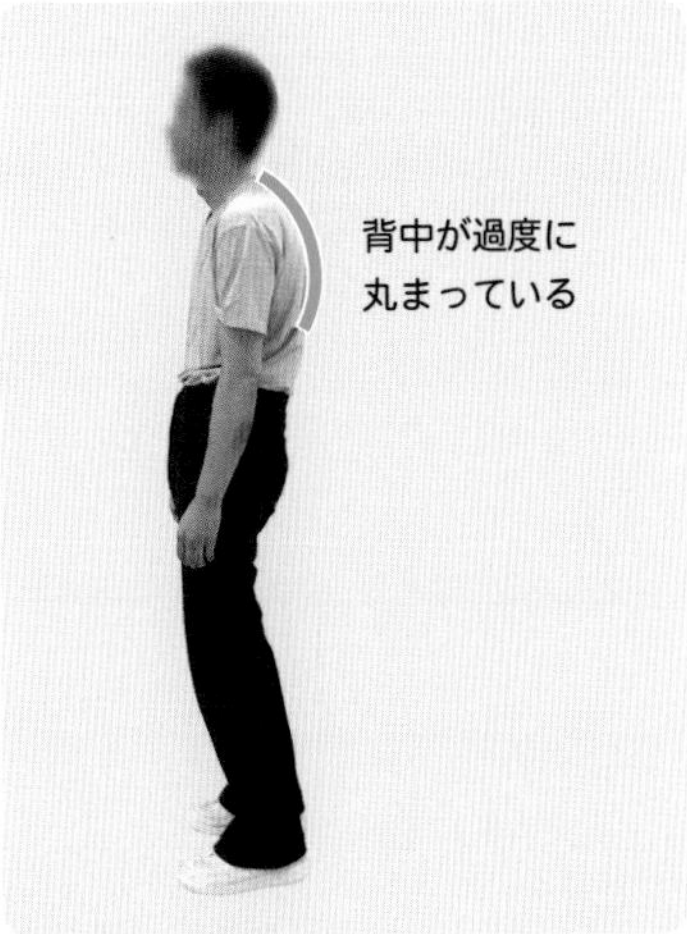

背中が丸く体幹の硬さを感じる方は
のびトレを取り入れましょう！

2 効果を実感しましょう！

三日坊主にならず、継続するためには効果を実感することも大切です。 いろいろな点で効果を実感できれば、やる気がさらに湧き上がってくるでしょう。

私自身のことを言えば、若い頃は姿勢の悪さが1つの悩みでした。実際に若い頃の写真を見ると、あごが前に突き出ていて、背中が丸まっていて、悪い姿勢の典型例でした。しかし、**この本で紹介したトレーニングを10年以上続けた結果、どの写真を見てもとても姿勢が良くなっています。** また、患者さんからもよく「先生はとても姿勢が良いですね」と言われるようになりました。

こういったことからも、自分自身を通じて〝**体が変わる**〟ということをよく知っています。きっとこうした効果の実感が、私が20年以上トレーニングを継続することができた1つの理由だと思います。

『**園部式歩行**』を1ヶ月継続できたら、次の4つの点をご自身で確認してみてください。

① チェック項目の変化
② 痛みや張り感の変化
③ 体の疲れや重さの変化
④ 姿勢の変化

変わらない点もあるかもしれませんが、いくつかの項目で効果を実感することができるはずです。

①チェック項目の変化

77〜79ページで行ったチェック項目をもう一度チェックしてみましょう。特に、「要注意」の項目があった方は、その項目に変化があったかを確認してみましょう。もし変化があれば、それはとても良い兆候だと思います。

また「良い歩き方」を習得するための「ももトレ」「指腹トレ」「越えトレ」の3つのトレーニングを定期的に行うことで、体幹が直立した状態で体幹をより前方へ運ぶ動きが少しずつ上手く行えるようになることを実感できると思います。

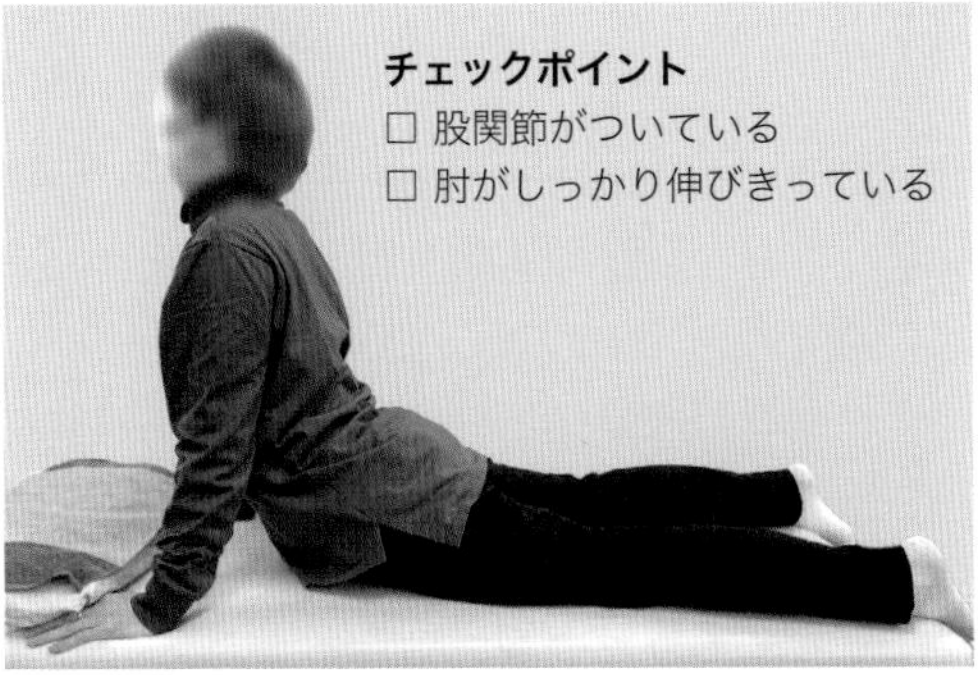

① 体幹の柔軟性のチェック（77ページ）

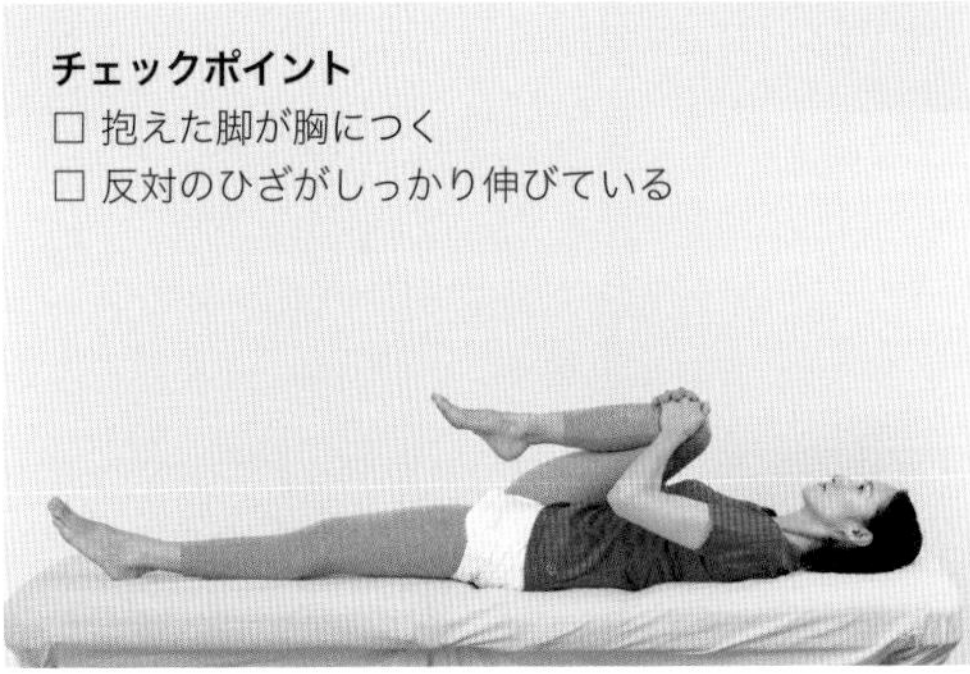
チェックポイント
□ 抱えた脚が胸につく
□ 反対のひざがしっかり伸びている

② 股関節の柔軟性のチェック（78ページ）

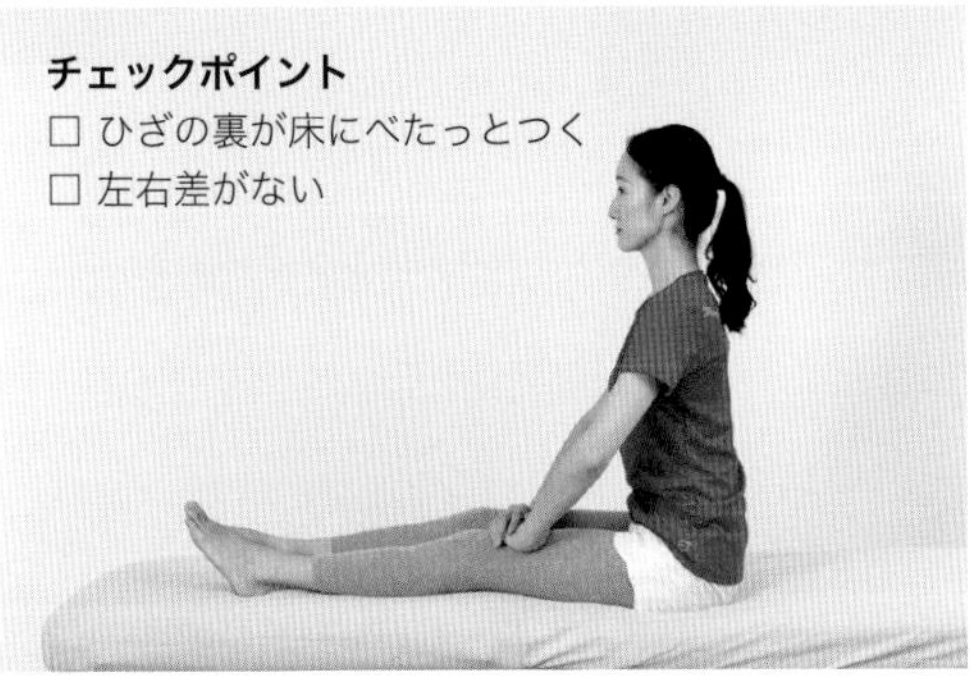
チェックポイント
□ ひざの裏が床にべたっとつく
□ 左右差がない

③ ひざの柔軟性のチェック（79ページ）

②痛みや張り感の変化

体に痛みや張り感のある方は、今の痛みと張り感が、「どこに」「どの程度」「どんなとき」にあるのかを記載しておきましょう。そしてトレーニングを1ヶ月継続したら、もう一度その痛みと張り感を確認してみましょう。気づくと痛みや張り感がなくなっているなんてこともあると思います。

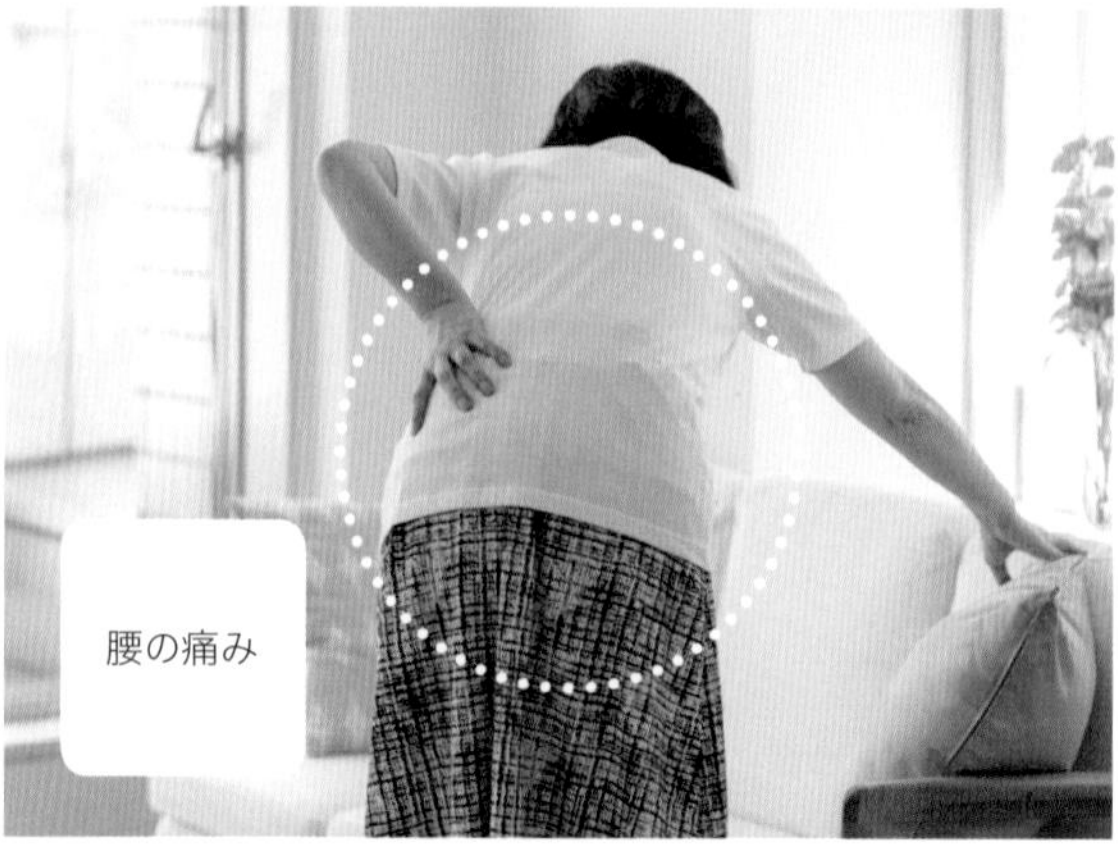

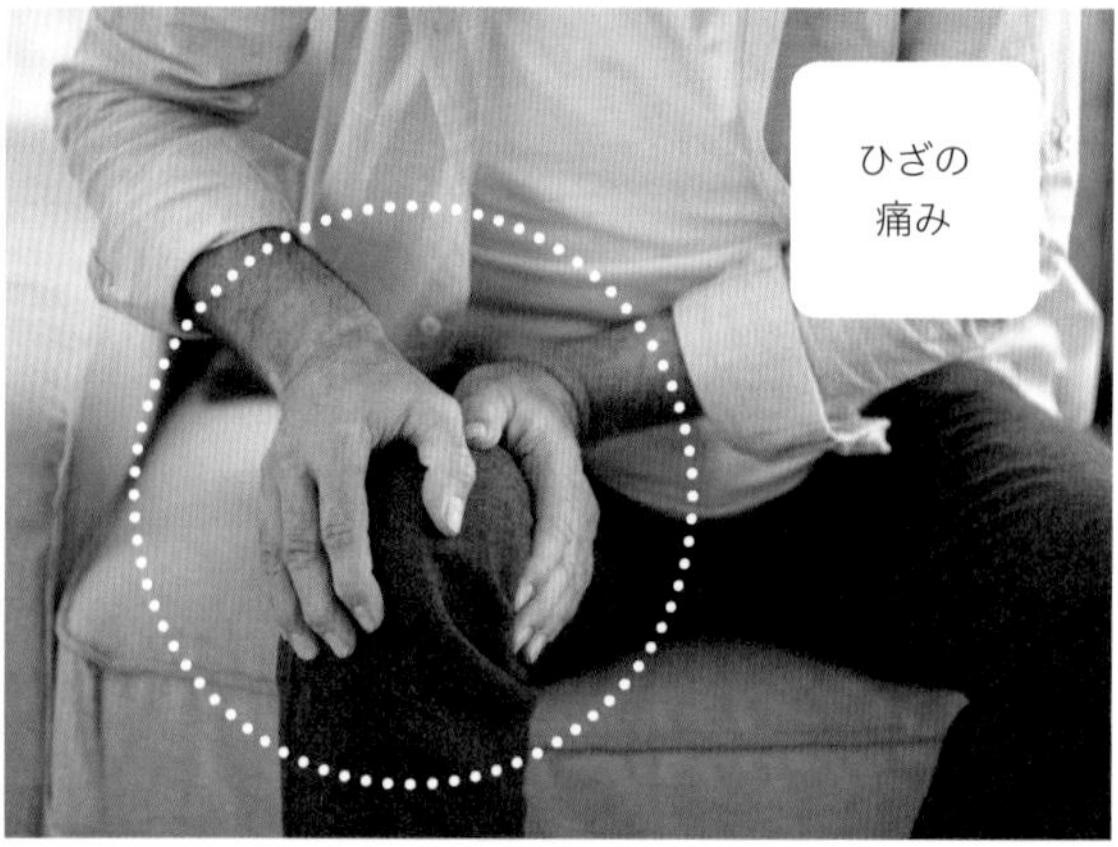

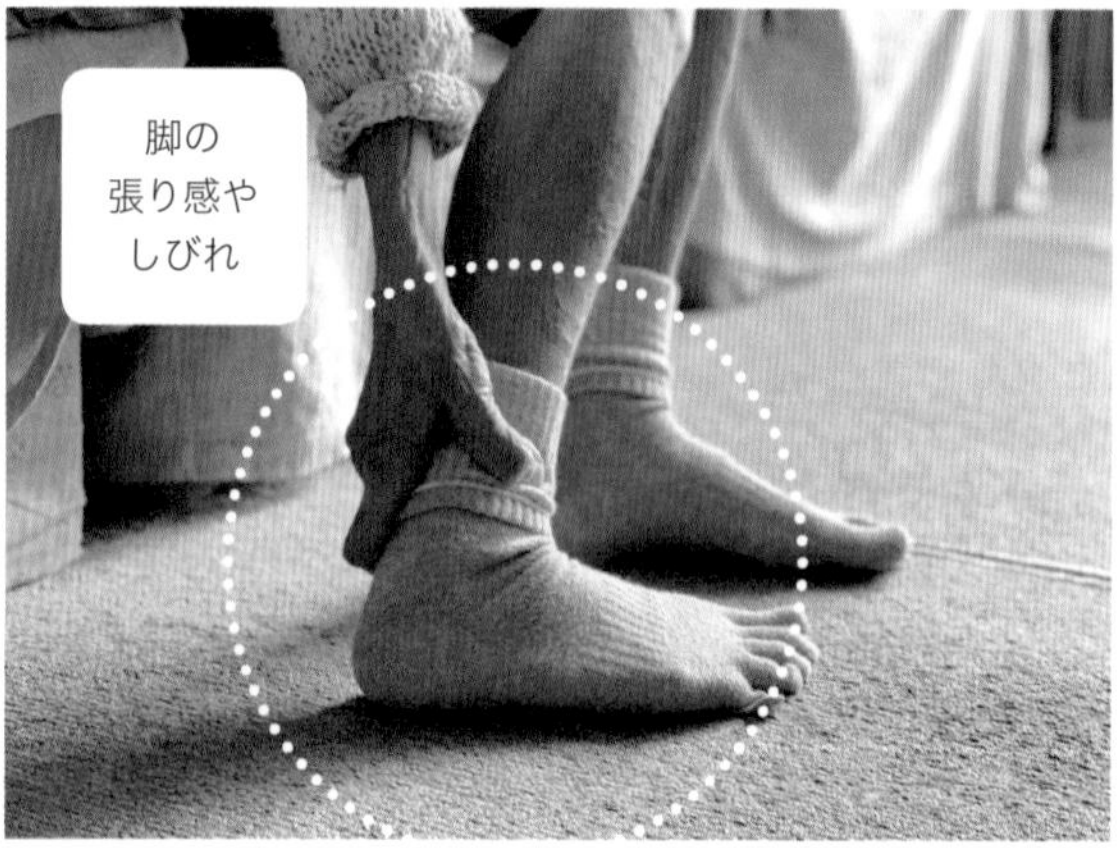

③体の疲れや重さの変化

　毎日の生活の中で体の疲労感や重さを感じている人は、トレーニングを1ヶ月継続したら、体の疲労感や重さの変化を確認してみましょう。これについても、気づくと疲労感や重さがずいぶん軽くなっているなんてこともあると思います。

　また、「良い歩き方」でのウォーキングを毎日取り入れると、体力が増大し、体が軽くなり、これまでより元気な自分に気づくこともあると思います。

④姿勢の変化

　私自身の例でも挙げましたが、姿勢の変化に気づく人も多いと思います。姿勢が良くなることは、男性も女性も例外なく、より美しく見えるようになります。継続するためのモチベーションを高めることにつながるでしょう。

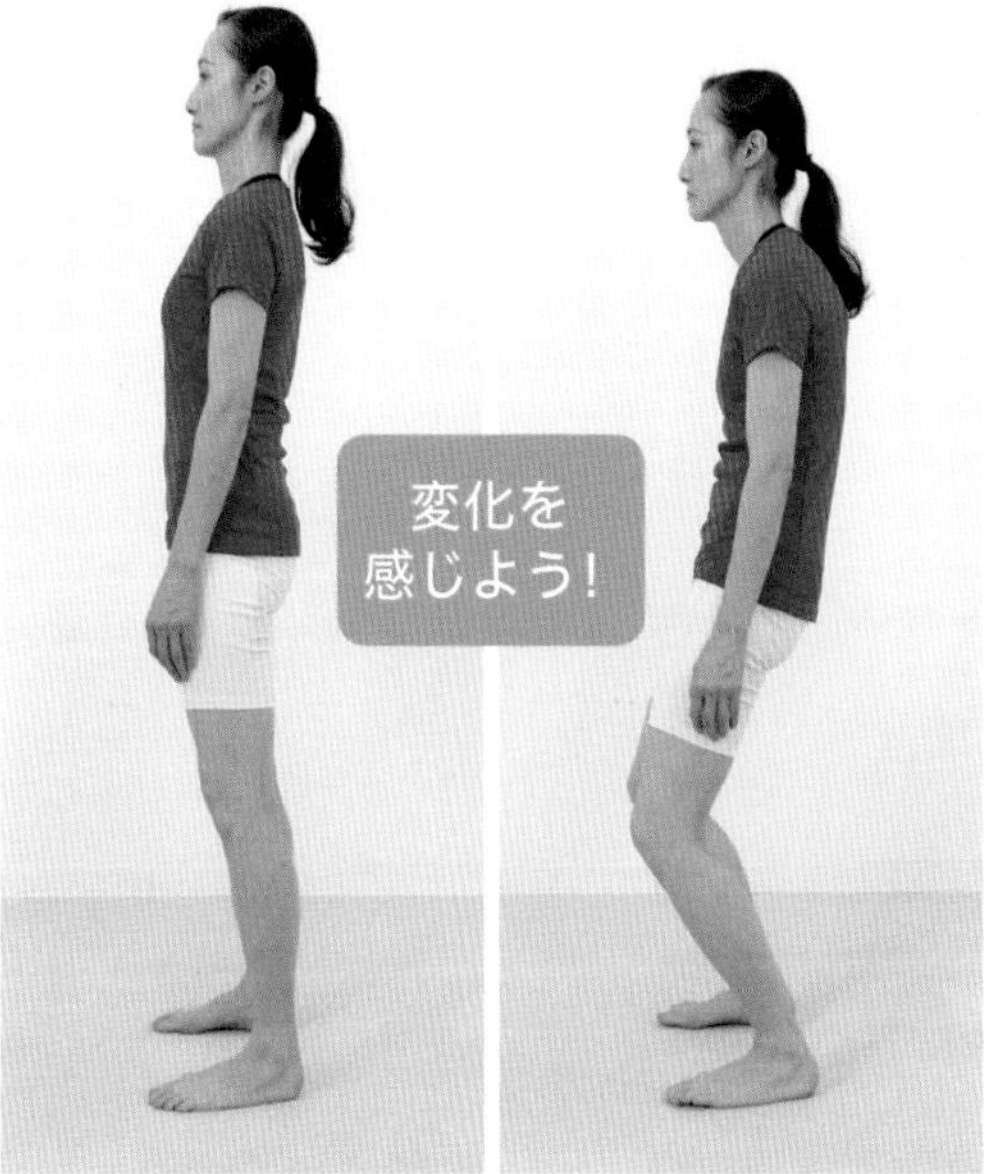

3 日常での工夫とトレーニングの取り入れ方

前項目では、トレーニングを継続することの重要性について説明しました。そして、工夫次第でトレーニングは日常生活の中に取り入れることもできます。この項目では、日常生活の中でトレーニングを取り入れる方法について紹介します。**日常の生活自体がトレーニングになれば、より効果的に自身の体をメンテナンスすることができるでしょう。**

日常にトレーニングを取り入れるための考え方として、3つのことを知っておきましょう。

①「手段」を変える
②「〜ながら」をうまく利用する
③「きっかけ」をつくる

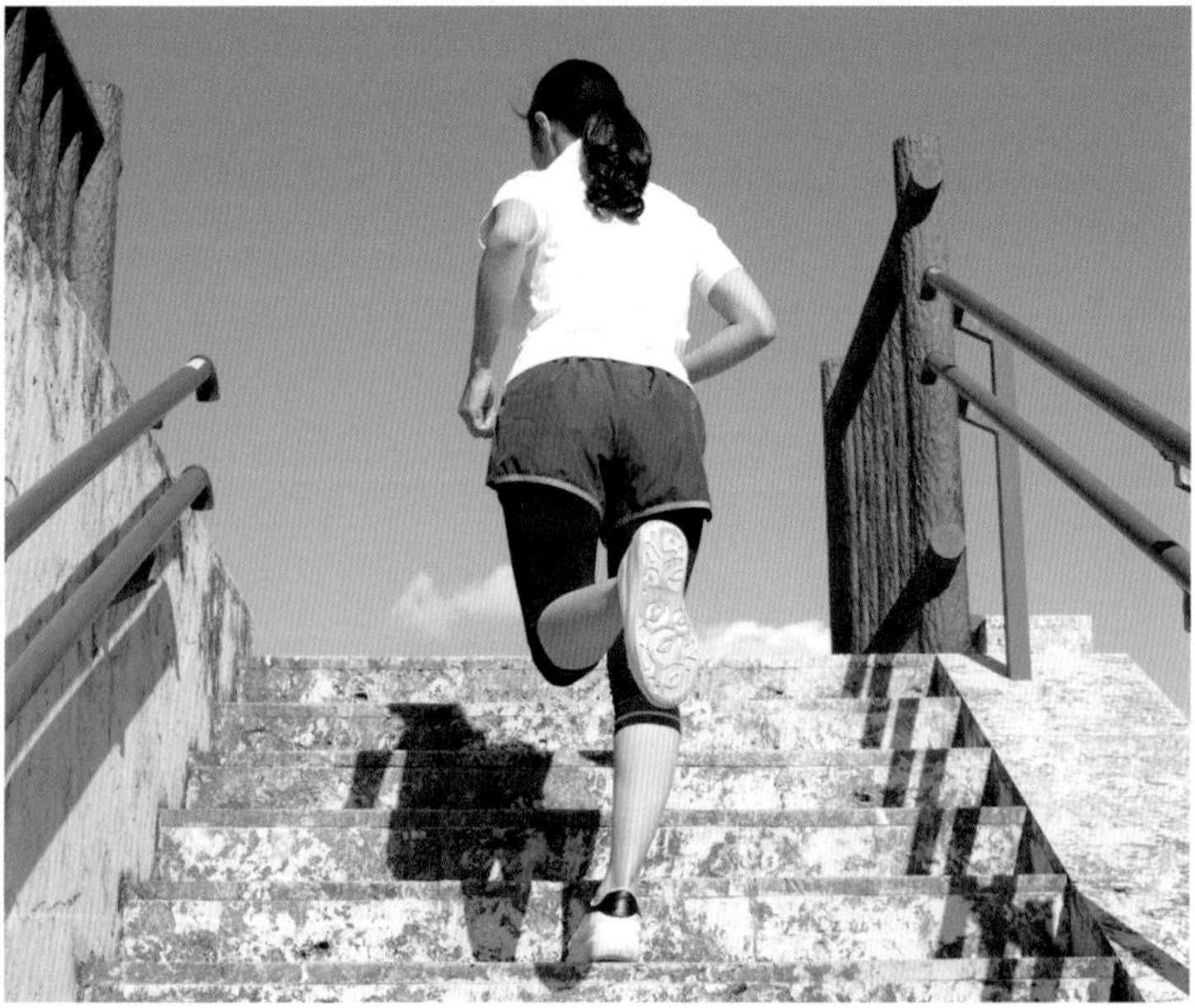

①「手段」を変える

これまでの手段を少し変えるだけで、日常生活にトレーニングを取り入れることが簡単にできます。例えば、これまでバスで通勤していた経路を歩きに変えたり、エスカレーターやエレベーターを使っていたところを階段に変える。また思い切って電車やバスの最寄り駅を変え、一駅分歩いて帰るようにするなどしてみてはいかがでしょうか。

たったこれだけのことですが、何をするにも便利になり、運動不足になりがちな現在においても工夫次第で**日常生活の中に健康のためにできること**をたくさん見つけることができると思います。しかも、こうしたちょっとした工夫は、全てお金をかけずに行うことができます。**「無料で体を鍛えることできる」**と、考え方を少し変えて取り組んでみてはいかがでしょうか。また生活の中に取り入れることで、トレーニングを習慣化することに役立つでしょう。

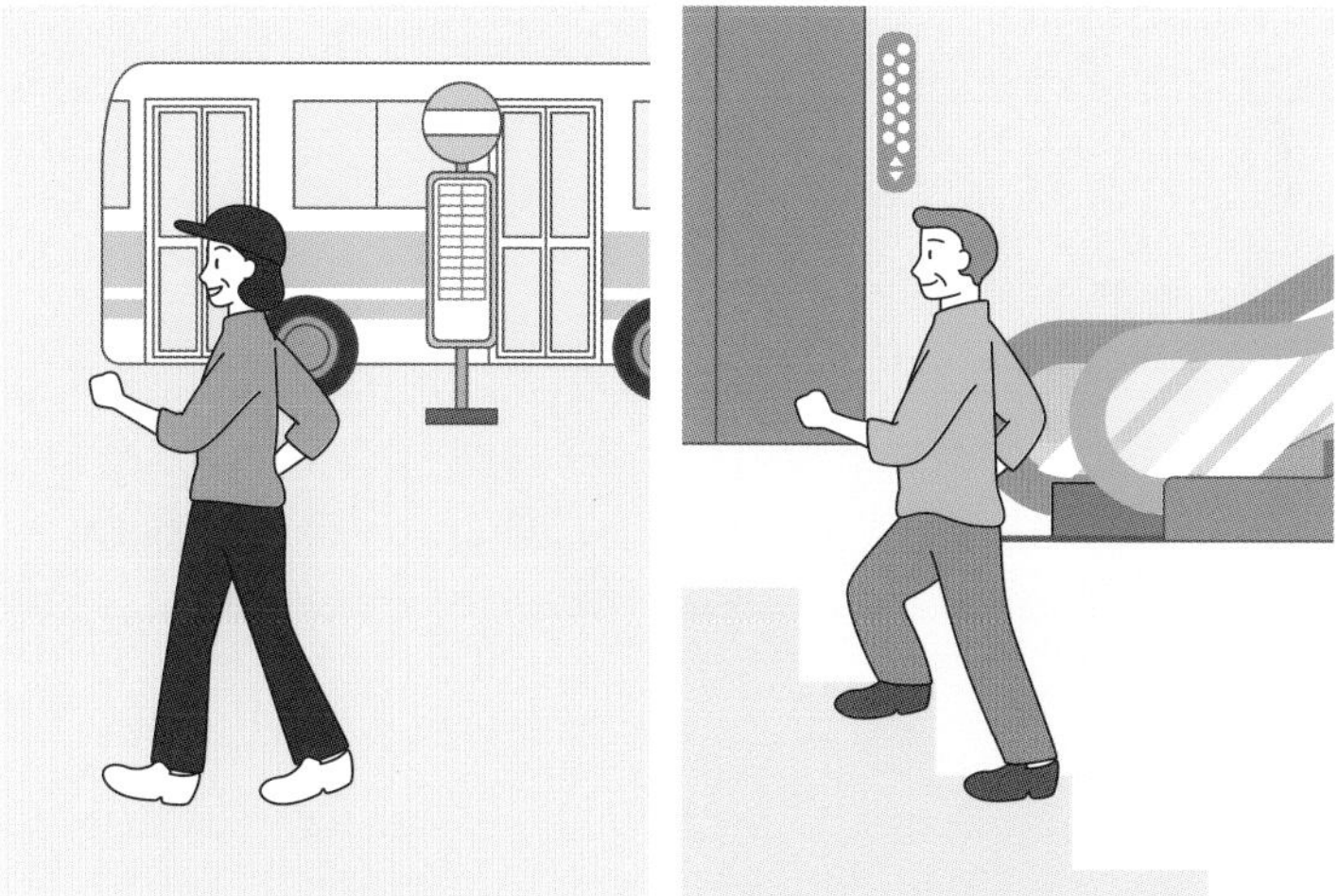
バスを使っていた経路を歩きに変える

エスカレーターやエレベーターを使っていたところを階段に変える

「手段」を変える

②「〜ながら」をうまく利用する

日々忙しい毎日の中でも、「〜ながら」をうまく利用することで、時間を使わずにトレーニングを取り入れることが可能になります。例えば、テレビを見**ながら**、歯を磨き**ながら**、台所仕事をし**ながら**、待ち時間を利用し**ながら**、電車の中で立ち**ながら**など、日常生活の中で様々な「〜ながら」を利用すると、トレーニングを効果的に取り入れることができるでしょう。

「体を鍛える時間なんて無いよ」なんていう前に、「〜ながら」を効果的に利用する方法がないかを一度考えてみましょう。

「〜ながら」を生活の中にうまく取り入れ、習慣化することができれば、10年後のあなたを変えることができるかもしれません。

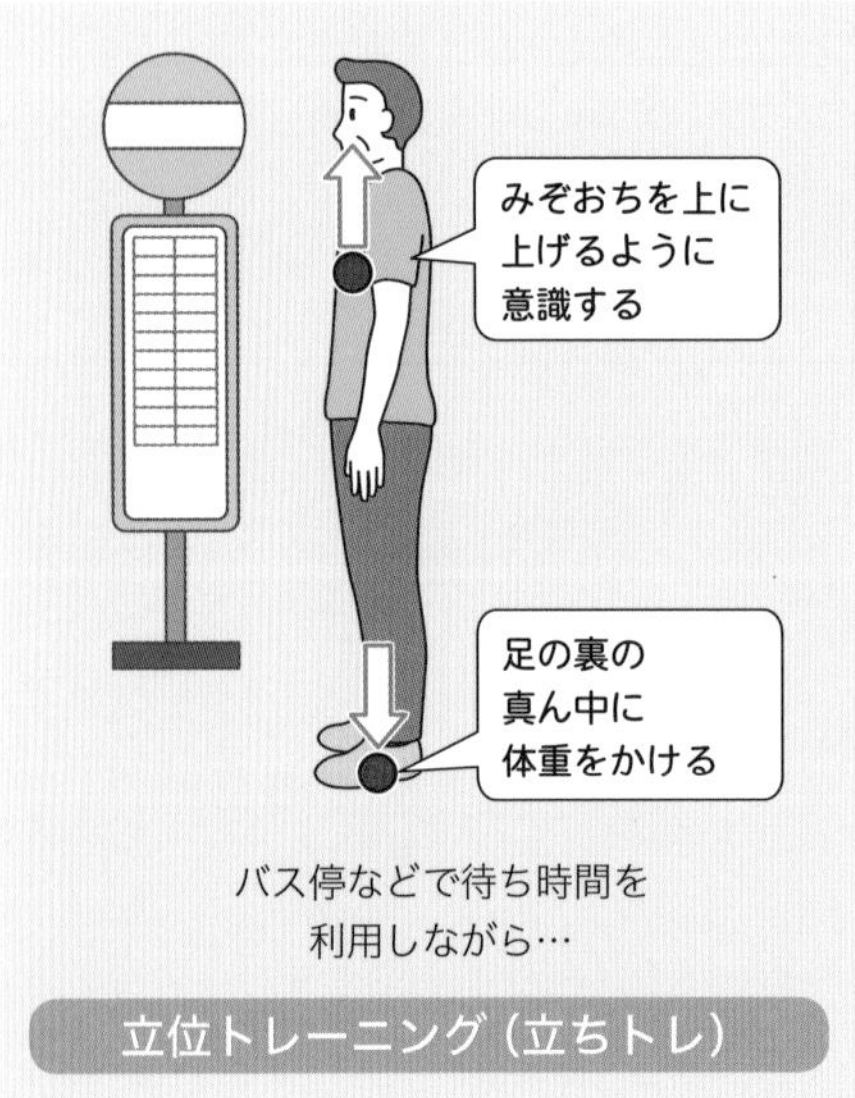

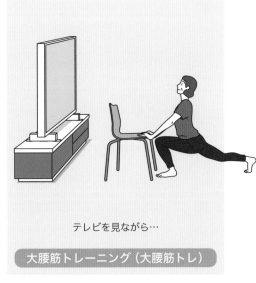

「〜ながら」をうまく利用する

③「きっかけ」をつくる

必要なトレーニングを継続できない理由の1つに「忘れてしまう」ということがあります。そのため、私はトレーニングをするための「きっかけ」をつくると良いと思っています。

例えば、「朝のニュースを見ているときに行う」「トイレに行って戻ってきたら行う」「お風呂から出たら行う」「朝起きたらすぐ行う」といった具合に、きっかけがあれば忘れにくいと思います。私は朝のニュースを見ながら、歯を磨き、その後にトレーニングすることが自分のルーティンとなっています。このように、どんなシチュエーションになったら行うというきっかけがあると、忘れにくくなります。このようにきっかけを作ることで、継続できる確率もグンと上がるでしょう。

1日のスケジュール例

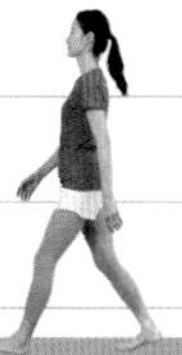

6:00	起　床	身支度など
6:30	朝　食	朝食後、ルーティントレーニング（約10分）
7:45	通　勤	最寄駅まで徒歩（約10分）
8:30	勤　務	デスクワークなど
12:00	昼　食	昼休みに少し散歩（約15分）
13:00	勤　務	デスクワークなど
18:00	帰　宅	最寄駅から遠回りして帰宅、徒歩（約20分）
19:30	夕　食	
20:00	自由時間	テレビを見ながらトレーニング（約30分）
23:00	就　寝	

スケジュールを見直すと、1日1時間以上の運動でもそんなに難しくないことが分かります。

4 良い理学療法士やトレーナーを見つける

自分の体が本当に良い状態なのか、誰かにチェックしてもらいたいと感じる方もいると思います。そんな方にとって、良い理学療法士やフィットネストレーナー（以下、トレーナー）との出会いがあるとよいでしょう。ただし、良い理学療法士やトレーナーを見つけることは、意外と難しいかもしれません。自分のことをよく診てくれ、そして自分の状態を理解して、自分に合った指導をしてくれる、そんな理学療法士やトレーナーは、決して多くないものです。しかし、このような理学療法士やトレーナーとの出会いがあると自分の人生を変えるきっかけになるでしょう。

理学療法士というと、病気の人を診たり、ケガをした後のリハビリのイメージが強いかもしれません。しかし、私は良い理学療法士を優先的に探すことをお勧めします。なぜなら、理学療法士は動きを見る最高のプロだからです。医療的な専門知識をしっかり備え、そして老若男女すべての動きをとらえる、まさに「動きの」プロが理学療法士です。そういった意味で良い理学療法士との出会いがあることが最も理想的です。長く健康を診てもらうためには、自分で独立している理学療法士を見つけるか、小さいクリニックで働いている理学療法士を見つけると良いでしょう。大きい病院で働いている理学療法士は、病気は診ますが、体のメンテナンスを行うことを主体にはしていないからです。

また、フィットネスクラブに通っている方は、トレーナーとの出会いも大切です。本当に良いトレーナーは体を鍛えることだけではなく、個人個人に合わせた健康を真に考えてくれます。

長期的なボディメンテナンスのアドバイザーとしてトレーナーとの出会いの機会を大切にするのもよいでしょう。

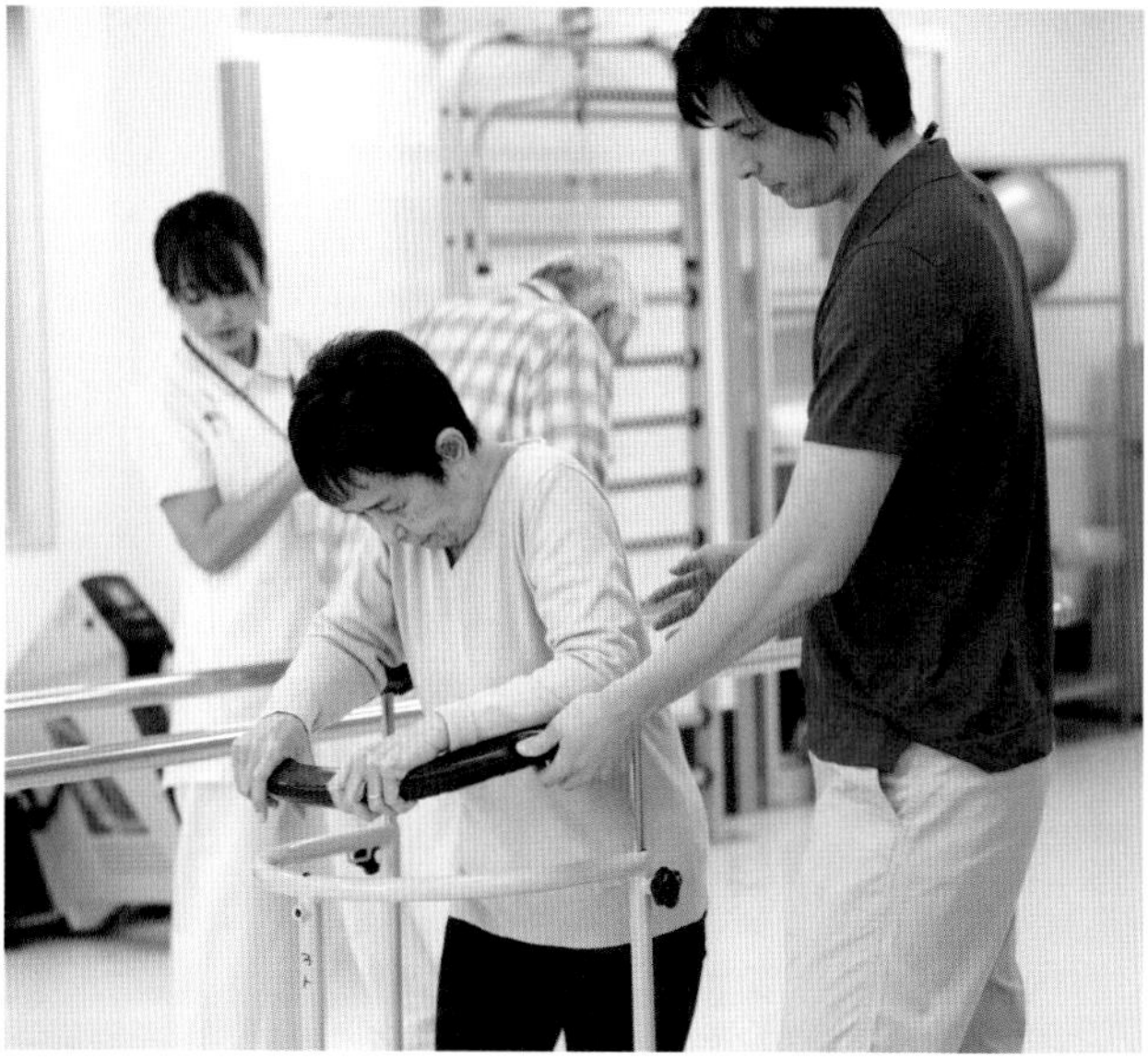

理学療法士

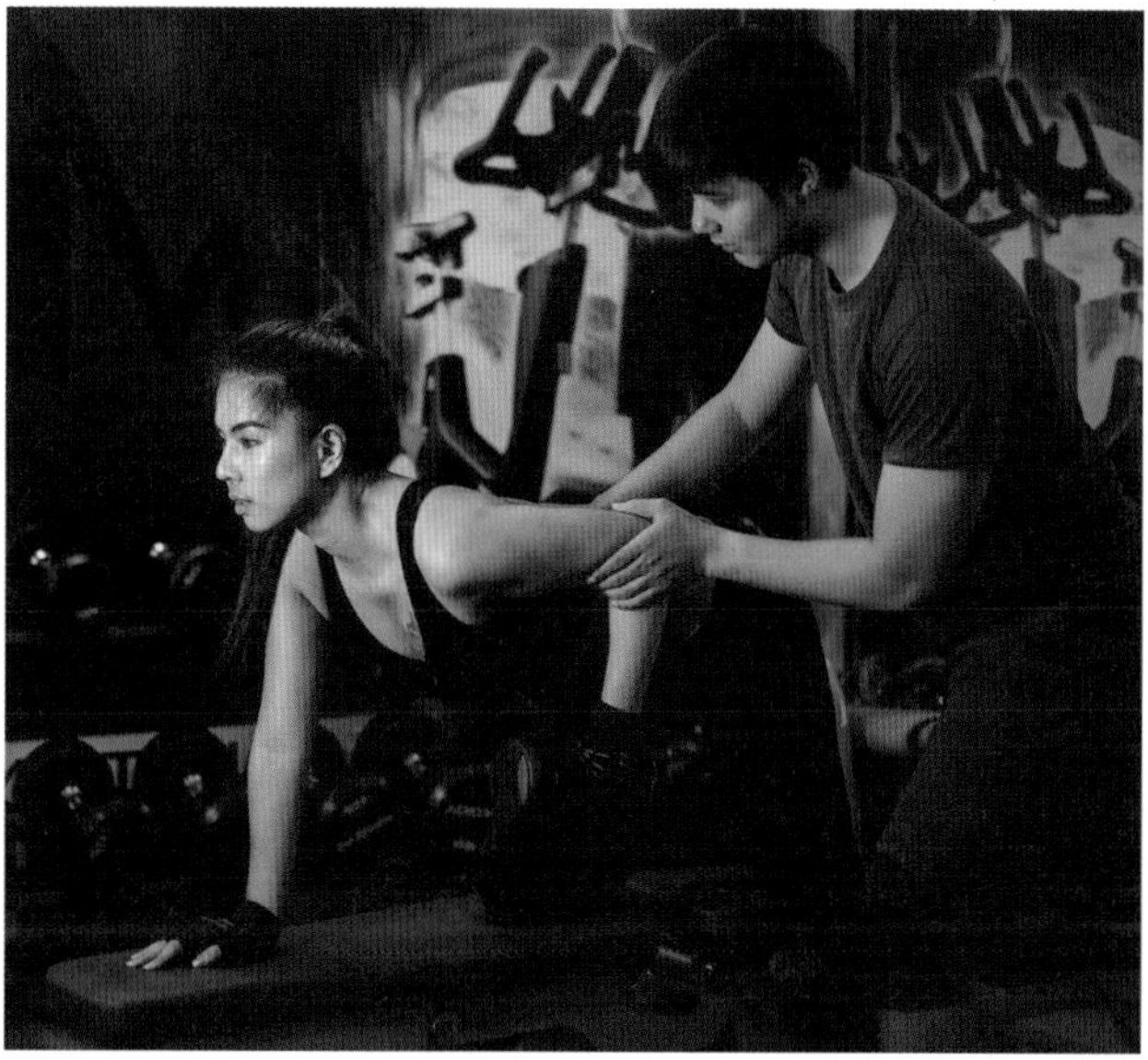

フィットネストレーナー

5 歩き方をコントロールできるインソール

どうしても「良い歩き方」を習得できない、「良い歩き方」がよく分からないという方もいらっしゃるかもしれません。そういった方にお勧めなのがインソールです。インソールの利点は、無意識下で歩き方をコントロールできることです。自分に合ったインソールを作製できれば、効果的な歩き方に変える有効なツールとなります。

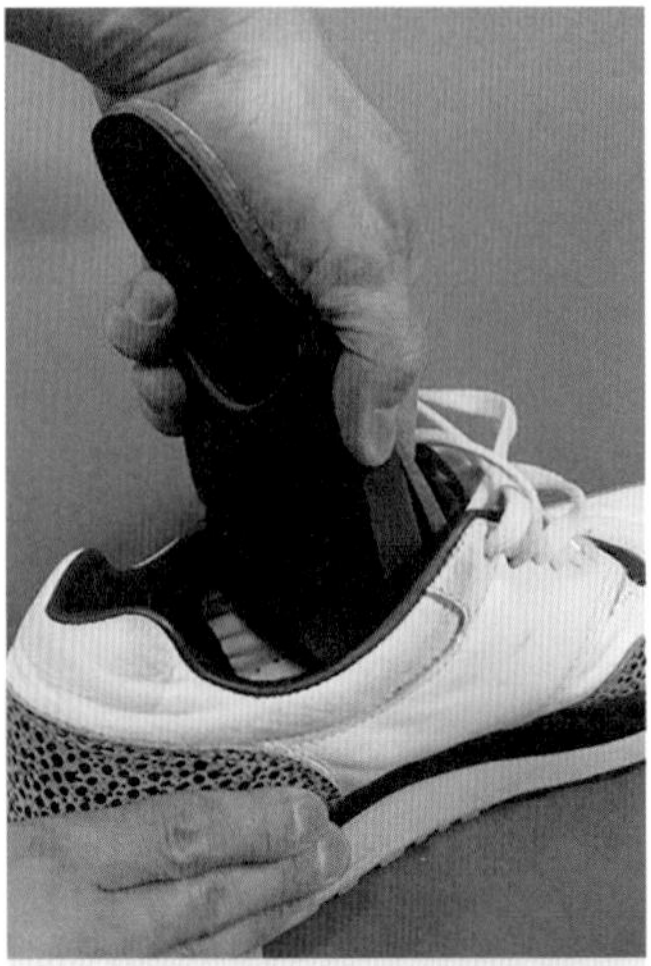

自分に合ったインソールを使用することで、歩き方をコントロールすることができます

実際に私の運営するコンディション・ラボには、トップアスリートや、歩き方を変えたいと望む一般の方も含め、たくさんの方が歩き方や走り方を変えるために、インソールを作製しにいらっしゃいます。

ただし、インソールといってもたくさんの種類があります。足型を合わせ、フィット感を良くすることを主体にしたインソールでは、歩き方を変えるという意味では効果は期待できません。体の動きをコントロールするためには、そのためのインソールでなければ、効果は期待できません。インソールの目的や趣旨は業種によってまちまちです。そのため、ホームページなどで、目的や趣旨、効果を確認し、自分に合ったインソールを作ってくれそうなところを探してみましょう。私が運営するコンディション・ラボでは、痛みを有する人、スポーツパフォーマンスを上げたい人、体のバランスを整えたい人などがインソールを作製しています。興味のある方は、ぜひＱＲコードからホームページをご覧ください。たくさんの著名人が集まるその理由を分かって頂けると思います。

QRコード

インソールができるまで

1
パフォーマンス評価

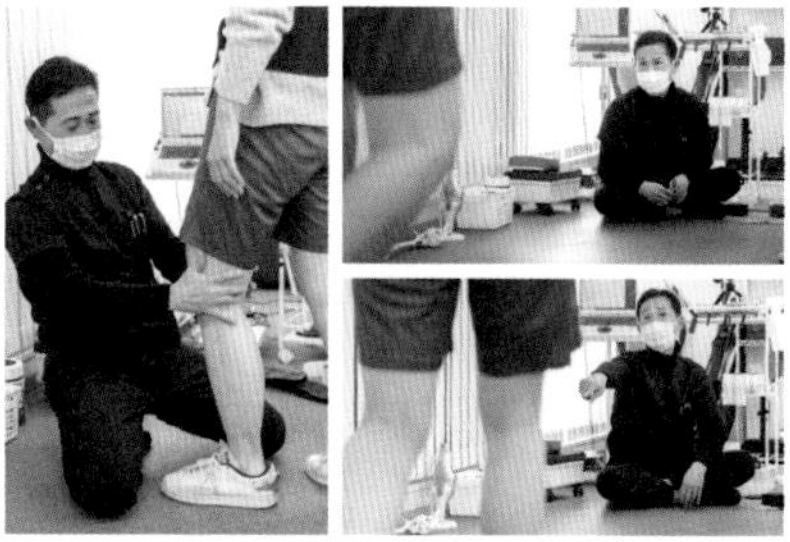

2
採寸 & 研磨（0.2mm 間隔の調整）

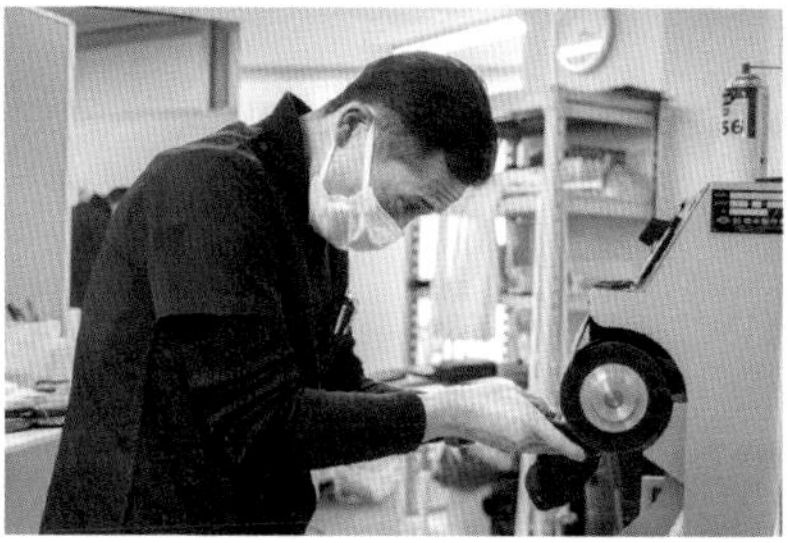

3
インソール作製

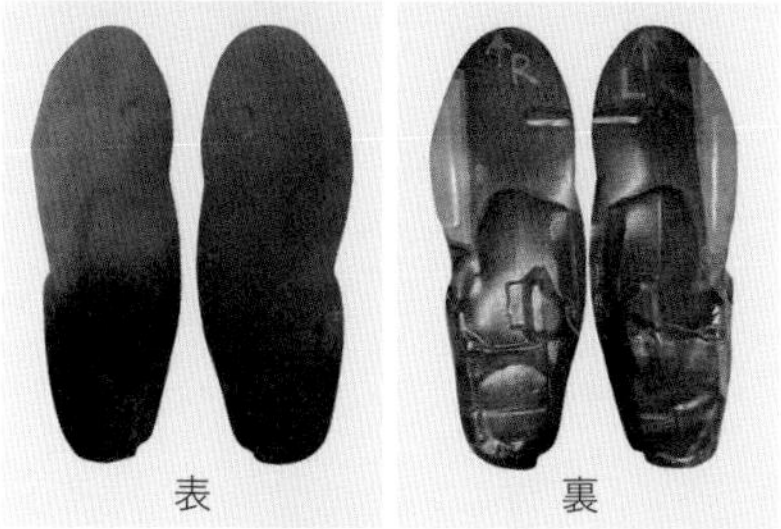

4
最後に動作を見ながら、痛みなどの症状が改善するまで微調整を行う

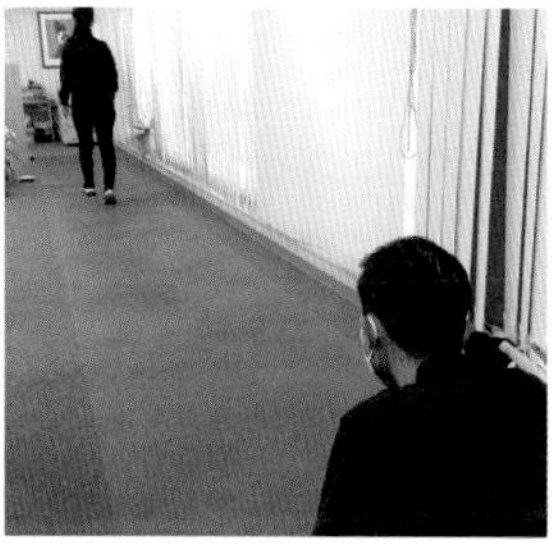

6 素晴らしい循環を生む

この章の最後に、『園部式歩行』を通じて素晴らしい環境を作ることの大切さをお伝えしたいと思います。冒頭で「良い歩き方」を習得すれば、あとは歩くだけと伝えました。本当の究極の目的がここにあります。

「良い歩き方」では、全身の筋肉と、関節の動きをまんべんなく使いますので、ウォーキングを取り入れることで、筋肉、関節角度、そして姿勢、さらには痛みも含め、全てがより良い状態に変化するようになります。もちろん、柔軟性や姿勢のトレーニングを取り入れることで、より良い歩き方を習得しやすいですし、それが必要な方もいらっしゃいます。しかし、最終的なゴールは、歩くだけで健康になる体、生活し

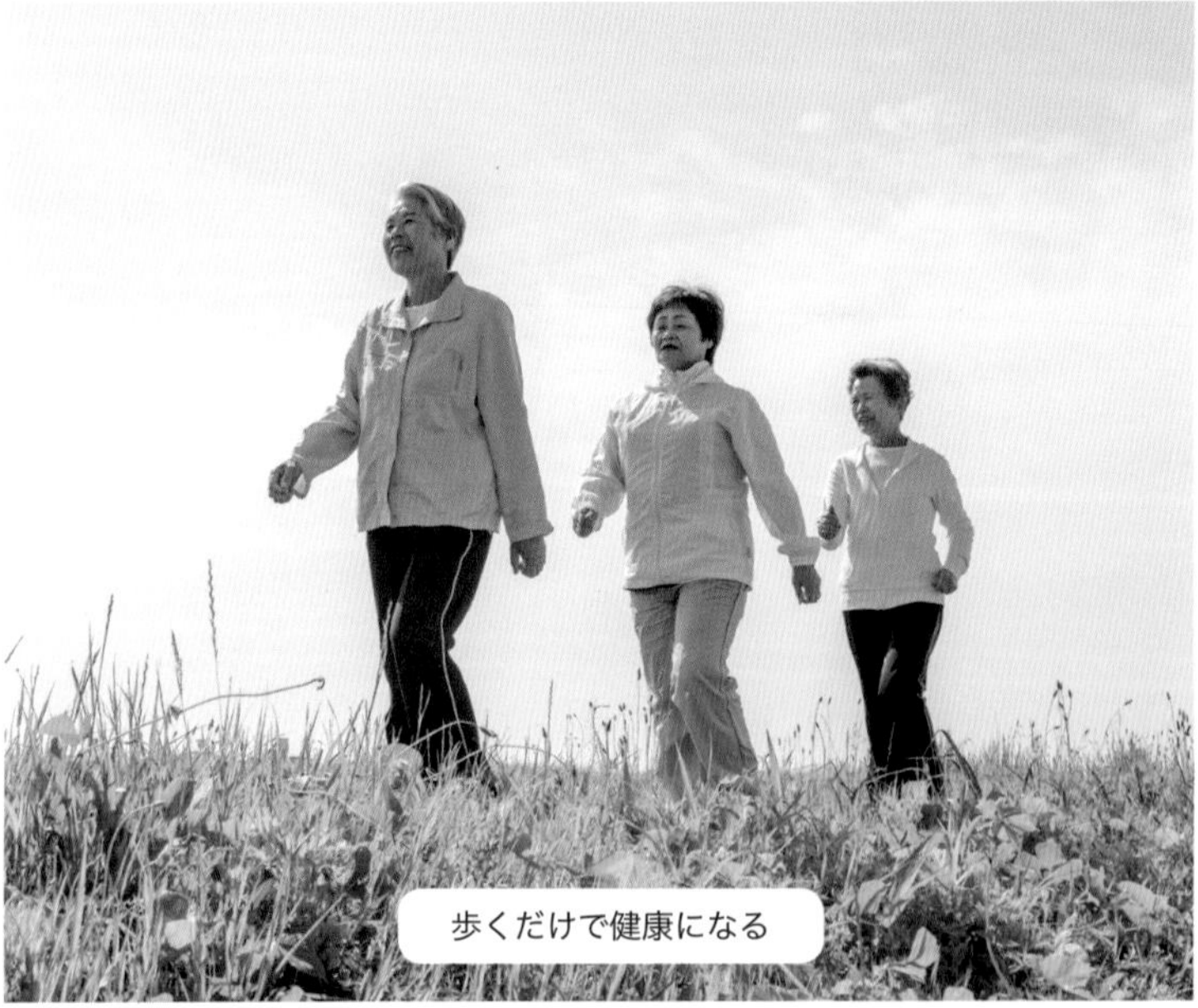

歩くだけで健康になる

ているだけで健康になる環境を作ることだと思っています。

そのために、「良い歩き方」を洗練していくという想いを持ち続けてください。そして、歩くだけ、生活しているだけで、健康が維持・改善していく環境を作ることを最終的なゴールとして、**『園部式歩行』**を継続していきましょう。

今後、AIが加速度的に世の中に進出してきます。それに伴い、ただ普通に生活しているだけでは必ず運動量は減少していきます。その結果、健康格差はどんどん広がっていくでしょう。その中で、**〝歩くだけで健康になる〟**、**〝生活しているだけで健康になる〟**、そんな環境を皆さんご自身でつくることができれば、それは皆さんの人生を必ず良いものにしてくれるでしょう。そして、そんな素晴らしい環境を多くの人に作ってもらいたいと心から願っています。

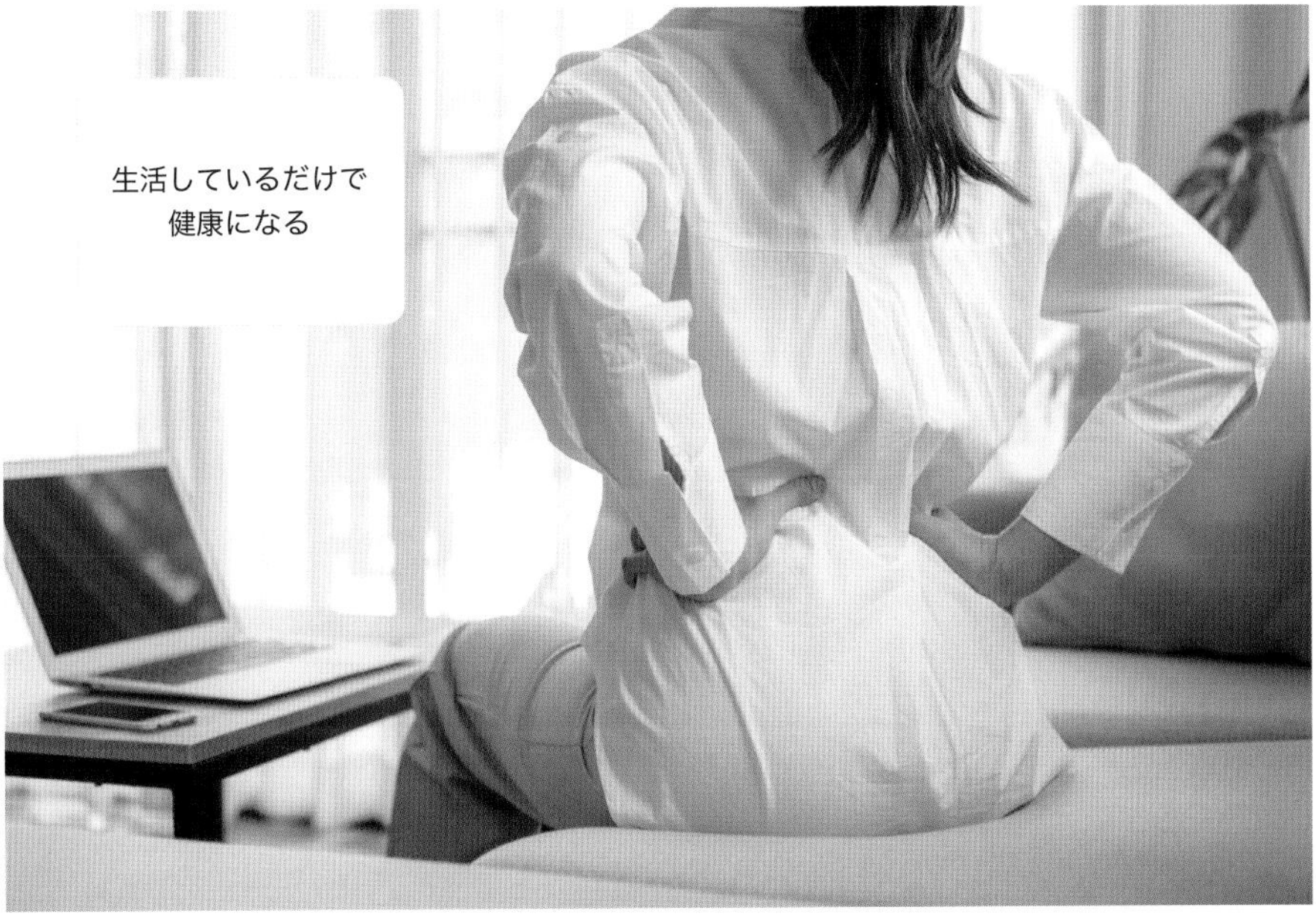

第４章のまとめ

『園部式歩行』で**何よりも大切なことは継続することである。**まずは「良い歩き方」でのウォーキングを生活に取り入れる。

ウォーキングに加え、可能であれば体の柔軟性と姿勢を維持・改善するためのトレーニングを行うことが望ましい。特に次の3つに該当する方は、できれば体の柔軟性と姿勢を維持・改善するためのトレーニングも取り入れてほしい。

① 還暦を超えている
② 77～79ページのチェック項目で柔軟性に問題がある
③ 体のどこかに、痛みや強い張り感がある

三日坊主にならず、継続するためには効果を実感することが大切。**『園部式歩行』**を1ヵ月継続できたら、ご自身で確認してみよう。

日常の生活自体を効果的なトレーニングにするために、「手段を変える」「"～ながら"をうまく利用する」「きっかけをつくる」など、工夫を凝らし、生活自体を効果的な体のメンテナンスの機会にする。

良い理学療法士やフィットネストレーナーとの出会いがあると自分の人生を変えるきっかけになることがある。

どうしても「良い歩き方」を習得できない、「良い歩き方」がよく分からないという方には、インソールも有効なツールとなる。

"歩くだけで健康になる"、"生活しているだけで健康になる"、そんな素晴らしい環境を作ることができれば、そのことは人生の充実度に大きく貢献する！

週間スケジュール表

1週間のスケジュールを表に書いて、トレーニングができそうな時間を把握しましょう。

(時間)	月	火	水	木	金	土	日
5:00							
5:30							
6:00							
6:30							
7:00							
7:30							
8:00							
8:30							
9:00							
9:30							
10:00							
10:30							
11:00							
11:30							
12:00							
12:30							
13:00							
13:30							
14:00							
14:30							
15:00							
15:30							
16:00							
16:30							
17:00							
17:30							
18:00							
18:30							
19:00							
19:30							
20:00							
20:30							
21:00							
21:30							
22:00							
22:30							
23:00							
23:30							
24:00							
24:30							
25:00							

コーヒーブレイク④

変形性股関節症の痛み

（S・Mさん61歳　女性）

変形性股関節の術後、痛みが取れず、ずっと悩んでいました。痛みだけでなく、バランスも悪くなり、長い距離は歩けないような状態でした。インターネットで、いろんな治療を調べ、病院やクリニック、整体院などで様々な治療を受けました。しかし納得するような結果が出る事は一度もありませんでした。

もう諦めるしかないと思っていたところ、YouTubeで園部先生の動画を見ました。今までたくさんの期待に裏切られてきたので、「そんなにうまくいくはずがない」と、思いながらも、思い切ってコンディション・ラボに連絡しました。受診まで10ヶ月ほど待ちました。

そして、ようやく園部先生の治療の日が来ました。まずは痛みの原因をしっかり診てくれました。その結果、術後にずっと癒着している箇所があることが分かりました。それを施術して頂くと、すぐに股関節の動きが良くなり、これまでより動かすのが軽くなりました。そしてバランスを見てもらうと、股関節に偏った体重のかかり方をしていることが分かりました。そのためインソールによってこのバランスを整え、さらに私に合った『園部式歩行』を一通り教えて頂きました。

その結果、その日のうちに痛みが半減しました。そして『園部式歩行』を継続し、今では日常生活ではあまり痛みを感じなくなりました。それだけではありません。長く歩けないことは悩みの1つでしたが、今では歩くことがほとんど苦にならなくなりました。

これからも『園部式歩行』を継続したいと思っています。

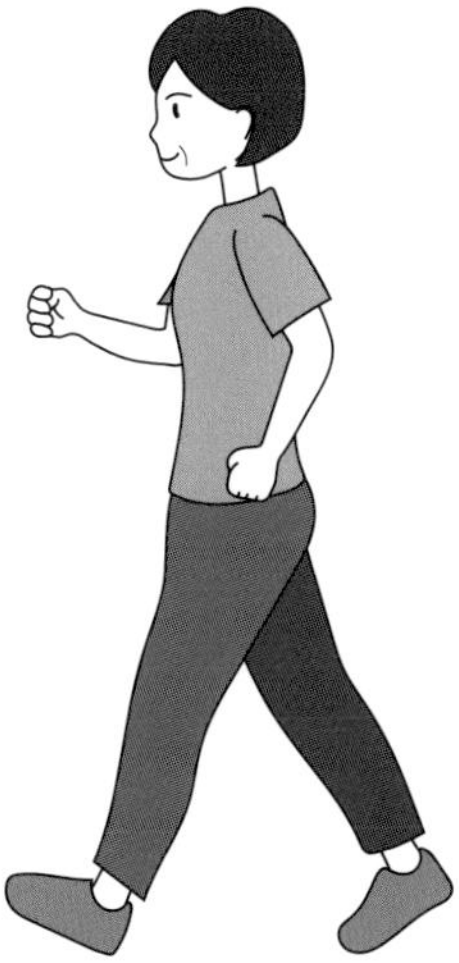

第5章

『よくある質問』

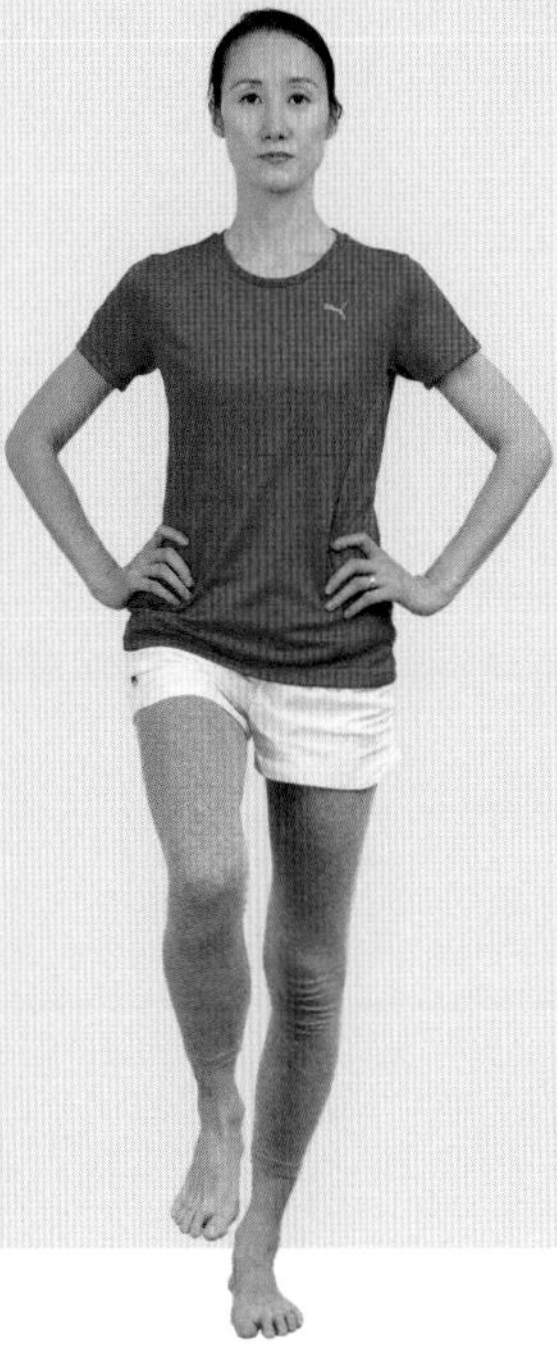

1 Q&A

Q：『園部式歩行』と他のトレーニングは併用して良いのですか？

A：併用することに問題は有りません。ただし、どの種類のトレーニングもやってみて、痛みや違和感が強いものは避けてください。

Q：トレーニングをしたら良いけど、すぐ戻ってしまう場合はどうしたら良いですか？

A：行った後に楽になるのであれば、そのトレーニングは継続してください。継続していると効果が持続しやすい体に変わっていくことはよくあります。

Q：姿勢が悪いので良い姿勢を心がけています。他に気をつける点はありますか？

A：良い姿勢をとるときには、力まないことが大切です。最小限の力で良い姿勢をとり、『園部式歩行』を行うと、良い姿勢を維持する効果があると思います。

Q：骨盤が歪んでいる、姿勢が歪んでいるとよく言われますが、歪みは治せるのですか？

A：これまでに大きな怪我（骨折など）や先天的な病気がない場合は、通常は「良い歩き方の基盤つくり」と「良い歩き方の習得と実践」の両方を行うことで、歪みは改善されていきます。

Q：じっとしていたり、動き始めに痛みがでるのですが、これは姿勢が悪いからですか？

A：痛みには「動き初めの痛み」と「使っているとだんだん出てくる痛み」とがあります。動き初めに痛みがある場合、まずはウォーミングアップに時間をかけてください。また、同じ姿勢を長く取ることを避け、30分に一度は軽く体を動かすようにすることをおすすめします。

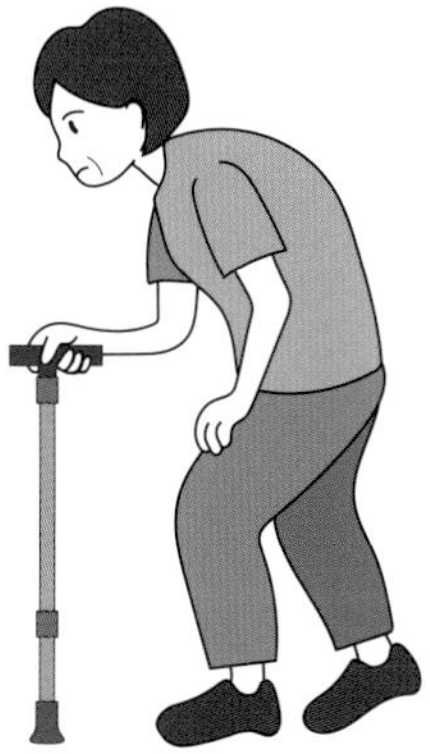

Q：歩く距離が伸びると痛みがでるのですが、これは歩き方だけでなく姿勢も関係しますか？

A：「使っているとだんだん出てくる痛み」の場合、まずは良い姿勢と良い歩き方を身につけることから始めてみてください。体の負担が減ることで改善することはよくあります。

Q：現在病院に通っているのですが、『園部式歩行』を行っても良いですか？

A：どのぐらいまで動いてよいのか病院の先生に相談してみてください。その上で『**園部式歩行**』を行っても問題なさそうであれば、少しずつ行っても良いかと思います。ただし痛みがある場合は運動は控えましょう。

Q：持病があるのですが『園部式歩行』をするとある程度の効果が得られるのでしょうか？

A：生活習慣病などの改善には運動が良い治療になることは言われていますので、是非トライしてみてください。

Q：変形性ひざ関節症で医師にたくさん歩かないでと言われていますが、この場合どうしたら良いでしょうか？

A：炎症（腫れ・熱感）などがなければ、少ない歩数から行ってみましょう。

Q：歳のせいとよく言われるのですが、『園部式歩行』をすると良くなりますか？

A：「歳のせい」と口にする医療者を私は信頼しません。なぜなら、状態に合わせ、より良い医療を提供することが私たちのするべきことだからです。ロコモやフレイルなど、体を動かす組織（運動器）の問題であれば改善が見込めますので、ぜひトライしてください。

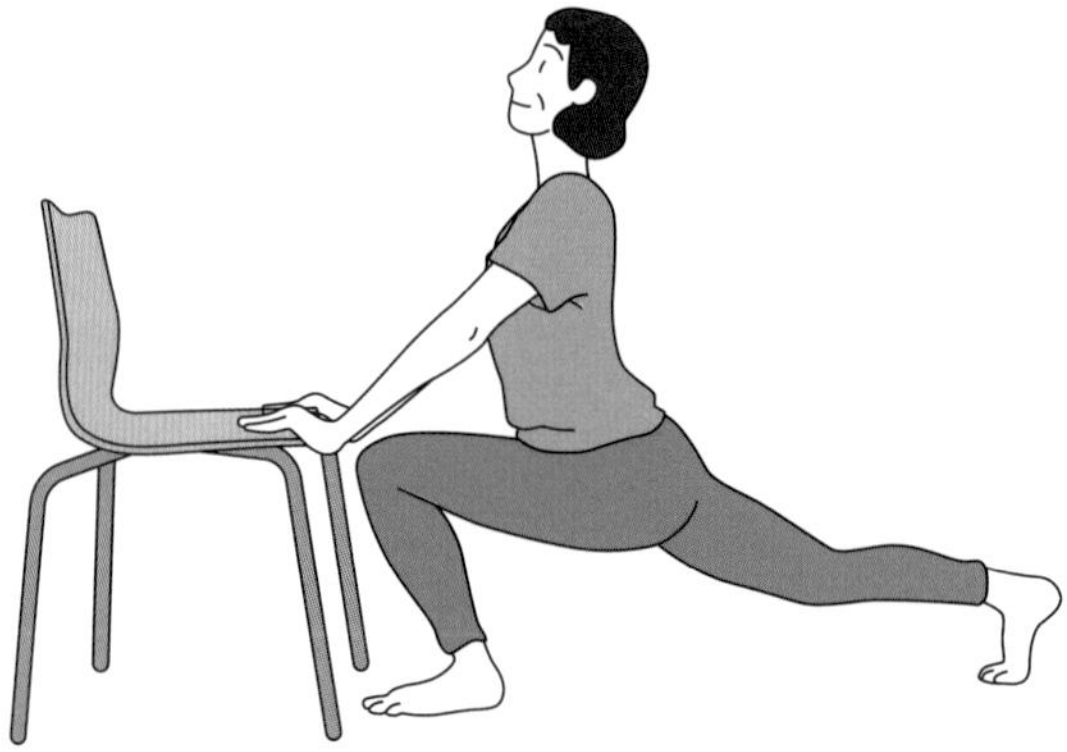

Q：運動の回数はどれくらい行ったらいいですか？一回で行う回数は何回ぐらい行ったらいいですか？1日に何回行ったらいいですか？

A：大切なこととして、「無理の無い範囲で、毎日行う」ことが原則です。まずはこの本にあるトレーニングの中から自分にあったトレーニングを1日に1回から初めてください。その上で、体に負担がないようでしたら、量と回数を増やしても問題有りません。

Q：どれくらい運動を行ったら効果が出てきますか？

A：まずは3週間継続してみてください。きっと効果を感じると思います。

Q：ストレッチをすると痛みがありますが、どれくらいの強さで行ったらいいですか？

A：「気持ちよく伸ばせる」ことが大切です。あくまでも痛みのない範囲で行い、それでも痛みなどが残るようでしたら、その運動は合わないのかもしれません。その場合はその運動は一旦休んでみましょう。

Q：教えてもらった運動をすると痛いのですが、効いているのかなと思って続けていますが大丈夫でしょうか？

A：運動を終えた後も、痛みが残るようであれば、その運動は合わないのかもしれません。一旦その運動を止めてみて様子を見てください。

Q：書いてある運動を行っていますが、合っているのか不安です。確認する方法はありませんか？

A：確かに、運動を正しくに行わないと効果が得られませんので、正しく運動を行うことが大切です。この本の中にQRコードが付いていますので、ぜひそれを利用して正しく行ってください。またQRコードの付いていない運動については、写真のモデルの体の動きをよく見て正しく運動を行うようにしてください。

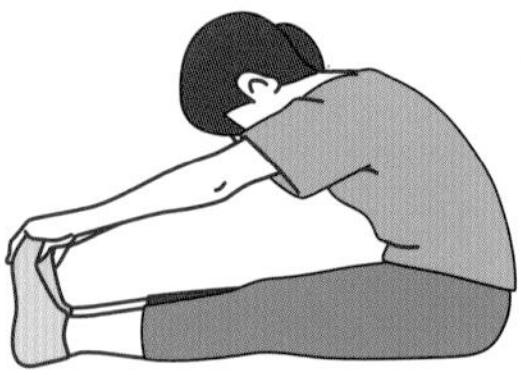

Q：歩くとひざが痛いのですが、『園部式歩行』を行っても大丈夫ですか？

A：『園部式歩行』は「良い歩き方の基盤つくり」と「良い歩き方の習得と実践」から成りますが、まずは「良い歩き方の基盤つくり」で体の柔軟性と姿勢を改善することから始めてください。その上で、少しずつ「良い歩き方の習得と実践」でお伝えした3つのトレーニングを取り入れてみましょう。

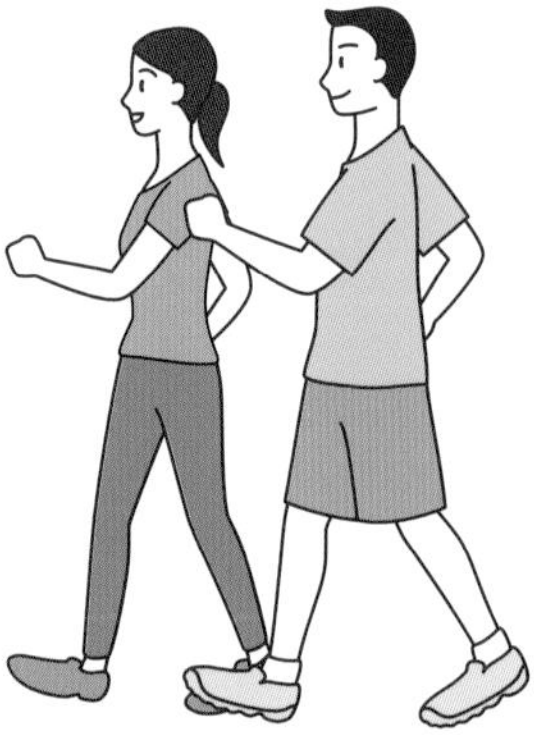

Q：先生のところで作るインソールと市販のインソールとの違いを教えてください。

A：私のコンディショニング施設では、足型をとってインソールを作るのではなく、動作を診て、動作を変えるためのインソールを作成しています。そのため、歩行がきれいになるのが特徴です。

詳細は下記のQRコードをご覧ください。

Q：インソールを作りたいのですが、予約の方法を教えてください。

A：私のコンディショニング施設では、下記の電話番号、メールアドレスからご予約可能です。

＼ご予約はコチラから／

電話かメールにてご連絡ください。

電話

045-884-8669

メール

conditionlabo@gmail.com

＼コンディションラボの詳細はコチラから／

HP

https://conditionlabo.com

Youtube

@condition-lab

【痛みの改善】
ひざ・足・腰の痛みがある方

【バランスの改善】
からだのゆがみやバランスが悪いと感じている方

【パフォーマンスの向上】
アマチュアからプロのアスリート

【インソール（入谷式足底板）作成】
インソール作成を通して機能改善を図ります

【アクセス】	あざみ野駅西口より徒歩３分
【住所】	〒225-0011 神奈川県横浜市青葉区あざみ野 1-7-1 ゴールドワンあざみ野２階Ｂ
【営業時間】	予約制 8:30～18:00
【営業日】	月・火・水・木・金

あとがき

この本を最後まで読んで頂き、誠にありがとうございます。私の30年の経験を全て集約した本ができたと思っています。たくさんの患者さんの症状、たくさんの患者さんの歩行や動作を診てきた集大成として『園部式歩行』があります。この本を読んでくれた方の「より健康で」「より若く」「より生きがいを持った生き方」に貢献出来れば、これほど嬉しいことはありません。

私は理学療法士になって本当に良かったと思っています。自分の技術に迷いながら紆余曲折してきましたが、多くの患者さんが元気になる姿を見ることができ、それに少しでも貢献できることは、この上ない幸せだと感じます。それにたくさんの患者さんが、こんな私に「先生と出会えて本当に良かった」と言ってくれることに心から感謝しています。だからこそ、自分がこれまで培ってきた知識と経験が、「出版」というかたちで、多くの人の健康に貢献できるのであれば本当に嬉しく思います。

今後も医療に携わる者として、〝成長〟と〝貢献〟を重んじた活動を続け、そのことが多くの人の笑い声に繋がることを願っています。この想いだけを強く抱き、ひたむきに前進していくことが、親が喜んでくれ、我が子に誇れ、そして何より自分自身のワクワク感が膨らむことであると強く信じています。

この本のイラストを手掛けて頂いた八木孝洋先生、編集に携わってくれたコンディション・ラボの理学療法士、土屋元明、向井重貴、相馬啓太、若林和希先生に深く御礼申し上げます。また文章の校正を行って頂いた関東労災病院リハビリテーション部の若林知恵子先生には医療人でないと気づけない指摘をたくさん頂いたことに感謝申し上げます。加えて、運動と医学の出版社の方々にはこの本の出版までに大変な尽力を頂きました。心より御礼申し上げます。

最後になりますが、やりたいことだけをしているようなわがままな生き方を「全部分かっているから、大丈夫ですよ」と、いつもの笑顔で温かく見守ってくれる妻の麻衣子に感謝します。私が神様と家族からたくさんの時間を頂いていることを忘れてはならないと、妻が愛情溢れる姿勢で教えてくれるから、今日も、そして明日も、わくわくする人生を歩き続けることができます。

2023年4月吉日

感謝の気持ちを込めて…

園部 俊晴

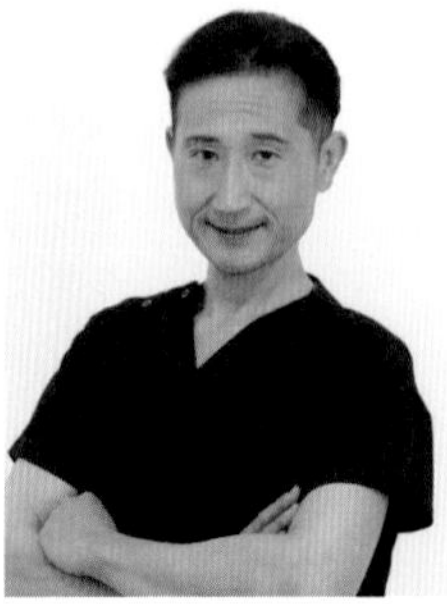

園部 俊晴（そのべ・としはる）

1991年、理学療法士（国家資格）取得。関東労災病院リハビリテーション科に26年間勤務ののち「コンディション・ラボ」を開業。足・膝・股関節など、整形外科領域の下肢障害の治療を専門としている。一般の人だけでなくスポーツ選手にまで幅広く支持され、自身の治療院は約1年待ち。多くの一流アスリートや著名人などの治療も多く手掛ける。身体の運動連鎖や歩行に関する研究および文献多数。著書多数。新聞、雑誌、テレビなどのメディアにも多く取り上げられる。また、運動連鎖を応用した治療概念は、専門家からの評価も高く全国各地で講演活動を行う。

（主な著書）
- 園部式ひざ痛改善メソッド（彩図社）
- 園部俊晴の臨床「膝関節」（運動と医学の出版社）
- リハビリの先生が教える！健康寿命を10年延ばすからだのつくり方（運動と医学の出版社）
- スポーツ外傷・障害の術後のリハビリテーション改訂版改訂第3版（運動と医学の出版社）
- 入谷誠の理学療法　評価と治療の実際（運動と医学の出版社）
- つらいひざ痛が1分でよくなる！ひざ下リリース（わかさ出版）
- お尻の痛み・しびれ1分でよくなる最新最強（わかさ出版）
- 30秒の「臀筋ほぐし」で下半身のつらいしびれ・痛みは消せる！（PHP研究所）

園部式歩行改善メソッド

2023年4月20日　第1版第1刷発行

著　者　園部 俊晴
編　集　相馬 啓太
イラスト　八木 孝洋　片岡 晃太
表紙デザイン　八木 孝洋　西嶋 大樹
本文デザイン　北野 智也
発行者　園部 俊晴
発行所　株式会社 運動と医学の出版社
〒225-0011 神奈川県横浜市青葉区あざみ野1-7-1 ゴールドワンあざみ野2階B
印刷所　シナノ書籍印刷株式会社

ISBN-978-4-904862-58-2

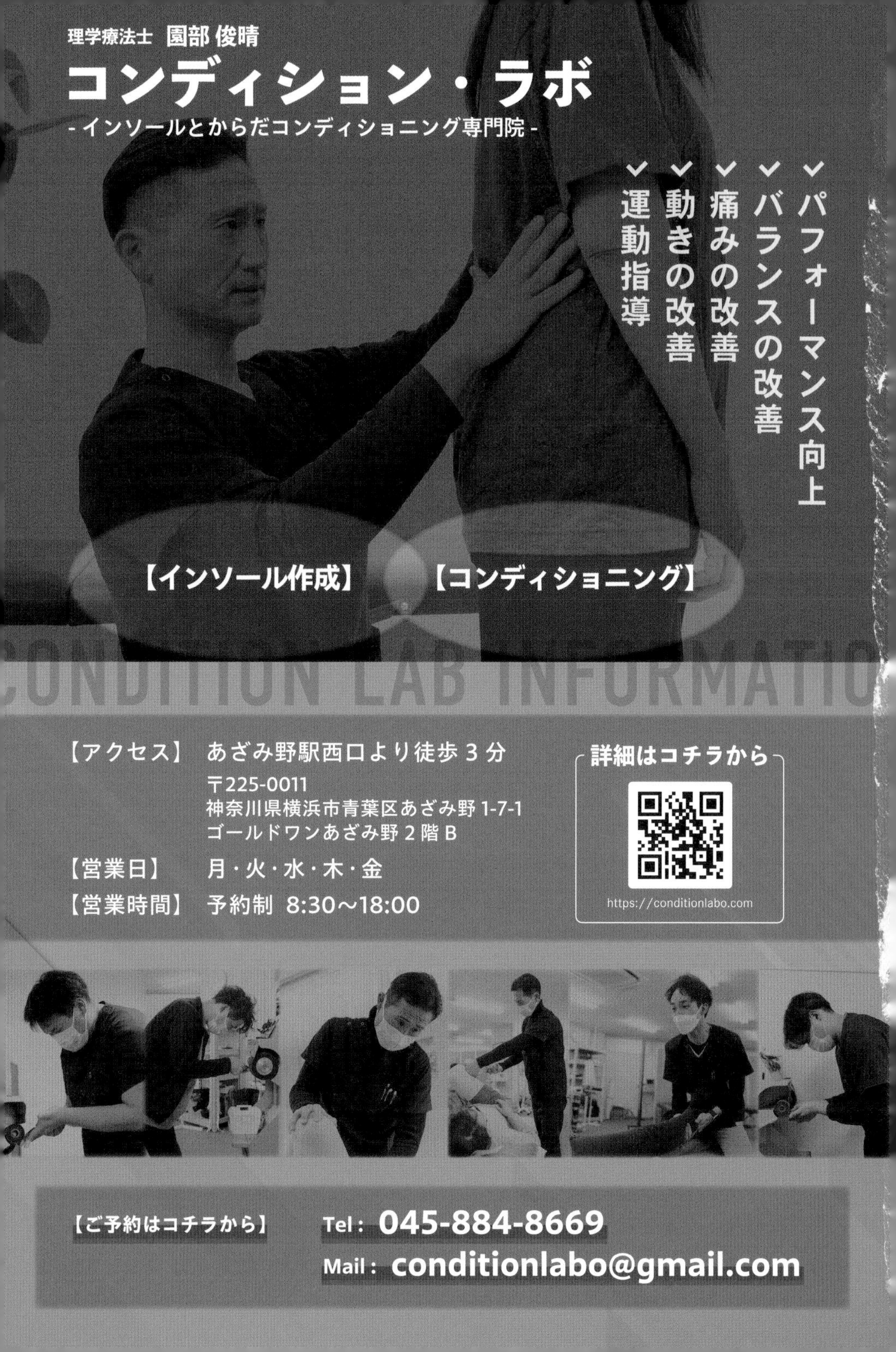
理学療法士 園部 俊晴
コンディション・ラボ
- インソールとからだコンディショニング専門院 -
パフォーマンス向上
バランスの改善
痛みの改善
動きの改善
運動指導
【インソール作成】
【コンディショニング】
CONDITION LAB INFORMATIO
【アクセス】 あざみ野駅西口より徒歩 3 分
〒225-0011
神奈川県横浜市青葉区あざみ野 1-7-1
ゴールドワンあざみ野 2 階 B
【営業日】 月・火・水・木・金
【営業時間】 予約制 8:30～18:00
詳細はコチラから
https://conditionlabo.com
【ご予約はコチラから】
Tel： 045-884-8669
Mail： conditionlabo@gmail.com

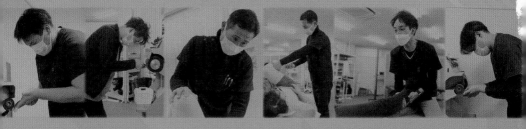